史上最好找！立體穿透圖

# 穴道按壓使用手冊



監修：福辻鋭記
（アスカ鍼灸治療院 院長）

# 序言

穴道按壓，是歷經千年，且具有悠久歷史的中醫學傳統健康療法代表，所以中醫學才被稱為「經驗的醫學」，古人們將經年累月得來的穴位知識，整理系統化後，並運用在治療上直到今日。

穴道按壓最能有效解決的，是那些還不算是疾病，像是肩膀痠痛、腰痛、便秘、怕冷、煩躁或是有憂鬱前兆等，這些讓人感到身體不舒服或疼痛的症狀。生活在現代社會，每人每天所要承受的壓力不小，常常搞得自己身心俱疲，即便身體不舒服去醫院做了檢查，常常只會得到「沒有異常」、「無病呻吟」這樣的診斷結果。為了改善這種不算疾病，身體狀況又稱不上健康的「亞健康狀態」，善用穴道按壓是相當有效的。

其次，穴道按壓對於改善一般人常見的過敏體質，或是緩和生理痛及經前症候群（PMS）

等女性特別關注的症狀，以及輔助美容、瘦身等也都很有幫助，近年來針對心理上的治療效果也受到大家矚目；不僅如此，對於現代人常見的生活習慣病也能防範於未然，更能增加自我健康管理的成效。

不必依靠藥物就能緩和症狀，而且隨時隨地都能輕易實行，這正是穴道按壓的最大優點。

請務必傾聽身體所發出的種種警訊，平時就養成按壓穴道的習慣，為自己身體進行健康檢查。為了維持身體及精神上能更健康，請大家善加利用這個方法並持之以恆，相信對健康一定會有很大的成效。

**福辻銳記**
（アスカ針灸治療院 院長）

穴位在哪裡？本書讓你一看就秒懂！

# 本書的3大特點與使用方法

本書有以下3個特點：

特點1 — 穴位的位置，會標示在骨骼與肌肉的透視照片上。

特點2 — 皆以2個步驟詳細解說，正確找出的穴位方法與按壓方式。

特點3 — 附有方便查詢的穴位地圖，能快速指示穴位位置，也可當作本書索引功能。

藉由這3大特點，能幫助你正確的認識穴位位置與按壓方式。

針對個別症狀與疾病的穴位按壓，將在第4～10章（P53～175）做詳細的介紹。

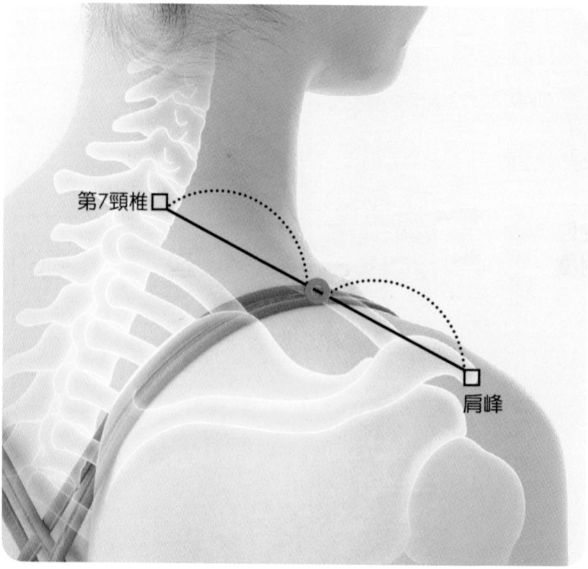


特點1

## 骨骼&肌肉立體圖準確標示穴位位置

本書中，照片上附有骨骼及肌肉的立體穿透圖，並將穴位位置做標示。雖然穴位無法直接用肉眼看見，但可以透過更了解骨骼與肌肉的位置後，做簡易的想像，就能順利找到穴位的位置。

**穴位的名稱**
治療症狀＆疾病的穴位名稱介紹。

**解說**
依照症狀＆疾病的特徵與治療的穴位講解。

**症狀・疾病**
針對多數現代人所煩惱的不適與在意的症狀來介紹穴位。

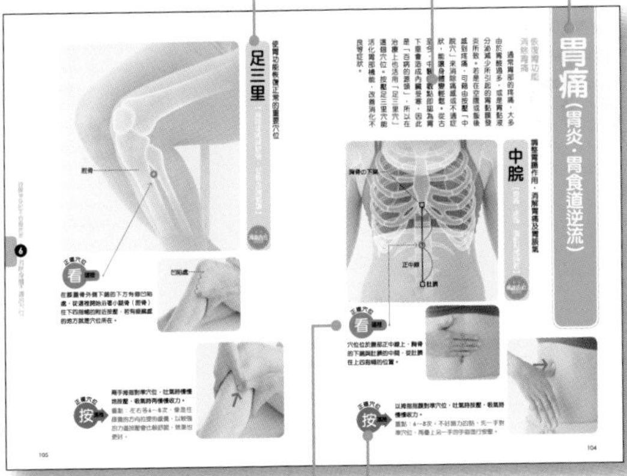


## 特點 2

## 發現→按壓 只要簡單2步驟 簡單又明瞭

在第4～10章中，針對個別症狀與疾病有效的穴位、找尋方式、正確的按壓方式皆有清楚易懂的解說。

**正確穴位 看這裡**

**尋找方式解說**
附有立體穿透圖的照片、以指幅測得穴位的方法、確切找出穴位的訣竅等說明。穴位以紅色的◎記號標示。

**正確穴位 按這裡**

**按壓方式解說**
解說使用手指、按壓的角度、強度、次數及呼吸等重點，以及正確按壓穴位的技巧。

## 特點 3

## 從穴位位置到壓按效果都能一目瞭然的穴位地圖

只要利用「全身重要穴位索引地圖」，就可以快速找到穴位的位置、效能，以及詳細解說的對應頁面。

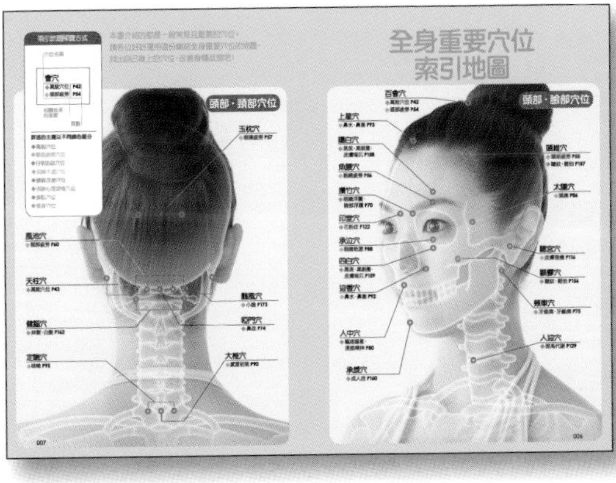

# 全身重要穴位索引地圖

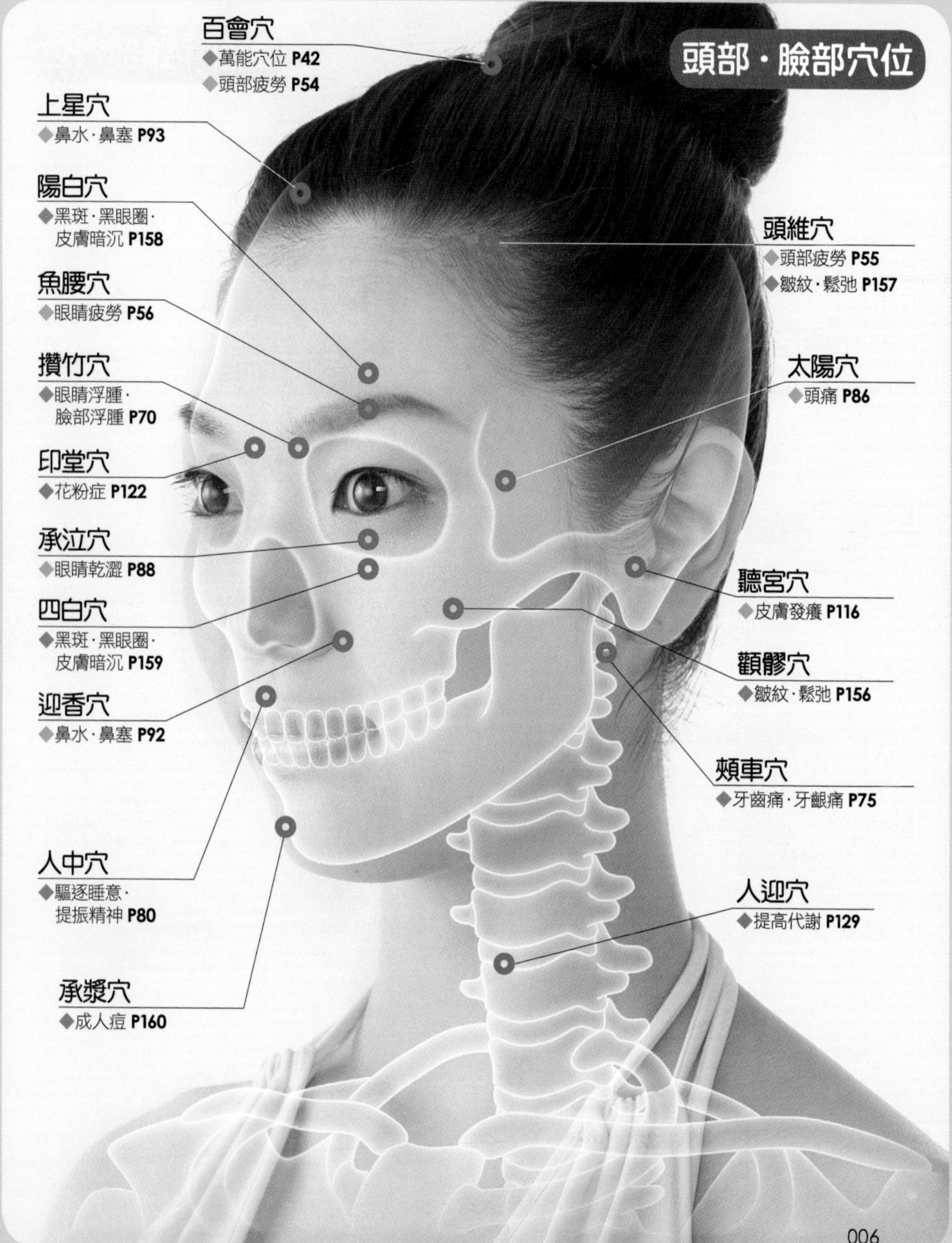
頭部・臉部穴位
百會穴
◆萬能穴位 P42
◆頭部疲勞 P54
上星穴
◆鼻水・鼻塞 P93
陽白穴
◆黑斑・黑眼圈・皮膚暗沉 P158
魚腰穴
◆眼睛疲勞 P56
攢竹穴
◆眼睛浮腫・臉部浮腫 P70
印堂穴
◆花粉症 P122
承泣穴
◆眼睛乾澀 P88
四白穴
◆黑斑・黑眼圈・皮膚暗沉 P159
迎香穴
◆鼻水・鼻塞 P92
人中穴
◆驅逐睡意・提振精神 P80
承漿穴
◆成人痘 P160
頭維穴
◆頭部疲勞 P55
◆皺紋・鬆弛 P157
太陽穴
◆頭痛 P86
聽宮穴
◆皮膚發癢 P116
顴髎穴
◆皺紋・鬆弛 P156
頰車穴
◆牙齒痛・牙齦痛 P75
人迎穴
◆提高代謝 P129

本書介紹的都是一般常見且重要的穴位。
請各位好好運用這份集結全身重要穴位的地圖，
找出自己身上的穴位，改善身體狀態吧！

## 索引地圖閱覽方式

穴位名稱

百會穴
◆萬能穴位 P42
◆頭部疲勞 P54

相關效果的章節

頁數

詳述的主題以不同顏色區分
- ◆萬能穴位
- ◆擊退疲勞穴位
- ◆日常助益穴位
- ◆消解不適穴位
- ◆體質改善穴位
- ◆消解心理煩惱穴位
- ◆美肌穴位
- ◆瘦身穴位

# 頭部・頸部穴位

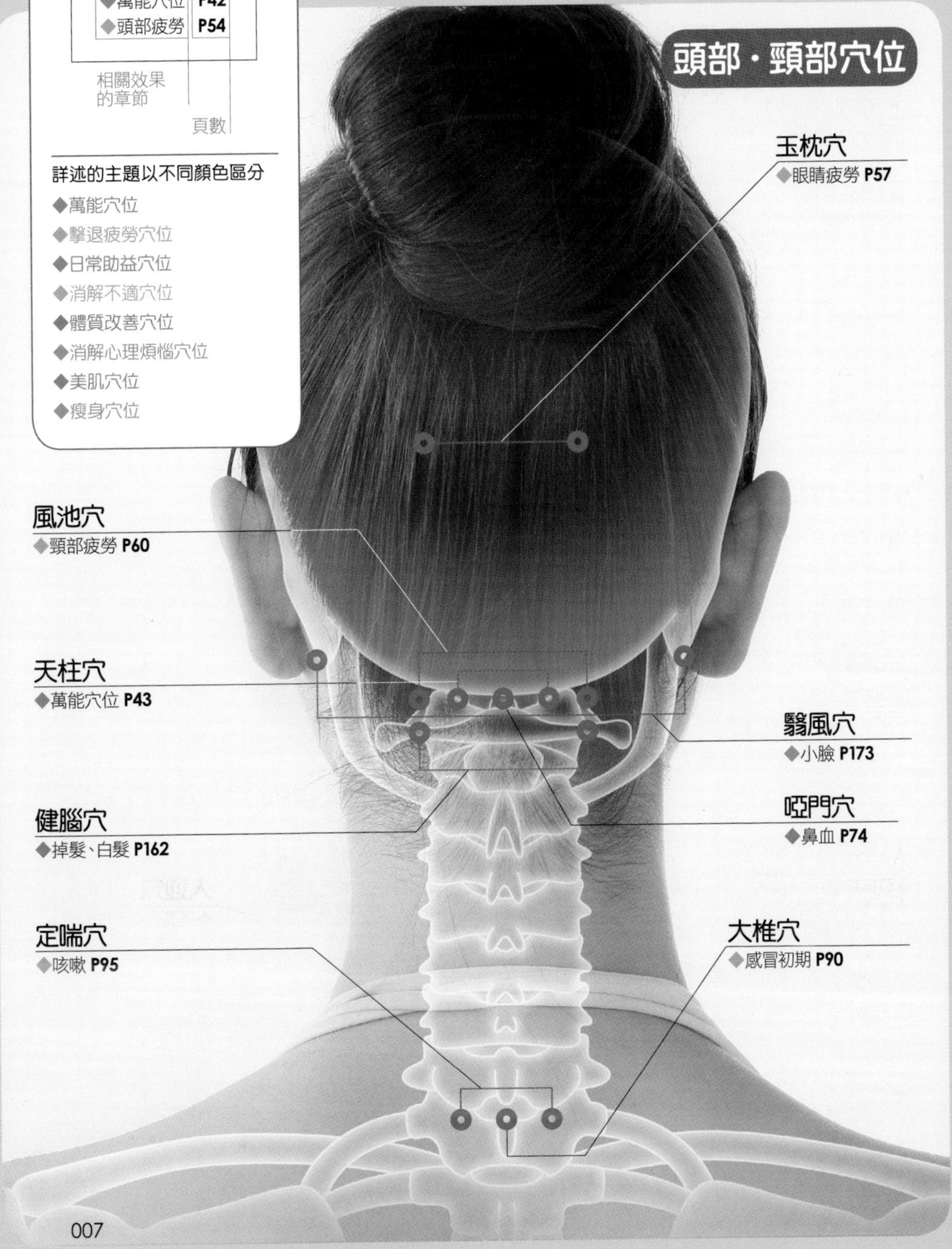

# 胸部・腹部穴位

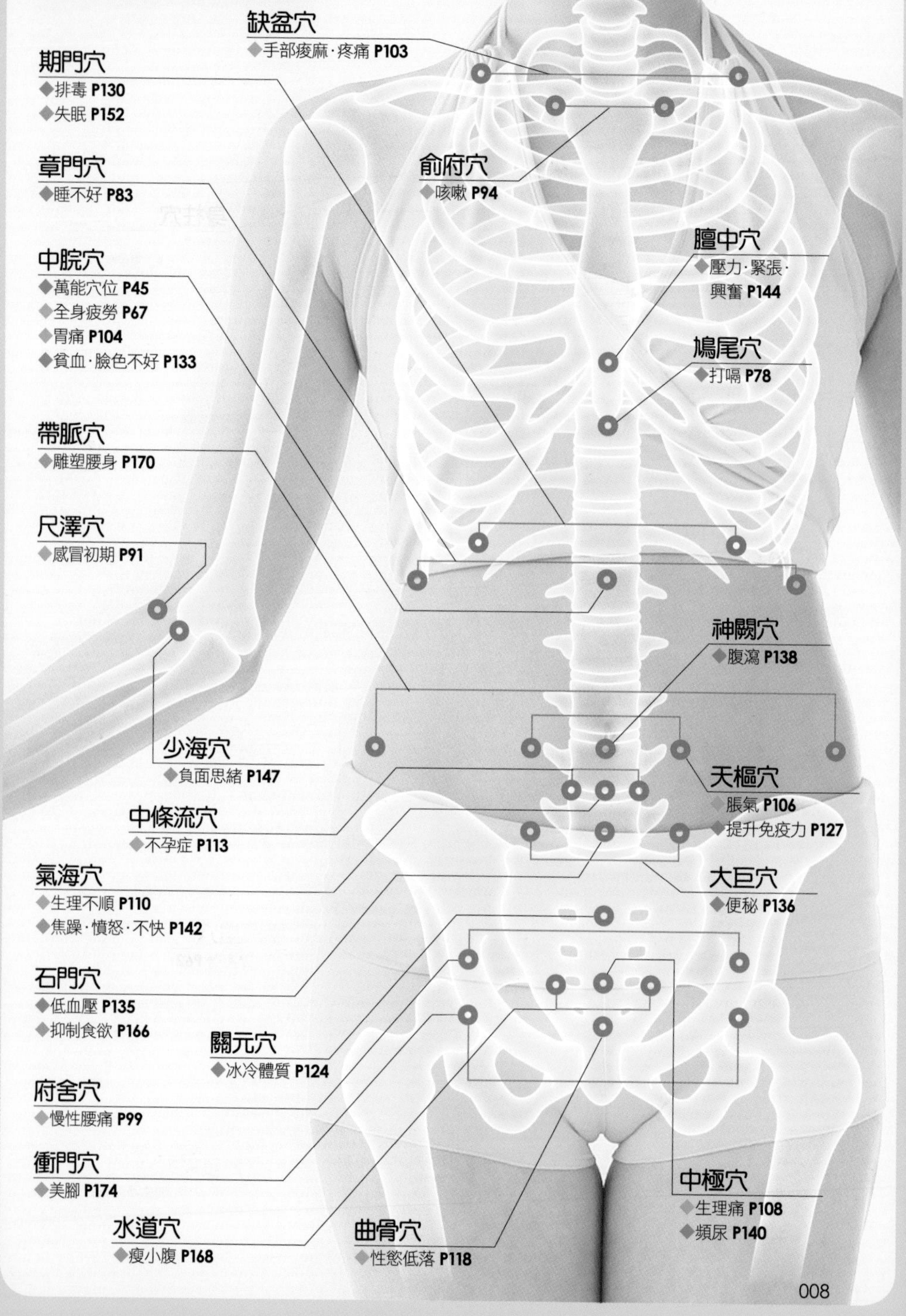
缺盆穴
◆手部痠麻・疼痛 P103
期門穴
◆排毒 P130
◆失眠 P152
章門穴
◆睡不好 P83
俞府穴
◆咳嗽 P94
中脘穴
◆萬能穴位 P45
◆全身疲勞 P67
◆胃痛 P104
◆貧血・臉色不好 P133
膻中穴
◆壓力・緊張・
興奮 P144
鳩尾穴
◆打嗝 P78
帶脈穴
◆雕塑腰身 P170
尺澤穴
◆感冒初期 P91
神闕穴
◆腹瀉 P138
少海穴
◆負面思緒 P147
天樞穴
◆脹氣 P106
◆提升免疫力 P127
中條流穴
◆不孕症 P113
氣海穴
◆生理不順 P110
◆焦躁・憤怒・不快 P142
大巨穴
◆便秘 P136
石門穴
◆低血壓 P135
◆抑制食欲 P166
關元穴
◆冰冷體質 P124
府舍穴
◆慢性腰痛 P99
衝門穴
◆美腳 P174
中極穴
◆生理痛 P108
◆頻尿 P140
水道穴
◆瘦小腹 P168
曲骨穴
◆性慾低落 P118

# 背・腰・臀部的穴位

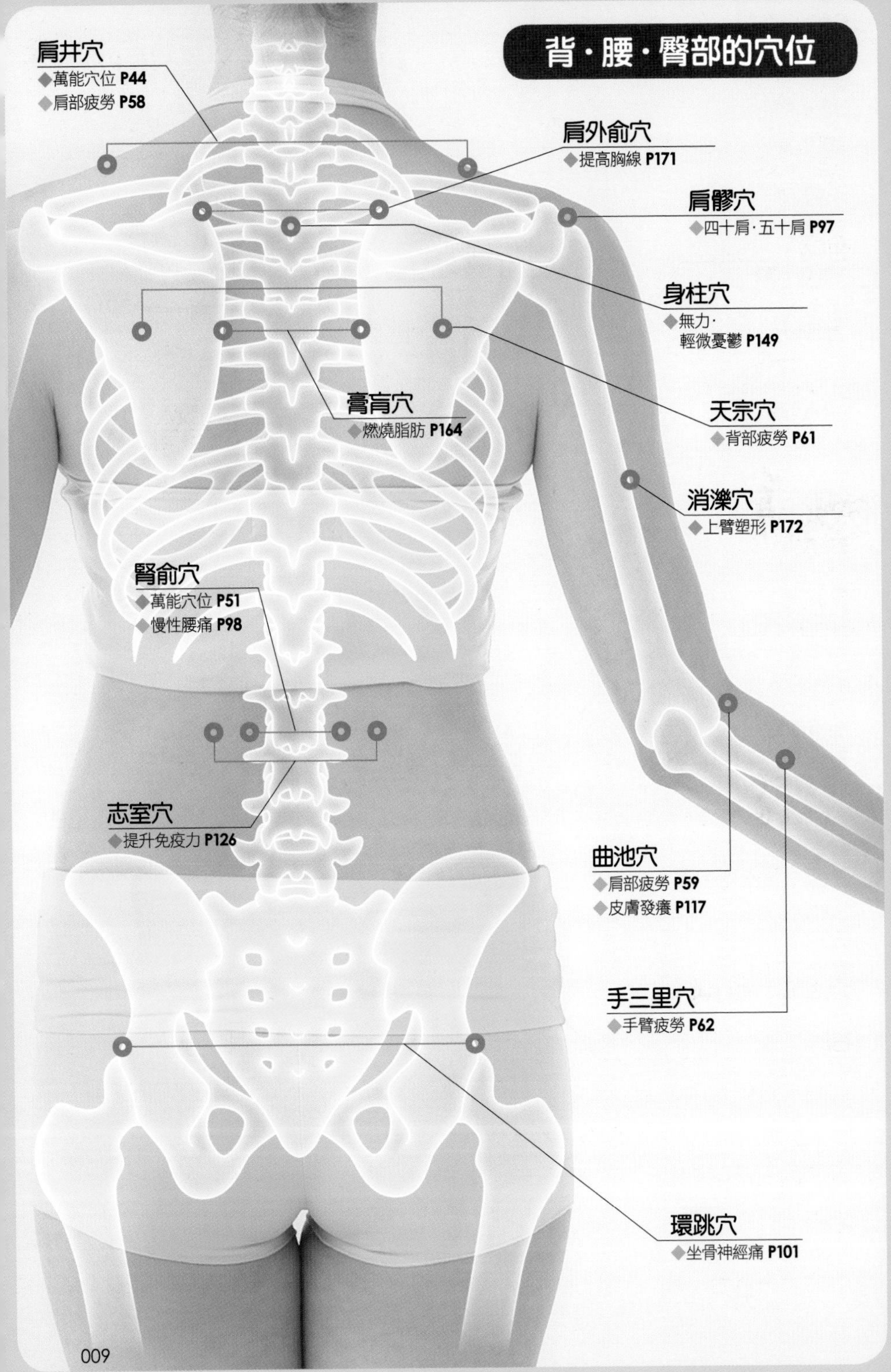
肩井穴
◆萬能穴位 P44
◆肩部疲勞 P58
肩外俞穴
◆提高胸線 P171
肩髎穴
◆四十肩·五十肩 P97
身柱穴
◆無力·
輕微憂鬱 P149
天宗穴
◆背部疲勞 P61
膏肓穴
◆燃燒脂肪 P164
消濼穴
◆上臂塑形 P172
腎俞穴
◆萬能穴位 P51
◆慢性腰痛 P98
志室穴
◆提升免疫力 P126
曲池穴
◆肩部疲勞 P59
◆皮膚發癢 P117
手三里穴
◆手臂疲勞 P62
環跳穴
◆坐骨神經痛 P101

# 腳（正面）的穴位

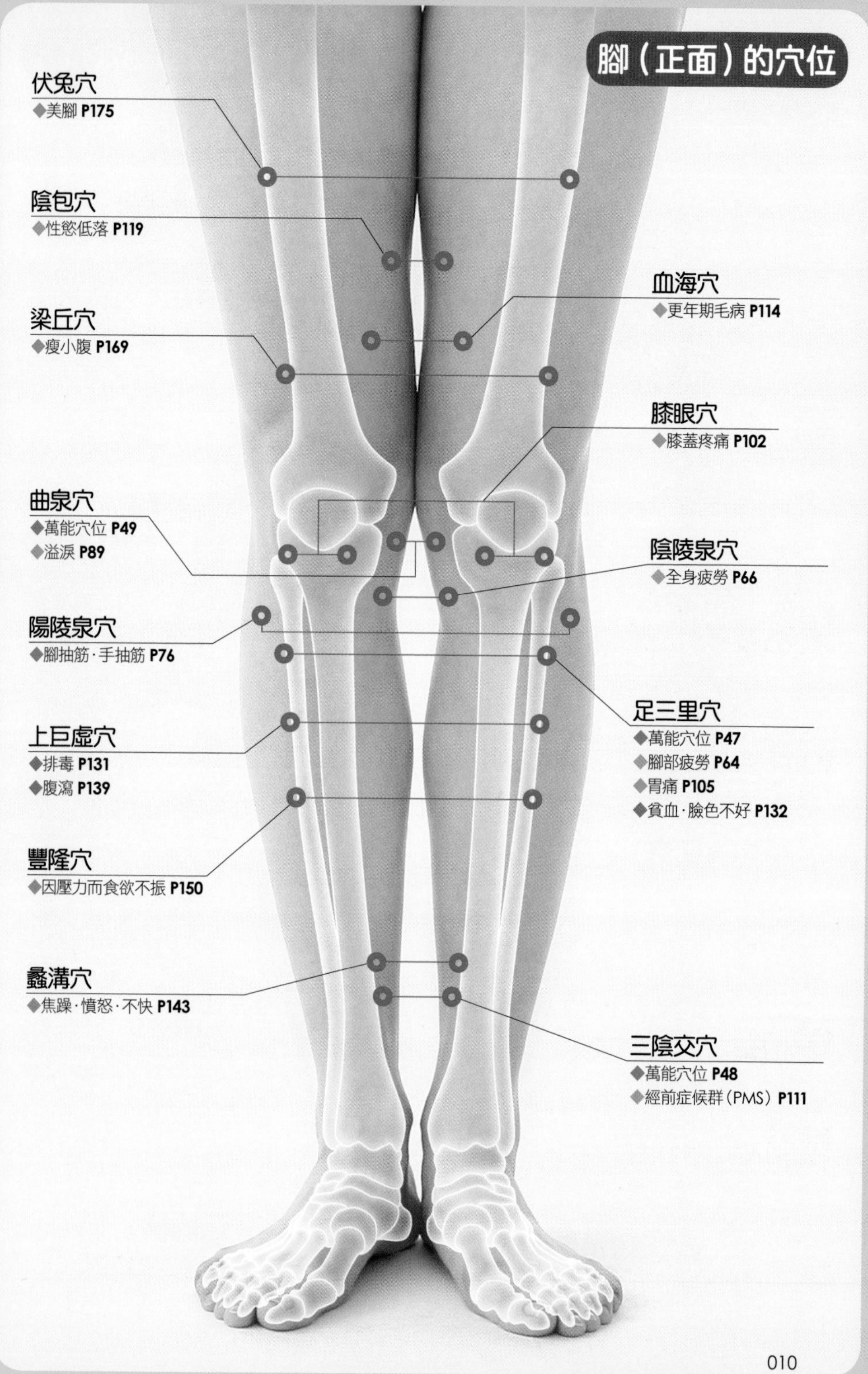
伏兔穴
◆美腳 P175
陰包穴
◆性慾低落 P119
梁丘穴
◆瘦小腹 P169
曲泉穴
◆萬能穴位 P49
◆溢淚 P89
陽陵泉穴
◆腳抽筋·手抽筋 P76
上巨虛穴
◆排毒 P131
◆腹瀉 P139
豐隆穴
◆因壓力而食欲不振 P150
蠡溝穴
◆焦躁·憤怒·不快 P143
血海穴
◆更年期毛病 P114
膝眼穴
◆膝蓋疼痛 P102
陰陵泉穴
◆全身疲勞 P66
足三里穴
◆萬能穴位 P47
◆腳部疲勞 P64
◆胃痛 P105
◆貧血·臉色不好 P132
三陰交穴
◆萬能穴位 P48
◆經前症候群（PMS） P111

# 腳（背面）的穴位

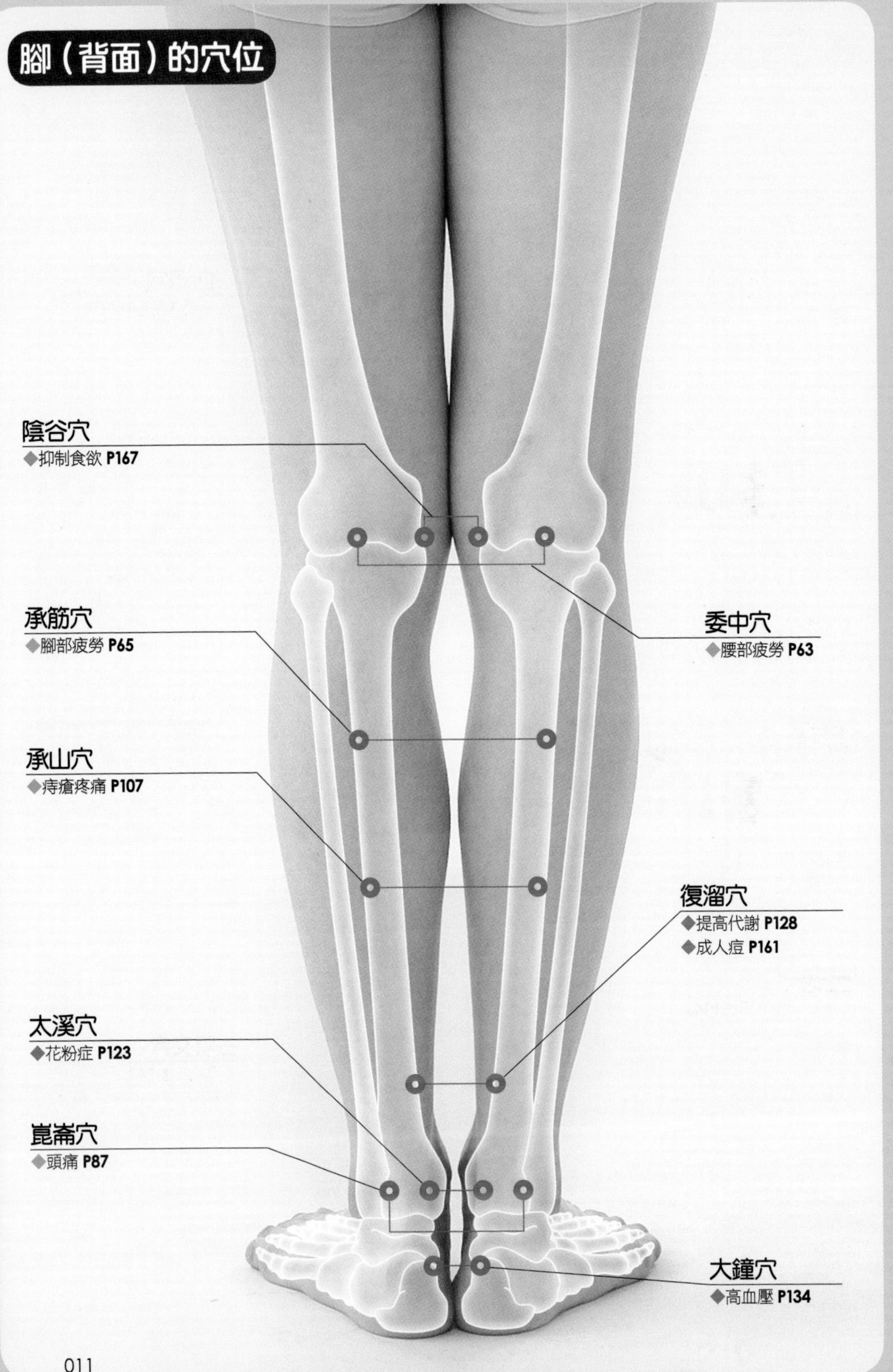
陰谷穴
◆抑制食欲 P167
承筋穴
◆腳部疲勞 P65
委中穴
◆腰部疲勞 P63
承山穴
◆痔瘡疼痛 P107
復溜穴
◆提高代謝 P128
◆成人痘 P161
太溪穴
◆花粉症 P123
崑崙穴
◆頭痛 P87
大鐘穴
◆高血壓 P134

## 腳底的穴位

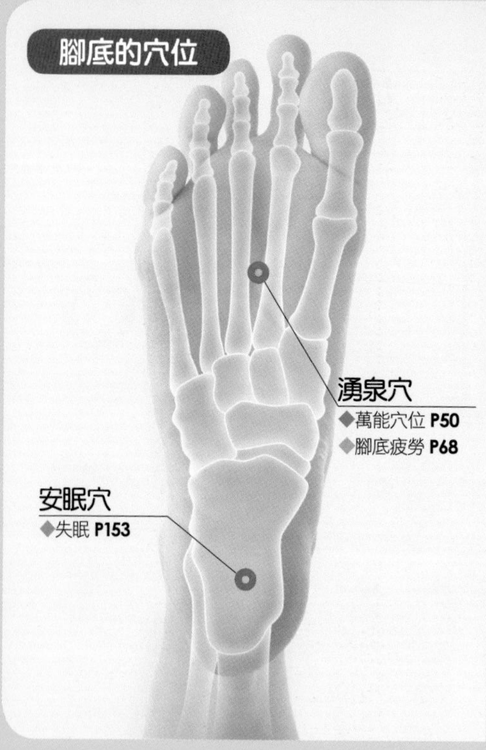
湧泉穴
◆萬能穴位 P50
◆腳底疲勞 P68
安眠穴
◆失眠 P153

## 腳背的穴位

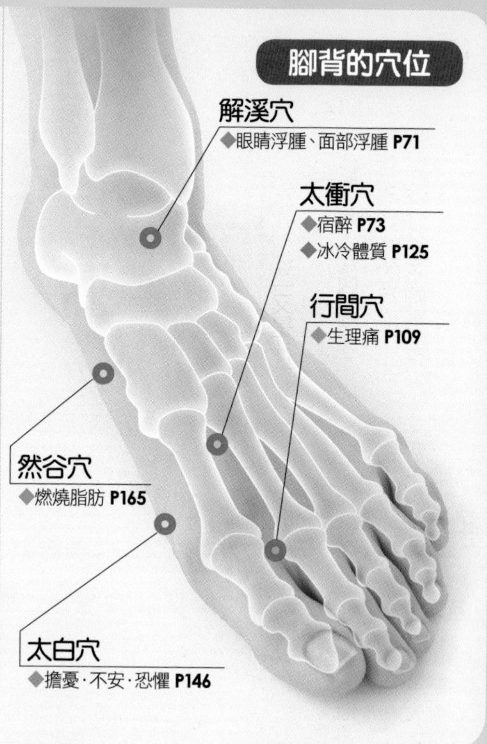
解溪穴
◆眼睛浮腫、面部浮腫 P71
太衝穴
◆宿醉 P73
◆冰冷體質 P125
行間穴
◆生理痛 P109
然谷穴
◆燃燒脂肪 P165
太白穴
◆擔憂·不安·恐懼 P146

## 手掌·手腕的穴位

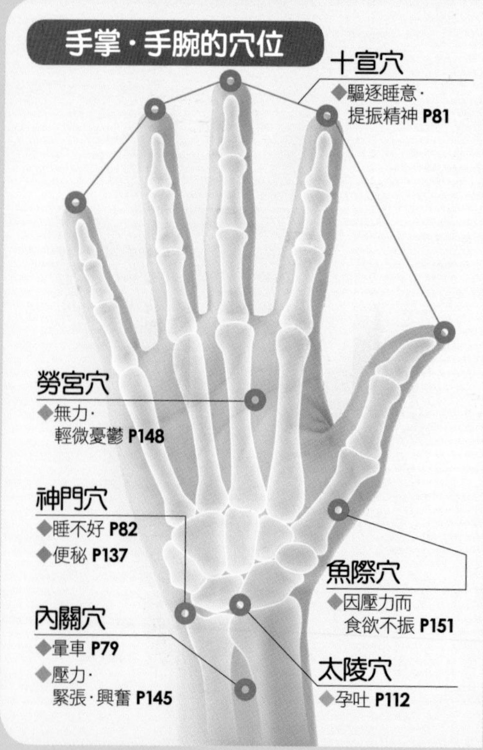
十宣穴
◆驅逐睡意·
提振精神 P81
勞宮穴
◆無力·
輕微憂鬱 P148
神門穴
◆睡不好 P82
◆便秘 P137
魚際穴
◆因壓力而
食欲不振 P151
內關穴
◆暈車 P79
◆壓力·
緊張·興奮 P145
太陵穴
◆孕吐 P112

## 手背的穴位

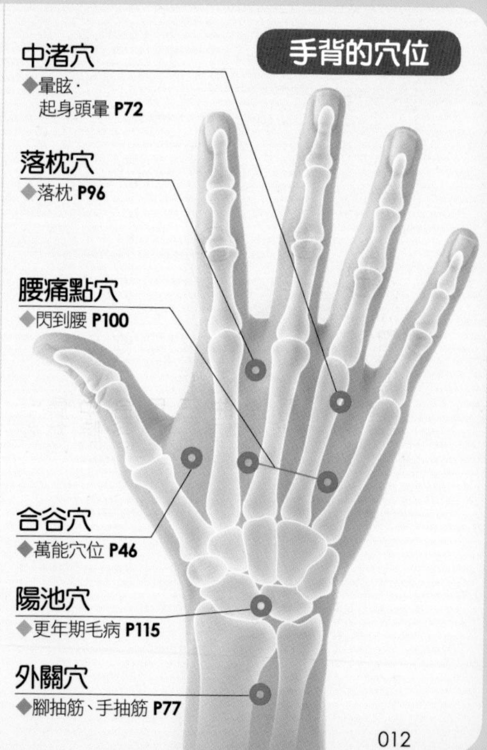
中渚穴
◆暈眩·
起身頭暈 P72
落枕穴
◆落枕 P96
腰痛點穴
◆閃到腰 P100
合谷穴
◆萬能穴位 P46
陽池穴
◆更年期毛病 P115
外關穴
◆腳抽筋、手抽筋 P77

Contents

# 目錄

# 第1章

〔基本篇〕

## 「穴位」是什麼？認識有關「穴位」的基本常識

本章介紹刺激穴位的作用與方法，包含消除身體的不適，穴位治療的效果，穴位按壓的活用術等，有關於穴位的治療，都會一一向大家介紹。首先，就從詳細認識穴位開始吧！

Basic

# 「穴位」即是所謂的「壓痛點」，透過穴位可以了解身體內部發出的訊息，利用這樣的訊息來進行「身體治療」。

對於眼睛無法直接看見的事物，我們總是很難馬上信服。穴位雖然無法以肉眼看見，但確實存在於我們身體上，且透過穴位可以進行身體的治療。

所以究竟穴位是什麼呢？對於這個問題可以用一個詞來回答，那就是「壓痛點」。所謂壓痛點是指，當身體有哪個地方不舒服的時候，壓痛點就會出現一些不良反應，來提醒我們身體的狀況有問題，同時也顯示出這是改善不適的治療時機。

說得更詳細一些吧！

穴位和內臟之間有很深的關連，因為內臟衰弱等引起身體內部的不適，反應到身體表面，就代表某個地方出了問題，或是當平衡出現崩壞，其中的訊息就會傳送到特定的穴位，然後反應出來。總之穴位就是一個可以判斷哪裡出問題的「診斷重點」。

所以，壓痛點就會是「治療重點」。透過穴位能充分了解身心的不適，根據訊息來確切刺激相關的穴位，調整身體的平衡，將自然自癒力（身體自己治療的

## 穴位所擔任的兩種角色

**穴位為壓痛點，擔任「診斷重點」與「治療重點」兩種角色。**

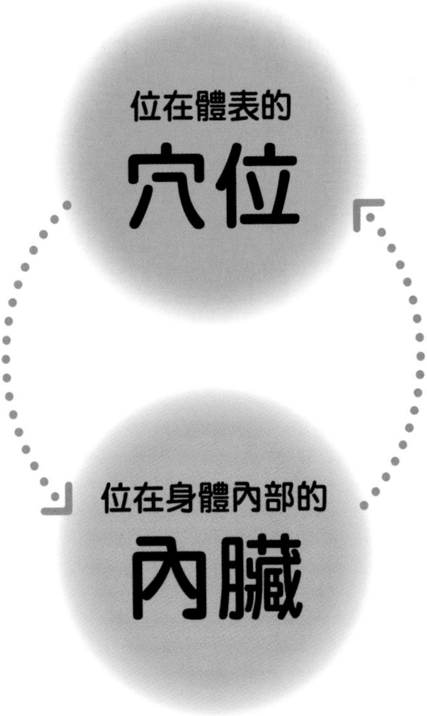


**角色②**

**從穴位了解不適**

內臟、血管、肌肉等身體內部某處的衰弱，或是平衡崩壞時，訊息就會傳到特定的穴位再反應出來。

**角色①**

**用穴位進行治療**

利用做為壓痛點的穴位可以了解身心不適，根據那個訊息確切刺激相關的穴位，能調整身體的平衡，將自然自癒力激發至最大極限。

能力）激發至最大極限。

以前沒有像現代有精密的檢查儀器，連X光這樣基本的設備也沒有，大家就是從體表的狀態來掌握體內究竟出了什麼狀況，而這就是穴位治療的開端。

穴位治療源自中國，到目前已經有兩千年以上的歷史，現在不僅在亞洲，就連世界各國也引起了醫療相關人士的高度關心。

關於穴位，你一定要知道的幾個關鍵字

# 中醫所說的「氣」，指的是生命能量。善用「按壓穴位」來調整氣的流動。

中醫重視的是心靈與身體間的連結，藉由調節全身的平衡，達到機能最大的回復力以及自癒力（身體自己治療的能力），並發揮到最大的極限。

本書正是以這個重要思維為主要基礎，幫每一個人都能快速找到正確穴位，並做到按壓效果。但在此之前，希望大家能夠先認識，跟按壓穴位息息相關的「氣」的概念。

所謂的「氣」，是中醫思維中的支柱，也是人類存活不可或缺的生命能量。我們體內有這樣的「氣」流遍全身，當「氣」流動得好，生命力就相對變強、就是健康的狀態；反之，如果「氣」流動得差，那生命力就會變弱、也就會容易生病。

而體內除了「氣」之外，和「氣」相互運行的還有負責運送養分的「血」，以及包括水分、汗、淋巴液等體液的「水」，這些同樣也在流動著，藉由調整這些「氣」、「血」、「水」的流動，身體就能取得平衡，並有效的回復身體機能，激發出自癒力

## 中醫醫學思維的支柱「氣」

所謂的「氣」，是我們賴以維生的能源。
也因為我們體內的各個角落都有「氣」環繞著，
才能維持生命，讓身體更健康。

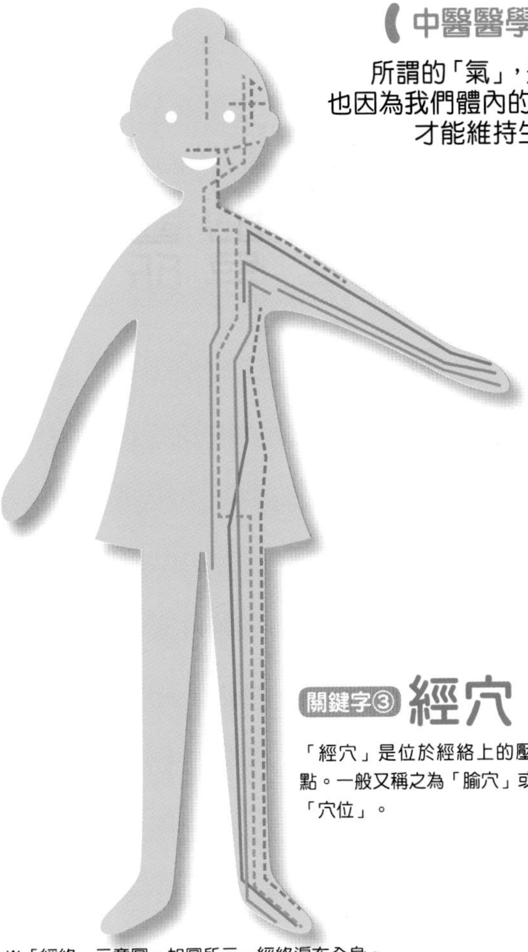

### 關鍵字① 氣

是全身的活力來源，也是我們賴以維生的「生命能量」。要判斷身體健不健康，只要觀察「氣」是否有好好地在體內各處有活力的循環。

### 關鍵字② 經絡

「氣」流動的通路。在我們體內有12條經絡並對應12個臟器，還有兩條經絡穿透身體正面的中心以及背後的中心。例如，與肝臟連結的經絡稱之為「肝經」。（參考P28、P52、P84、P120、P154）

### 關鍵字③ 經穴

「經穴」是位於經絡上的壓痛點。一般又稱之為「腧穴」或是「穴位」。

※「經絡」示意圖。如圖所示，經絡遍布全身。

的最大值。

　這個讓「氣」流動的通路，就是我們常聽到的「經絡」。經絡如網狀般遍布我們全身，包括感覺器官的眼睛、皮膚等或是內臟也相互連結。一旦經絡的流通狀況變差，反應在身體的某部分就會出現發冷、變硬等現象。而這個顯露在經絡上的壓痛點，稱為「經穴」，一般也稱為「腧穴」或「穴位」。

# 穴位受到刺激所產生的「訊息」，會經由自律神經傳輸到大腦，達到調整內臟運作的目的。

到底刺激穴位，會對身體造成什麼樣的影響？

近年來對於穴位治療能消解各種身體的不適，已有各式各樣的研究，而這些研究也證實了穴位治療的效果的確非常卓越。

最主要的原因，是穴位和「自律神經」間的重要關聯。雖然肉眼看不到，但位在體表的穴位和內臟其實有很深的連結，所以藉由刺激穴位能對內臟產生影響。從現代醫學的觀點來看，主要是藉由按壓穴位達到影響自律神經的作用所致。

自律神經分成兩種類，分別是活動時或緊張時發揮作用的交感神經，以及睡眠時或休息時發揮作用的副交感神經。自律神經主要是在「消解不適的機制」中扮演關鍵性的角色，與我們的意識無關，是一種身體進行反射性反應的神經系統，它掌管了呼吸、血液循環、體溫、血壓、消化、荷爾蒙分泌等等，幾乎掌控了一切。接下來會循序漸進地向各位解說。

## 透過按壓穴位的刺激，讓身體不適完全消解

當有便秘的困擾時。
按壓位在手腕內側的「神門穴」（參考P137），
身體就會產生以下的變化。

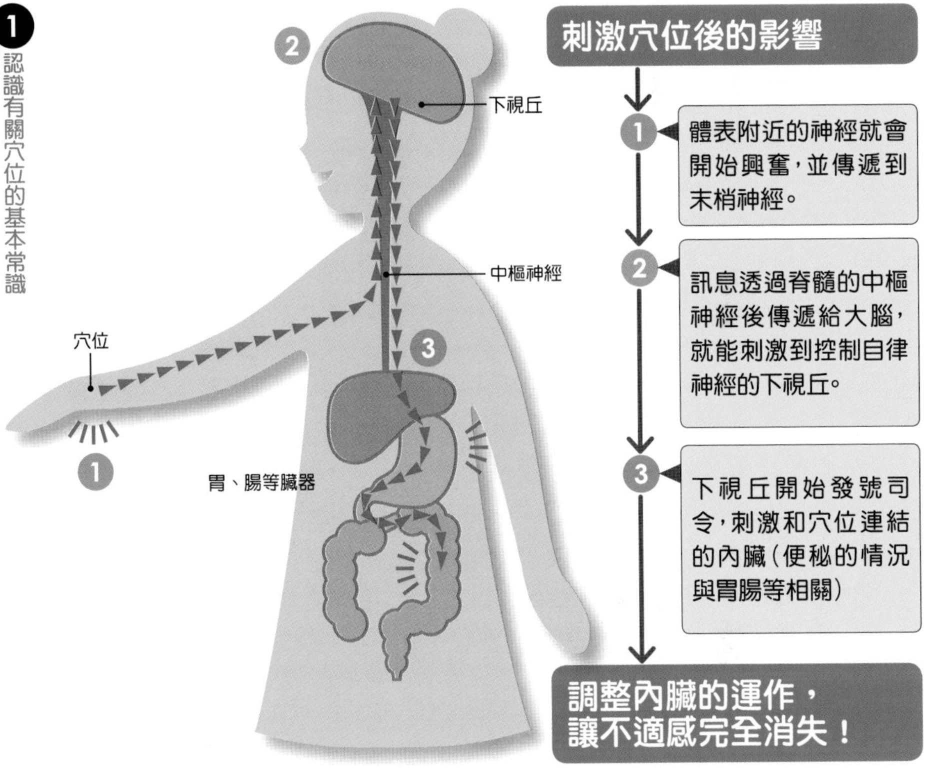
2
下視丘
中樞神經
穴位
3
1
胃、腸等臟器
刺激穴位後的影響
1 體表附近的神經就會開始興奮，並傳遞到末梢神經。
2 訊息透過脊髓的中樞神經後傳遞給大腦，就能刺激到控制自律神經的下視丘。
3 下視丘開始發號司令，刺激和穴位連結的內臟（便秘的情況與胃腸等相關）
調整內臟的運作，讓不適感完全消失！

當穴位受到刺激時，體表附近的神經會開始興奮，同時也會傳遞給如樹枝般分布連結的末稍神經。訊息會透過位於脊髓的中樞神經，再傳遞給大腦，就會刺激控制自律神經機能的下視丘。如此一來，下視丘便會發號司令來刺激和穴位連結的內臟。最後藉由刺激調整內臟的運作，達到讓體內產生變化，或是消解身體不適的效果。

## 利用穴位治療的效果真的非常驚人

# 除了可以鎮痛安神、強化免疫力外，利用各種穴位治療後，效果更是備受肯定與期待。

從穴位治療的悠久歷史與經驗，我們可以知道，穴位治療確實可以達到改善血液循環、鎮痛、活化或是抑制內臟機能等效果，另外對於提高免疫力，或是安定內心，都有明顯的作用。

這也是一直以來，穴位治療會得到全世界的高度關注的原因之一。現在也有很多西醫的科學研究，正一同探究、關注其治療效果。

例如，面對肩痠、腰痛、頭痛、神經痛等情況時，可以刺激穴位讓體表附近的血液循環變好，在全身的血液循環得以改善的情況之下，疼痛與痠痛就會開始緩和。近年的研究報告指出，這是因為積聚在肌肉裡的組織胺等會引起疼痛的物質，或是乳酸之類引發疲勞的物質，經由血液順暢的流動後就能完全排除，同時還能供給含有營養的新鮮血液，所以連同血液循環也獲得改善，細胞的代謝活躍起來，免疫力自然也會跟著強化。

## 《穴位治療的效果》

穴位治療能調節全身的平衡狀態，達到讓身體更健康的目的。
具體而言，按壓穴位可以達到以下5種驚人效果。

### 【讓心靈更加安定】

刺激穴位可以影響腦部的神經活動，調節興奮與抑制程度，達到平衡的狀態。也有研究證實，刺激穴位能生成內心安定的力量，並分泌防止老化的荷爾蒙。

### 【促進血液循環】

擴張緊縮的血管，能促進血液流動順暢。一旦血液循環變好，疲勞物質就容易被排除，能有效供應含有營養的新鮮血液，如此一來能達到消除疲勞以及緩和疼痛的效果。

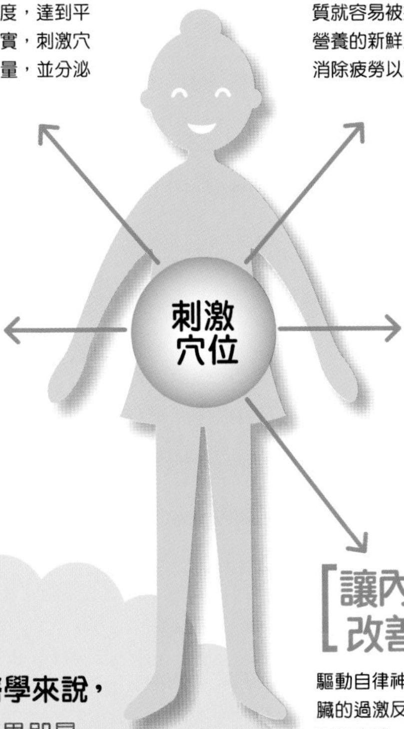


### 【提高免疫力】

增加血液中白血球的含量，以提升對抗疾病的防禦力等等。相關醫學對於此項功效也有最新的科學實證。

### 【鎮定疼痛】

分泌能減輕疼痛的荷爾蒙、使血液循環變好，讓堆積在肌肉內的致痛物質與疲勞物質濃度下降，綜合這些作用來達到鎮定疼痛的效果。

### 【讓內臟機能有效改善、更加活化】

驅動自律神經中心的下視丘，並抑制內臟的過激反應，使其恢復正常機能。以胃炎來說，調節胃液的分泌量及成分就能改善症狀。

**用西方醫學來說，**
這些效果即是
**調整自律神經及荷爾蒙的平衡，最終達到活化身體的功效，讓身體越來越健康！**

# 按對穴位就能防患未然。天天持續按壓，便能遠離疼痛，百病不上身！

壓力、過敏、慢性疲勞等等這些現代人常見的生活習慣病，經由日積月累會不停地增加。而對於這些症狀，可以用「亞健康」這個名詞來形容。

所謂「亞健康」，指的是「總覺得身體哪裡怪怪的」、「去大醫院接受精密檢查，也查不出原因，但就是覺得哪裡不太舒服……」這樣子的症狀，像是胃腸狀況不好、手腳容易冰冷、睡不好……這些都可以說是亞健康的狀態。而有這些狀況的患者，年齡層從小孩到老人都囊括，不斷的大幅增加中。

而穴位治療就是藉由調整全身，來達到回復身體機能的效果。在不怎麼舒服的狀態、感到疲勞時，甚至變成疾病前進行治療，就稱為「亞健康治療」。

現代人會把不舒服看成是疾病，但在疾病還沒顯現前，便以提高免疫力來回復健康，這樣的「亞健康治療」是必要的。亞健康治療最重要的就是避免疲勞囤積，注意不舒服的感受，還有身體的變化，而最有效的治療方法

## 活用穴位按壓！這些問題都能獲得解決

不需要特別準備或特殊的道具，只要想到就能隨時進行，
而這也是穴位按壓最大的優點，請參考本書並活用介紹內容。



就是按壓穴位。

當然，如果是持續不斷的劇烈疼痛，或已經變成疾病時，這時就必須接受醫生診治才行。但是，不論何時何地，若能自己天天按壓穴位，是最簡單也是最容易上手的，舒緩不適的方法。為了不要成為醫院的常客，在這裡誠心建議各位，每天都要按壓穴位，就能維護身體與心靈的健康。

防止不適演變成真正疾病的
### 「亞健康治療」

總覺得身體不舒服的狀態就是「亞健康」狀態；但在還沒有變成真正的疾病前，從根本進行治療的「亞健康治療」你一定要試看看。亞健康治療所著重的是，不讓疲勞囤積體內、緩解身體或是心靈上的不適感

▼▼▼

每天按壓穴位
就是最好的方法！

# 中醫學的12臟器「六臟六腑」

中醫學認為，在人的體內有「六臟六腑」，六臟指的是「肝、脾、心、肺、腎、心包」，六腑指的是「膽、胃、小腸、大腸、膀胱、三焦」。說到「肝」、「心」、「肺」，我們會首先想到肝臟、心臟以及肺臟這些器官，但在中醫學裡所說的六臟六腑，其實比西醫學裡下的定義更為廣泛。

以「心」為例，除了心臟本身使血液循環於全身的功能之外，還包含了控制情感、思考、記憶等功能，綜合下來在中醫學中稱之為「心」。

再者，「心包」、「三焦」對大家來說可能不大熟悉，其實它們並不是實際的臟器。「心包」是保護心臟這個重大臟器的囊膜；「三焦」則有三道熱源的意思，作用是在維持人的體溫。兩者都是中醫獨特的醫學產物。

六臟與六腑，如同「肝與膽」、「脾與胃」，各自對應、互相協力運作。另外，和「肝」有關，擔任其機能調節的經絡稱之為「肝經」，六臟六腑各自都有相對應的經絡（參考P52）。下表針對「六臟六腑」以及相關的經絡，有一些簡單的說明。

## （中醫學的「六臟六腑」）

| 六臟 | | | 六腑 | | | |
|---|---|---|---|---|---|---|
| 名稱 | 主要作用 | 對應經絡 | 名稱 | 主要作用 | 對應經絡 | 參考頁數 |
| 肝 | 儲存血液，供給要運往全身的血液，可以安定情緒與精神。 | 肝經 | 膽 | 儲存肝臟製造出來的膽汁，並且協助消化及吸收作用。 | 膽經 | P52、P84 |
| 脾 | 控制營養的消化及吸收，產出「氣」與「血」。 | 脾經 | 胃 | 消化食物。 | 胃經 | P52、P84 |
| 心 | 使血液循環於全身，精神活動的中樞、實行情感的統御。 | 心經 | 小腸 | 吸收消化後的營養。 | 小腸經 | P52、P120 |
| 肺 | 負責呼吸，總和全身「氣」的流動，調節體內的水分與體溫。 | 肺經 | 大腸 | 協助營養及水分的消化與吸收。 | 大腸經 | P52、P120 |
| 腎 | 調節體內水分的代謝，進行排泄功能。掌管成長、發育以及生殖機能。 | 腎經 | 膀胱 | 淨化血液及體液，促進尿液排出。 | 膀胱經 | P52、P154 |
| 心包 | 保護「心」，協助「心」的血液循環作用。 | 心包經 | 三焦 | 維持體溫，調整荷爾蒙的分泌。 | 三焦經 | P52、P154 |

………後續請見P52醫學知識②

第2章

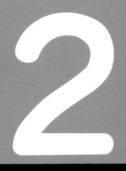

〔基本篇〕

# 只要方法正確，按壓立即有感！
# 正確找出穴位的方法&按壓方式

為了能達到預期的治療效果，利用這個章節，把「找出穴位位置的方法」以及「正確的按壓方式」好好地記起來吧！

Basic

# （沿著骨頭尋找）

找出穴位的方法❶

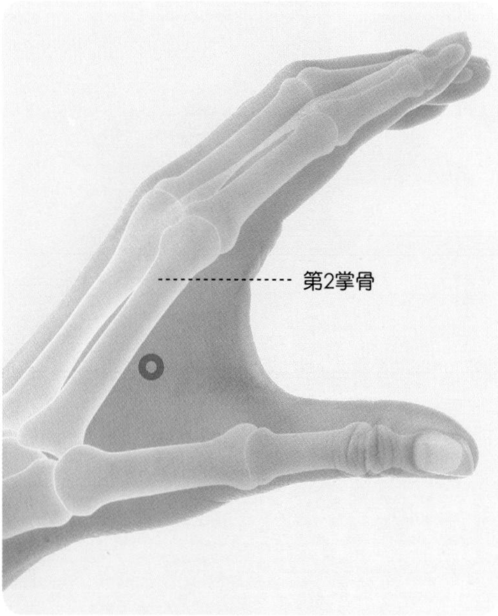


## step 1 沿著骨頭尋找

我們先來找找看位在手背的穴位「合谷穴」。要找到這個穴位，做為基準的就是食指的骨頭（第2掌骨）這個部分。

## 正確找出穴位的最大提示骨頭就是關鍵

刺激穴位要能得到預期的效果，首先要正確找到穴位位置是很重要的。那麼，怎麼做才能找到正確位置呢？最大的提示就是「沿著骨頭尋找」！

多數的穴位都位在「骨頭邊緣」、「骨頭與骨頭之間」、「骨頭與骨頭銜接凹陷處」、「關節凹凸處」等地方。

穴位和骨頭一樣，無法直接被肉眼看見，但不同的是，骨頭可以隔著皮膚摸到它的存在。

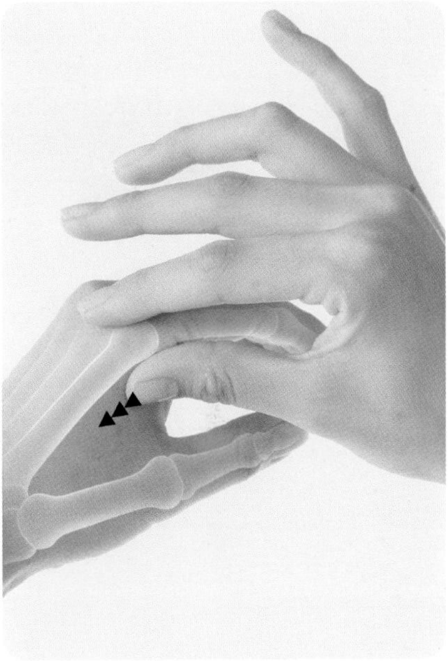

## step 2 以指尖沿著骨頭推移

用右手大拇指與食指，沿著左手的食指骨頭往下推，在虎口上方、食指骨頭與大拇指骨頭銜接處前，有一個微微下陷、手指推過去能自然停下的地方，即是合谷穴。

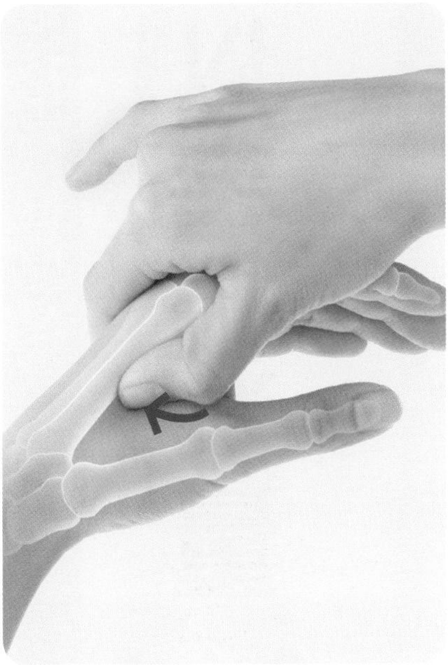

## step 3 按壓一下確認感覺

按壓鄰近的地方，或是朝著骨頭的邊緣往上推，有痠麻感的地方就是合谷穴的位置。

首先，在皮膚上沿著骨頭尋找，就能準確找到穴位的正確位置。若摸到穴位的話，請試著在骨頭邊緣附近按一按。雖然穴位相同，但每個人的位置會稍有差異，也有可能因為每個人的身體狀況，位置會有微妙的改變！

因為當壓按穴位的位置正確時，會有一種痠麻卻舒爽的痛感。所以在鄰近位置按一按，最有感覺或是最有痠麻感的地方，即是穴位所在。

正確找出穴位的方法②

找出穴位的方法❷

# 以指幅測量

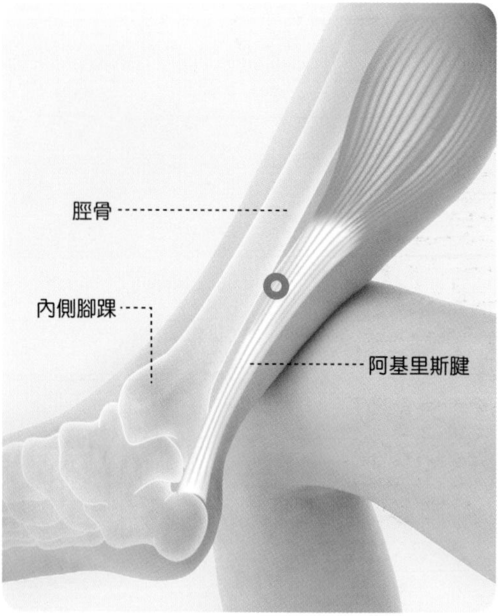


## step 1 找到做為目標與基準的骨頭

位於腳部內側的穴位「三陰交穴」，這個穴位需要以內側腳踝與小腿骨（脛骨）為基準。

### 利用手指測量穴位最正確的位置

我們已經知道沿著骨頭尋找穴位的方法，接下來是瞭解怎麼「把自己的手指寬度當作量尺來使用」的方法。穴位的位置大多以「從內側腳踝往上四指幅的位置」、「從肚臍向外側兩指幅的位置」等，用手指的幅度距離來說明表示，將正中線（以連結恥骨、肚臍的假想中央線將身體分成左右兩邊）視為基準與標的，以指幅為尺，從基準點開始測量長度，就能推測穴位的位置。

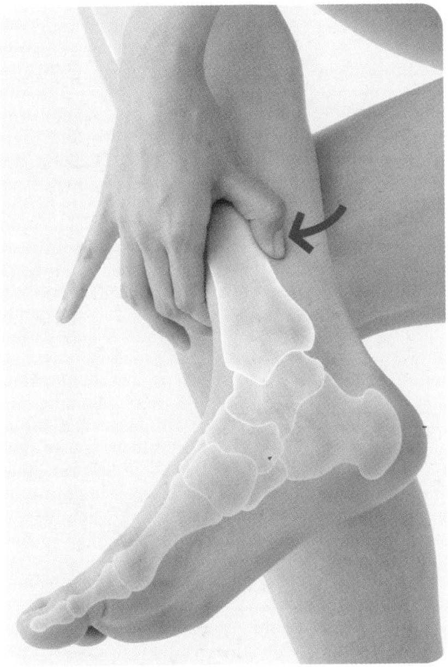

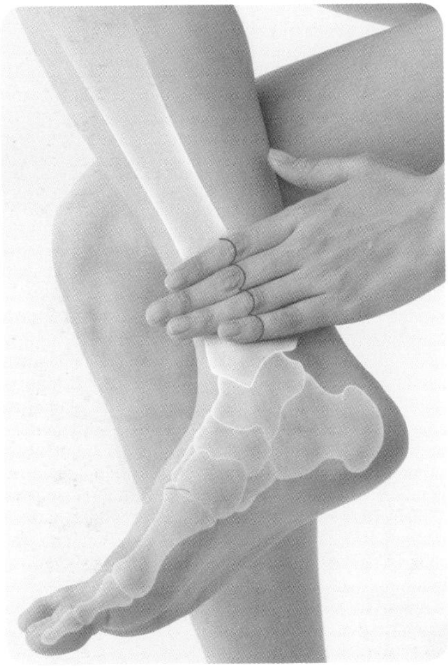

## step 2 以指幅測量位置

將手放在內側腳踝突起處的中心，用指幅來測得穴位位置。從內側腳踝約往上四指幅、脛骨後側就是三陰交穴的位置。

## step 3 按壓確認感覺

對著脛骨後側邊緣處的附近按壓，若有痠麻感就是三陰交穴的位置。

## 自己的手指指幅就是穴位量尺

尋找穴位時，指幅可以充當量尺來測量長度。

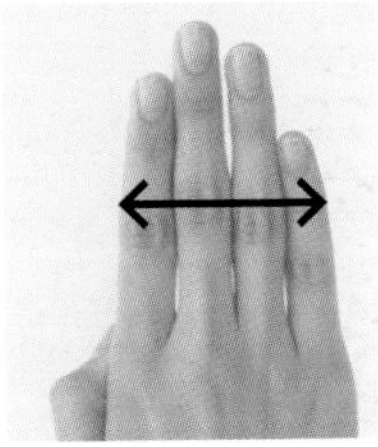

**四指幅**

從食指到小指合起來的長度。

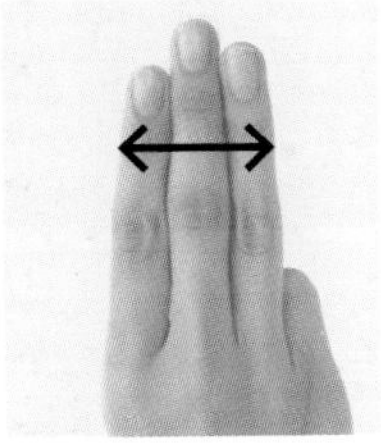

**三指幅**

食指、中指、無名指合起來的長度。

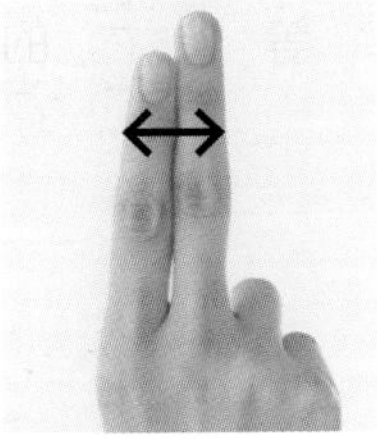

**二指幅**

將食指與中指合起來的長度。

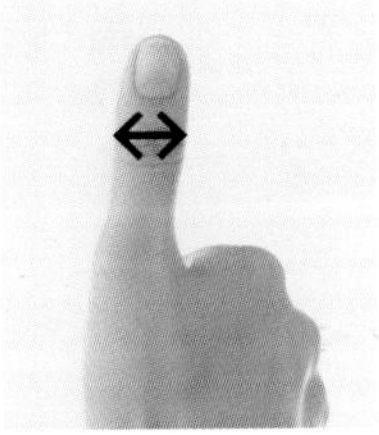

**一指幅**

大拇指橫幅最寬部分（關節）的長度。

# 準確按壓穴位！必學的3個關鍵重點！

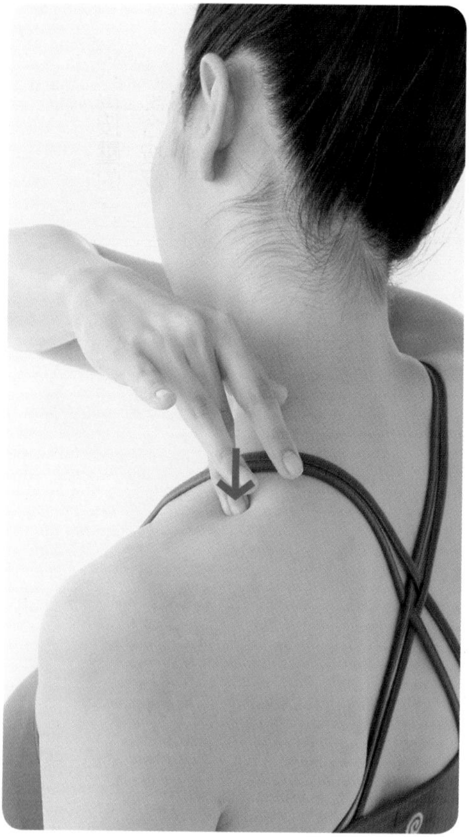

按壓重點1

## 力道

**以感到舒服的力道按壓**

並不是越用力效果就會越好，基本上是要以自己感到舒服的力道來按壓。溫和的刺激對安定衰弱的機能有很大的幫助；反之較強的刺激，則是能有效抑制疼痛。

按壓重點2

## 次數

**一個穴位按壓6～8次**

每一個穴位按壓的次數皆以6～8次為準。當穴位是身體左右兩邊都各一個的情況下，則左右各別按壓6～8次。

### 以能讓自己感到舒服的力道去做按壓的動作

若要做到刺激穴位，最簡單的方式就是透過按壓的方式來進行。手指的感覺相當敏銳，很適合用來找尋穴位，且因為容易改變按壓力道與方向，所以對於調整壓痛後的反應（太用力按壓會感到疼痛）有很大的幫助。

按壓的重點有三個：力道、次數、呼吸節奏。首先是力道，穴位按壓不是使勁按就好，而是要自己覺得舒服的力道才行。再者是次數，一個穴位大概需要按壓6～8次才夠，當然，還要配合呼吸節奏進行。

## 一邊配合深呼吸再一邊按壓

穴位按壓的第三個重點是，呼吸要配合按壓穴位的節奏，在吐氣時按壓。因為吐氣的時候身心放鬆，更容易達到刺激穴位的效果。

總之，「吐氣緩壓，吸氣收力」為按壓的基本。但是如果把注意力全都集中到呼吸及次數上，反而會有呼吸不順的情況發生，所以最好是能自然而深沉地呼吸，把動作放慢，進行按壓及收力即可。

按壓重點3

# 呼吸與節奏

**邊吐氣邊慢壓……**

▼▼▼

**吸氣時收力！**

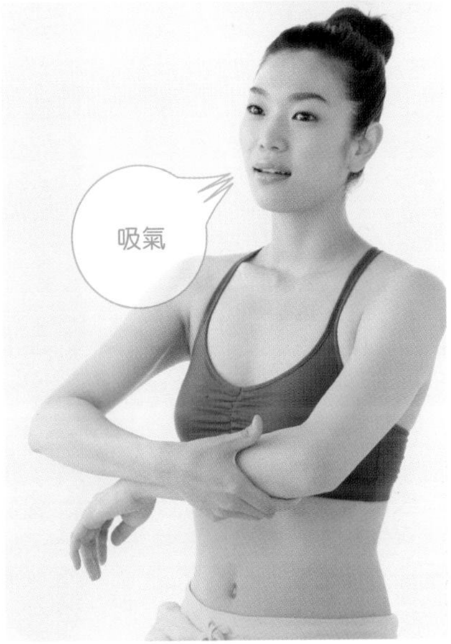


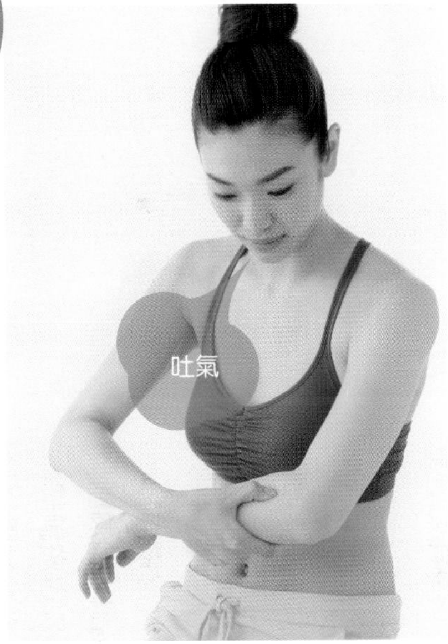


「吐氣緩壓，吸氣收力」，吐氣時數1234，施力按壓；吸氣時數5678，放鬆力道。

## Q 什麼情況絕對要避免進行穴位按壓？

A 首先是懷孕初期或是即將臨盆的女性。若要進行穴位按壓，請務必諮詢醫師。另外患有疾病的人，剛動完外科手術、感染傳染病，像是流感或有嚴重發燒者，都不要刺激穴位比較好。

另外，當有傷口、水泡、痘痘、發熱狀況的部位，也請不要刺激該部位的穴位。

## Q 任何時候都可以按壓穴位嗎？

A 基本上只有腹部的穴位，要避免在飯後進行，至少要隔一個小時以上為佳。入浴前後皆可，但不建議在泡澡時進行。洗完澡後，身體溫暖、血液循環良好，按壓的效果會更好！起床或是睡前進行按壓也是沒問題的！

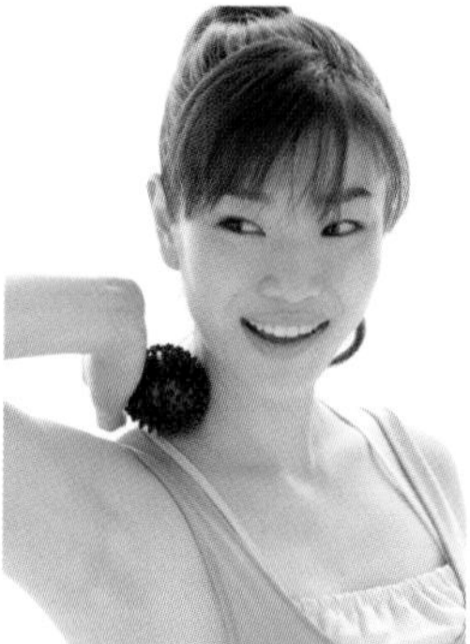

## Q 酒後也能進行嗎？

A 在放鬆的狀態下進行刺激穴位確實是好事，但剛喝完酒馬上施行的話，可能會醉得更厲害，讓身體的狀況更加惡化，所以要避免酒後立刻壓按穴位的做法。

## Q 小孩也能進行穴位按壓嗎？

**A** 當然沒問題！只不過按壓小孩的力道必須比大人更輕一些。有不少小孩因為長時間唸書造成眼睛疲勞、腰痛、肩痠，甚至還出現不亞於大人的疲勞症狀。還有因為壓力而導致過敏或是精神性疲勞產生的可能，所以穴位按壓對於恢復小孩的精神也是個很好的方法！

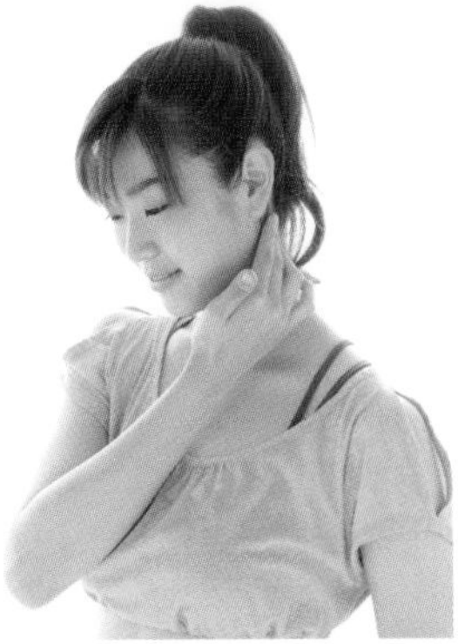

## Q 若搞錯穴位的位置進行按壓，會對身體造成影響嗎？

**A** 刺激穴位時第一重要的就是正確找到穴位的位置。不過，按壓的位置即使不正確，頂多是沒有舒服的感覺，或是沒有達到效果而已，不至於會讓身體狀況變差。另外穴位的位置會因人而異，也會因為當天身體的狀況，位置有些微地改變。

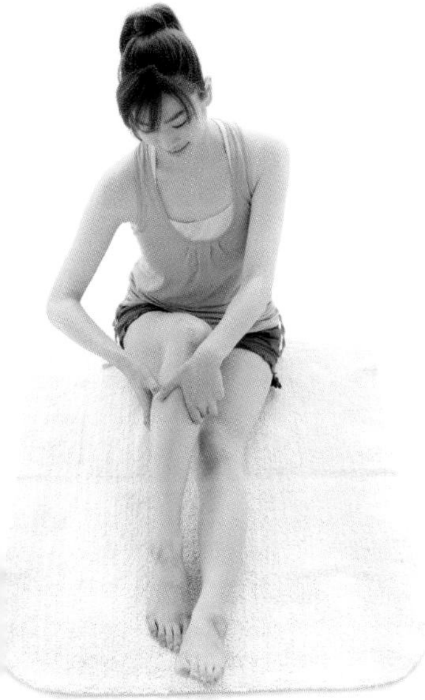

## Q 擔心會過度按壓穴位，每天進行也沒有關係嗎？

**A** 只要注意按壓的力道及次數標準（參考P34），每天進行也沒有問題！相反地，若沒有感受到成效也不要馬上就放棄，持續對自己在意的部位進行刺激，至少一個禮拜以上！

## 除了按壓之外的方法！
## 各種刺激穴位的手技

「撫」、「揉」、「敲」，這些是除了「按」之外，也能刺激穴位的方式。若習慣了穴位按壓，可以因應症狀嘗試配合不同的手技哦！

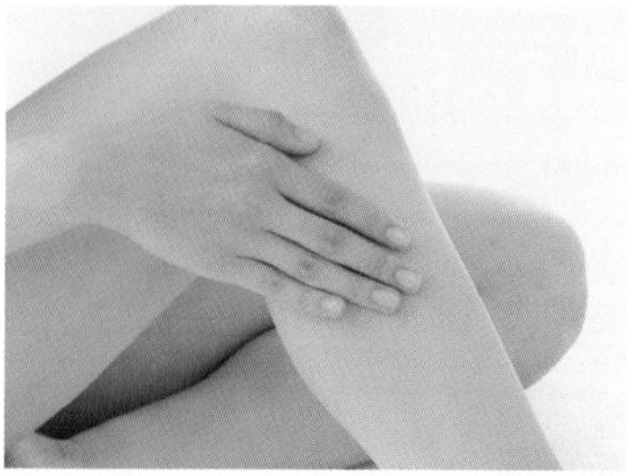

### 撫摸

用手掌在穴位四周撫摸，患部一旦溫熱、血液循環變好，全身也會感到溫暖而放鬆下來。對每一個穴位都適用，特別是對腳部及腹部的穴位。

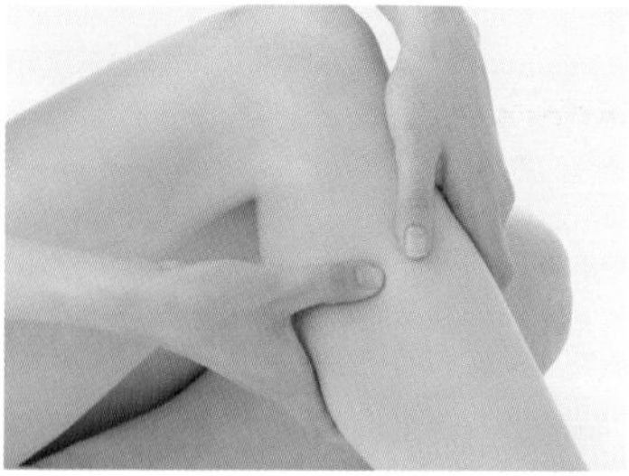

### 揉壓

對於緩解肌肉緊繃以及消除疲勞有很好的效果！用拇指對著穴位，以整個手掌服貼穴位周圍肌肉的方式來進行，力道不須太強，每次大約30秒即可。

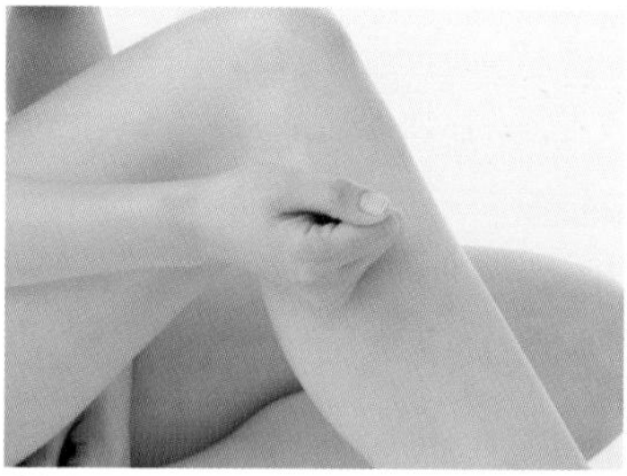

### 敲打

用拳頭或是手刀敲打刺激穴位，可以緩解肩部、背部、腰部等處的緊繃，緩和疼痛一類的症狀也很有效！必須要輕輕地、有節奏地進行敲打。

## 按壓穴位前可以進行
## 足浴・手浴

在身體溫暖的狀態下按壓穴位，更能促進血液循環，也能獲得更好的效果。可以在臉盆裡裝38～42℃左右的熱水，浸泡10～15分鐘，利用足浴、手浴先把身體弄暖，或是事先把用來按壓穴位的手泡熱。

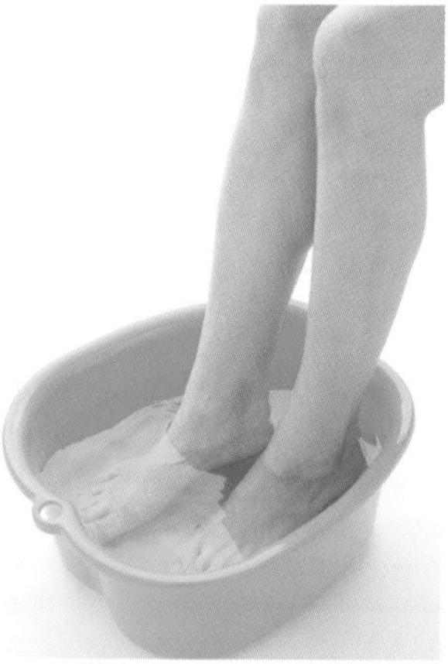

可以活用舒適的浴盆來進行足浴，提高穴位治療的效果

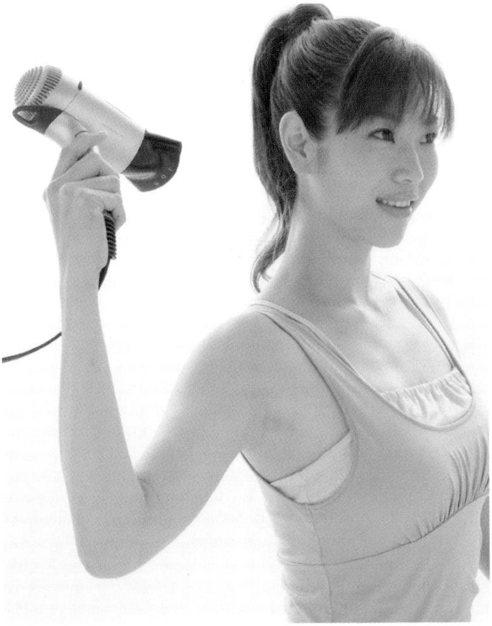

## 用吹風機
# 吹暖穴位

穴位治療的施術方式還有艾灸，但使用吹風機或是暖暖包也能得到與艾灸類似的效果。這樣的溫刺激，對於位在肩膀、頸部、腰部、腹部的穴位，能有效改善經痛等女性特有症狀的穴位，以及改善因虛寒引起的症狀（如腹瀉）等，都特別有幫助！

**注意！**

腰部突然疼痛，或是患部發熱的情況下，發炎的可能性很高，所以首先應該要採取冷卻的措施。穴位刺激必須等到消炎後看情況再施行，若是症狀嚴重或是遲遲不消，先去接受醫師的診斷吧！

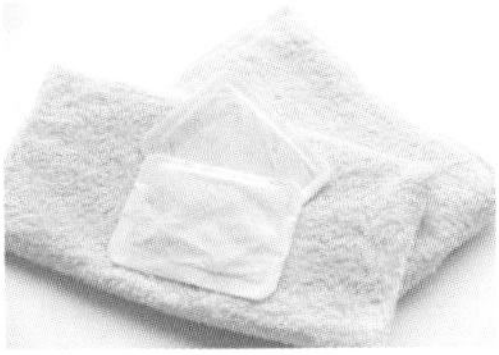

上圖／用吹風機吹暖穴位，三分鐘左右，小心不要燙傷
左圖／使用蒸過的熱毛巾或暖暖包也可以

## 以米粒代替針
# 米粒灸法

與針灸這個施術方式相近的還有「米粒灸法」，也是一般人自己也能施行的穴位刺激方式。做法是在手腳的穴位上，把米粒、小珠子或是搓成圓圓小小的鋁箔紙，用OK繃或是透氣膠帶貼牢。維持半天到一天，就可以讓穴位保持在一直被刺激的狀態。

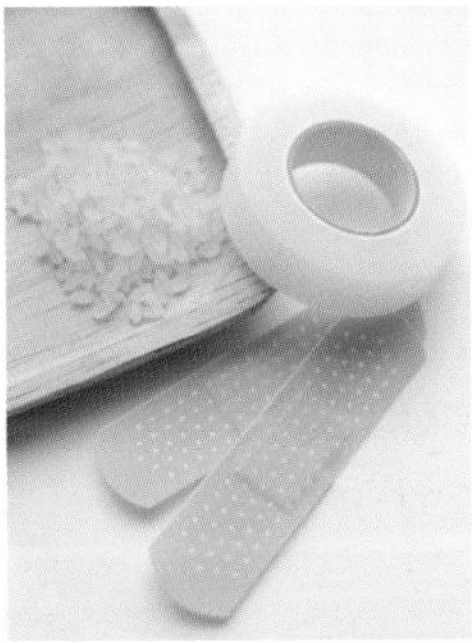

把米粒、小珠子或是搓成圓圓小小的鋁箔紙，用OK繃貼在穴位上。建議可用在手背、手腕、腳背或是指頭上的穴位。

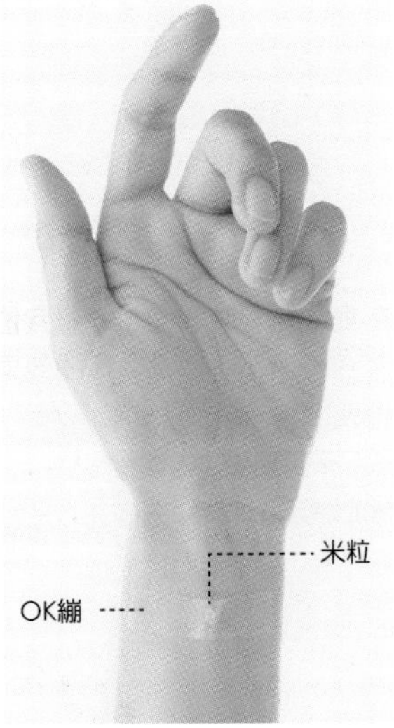

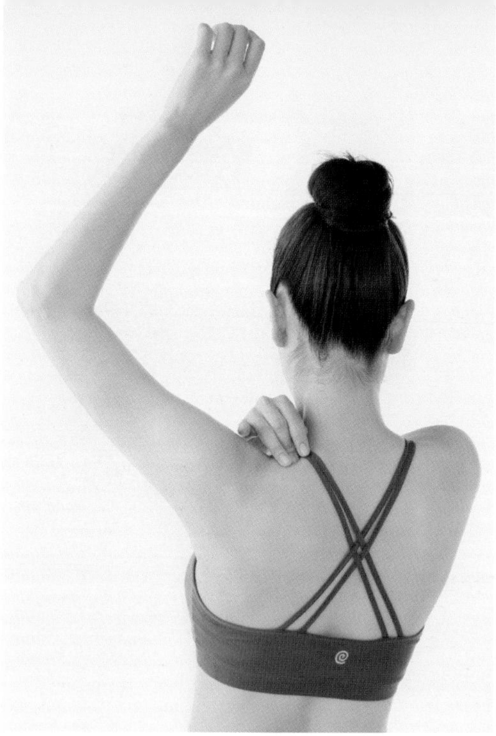

## 邊活動身體邊進行
# 穴位伸展

一邊活動身體一邊按壓穴位，可以舒緩身體的緊繃與僵硬，也能獲得更好的治療效果。按著穴位的同時，一邊讓上肢前屈後仰、轉動手臂、伸展頸部肌肉等，配合呼吸和緩地進行。

例如一手壓著肩膀的穴位，然後慢慢旋轉手臂，次數大概6~8次（和按壓穴位一樣次數）。穴位按壓和簡易運動雙管齊下，會有不錯的效果！

## 隨手可得的東西也OK
# 利用小道具

建議大家也能使用道具來刺激穴位，例如，踩在上面就能刺激腳底穴位的青竹踏等，隨手可得的筆、高爾夫球也能派上用場，或是使用木製的指壓棒這一類市售的穴位壓按小物來輔助。

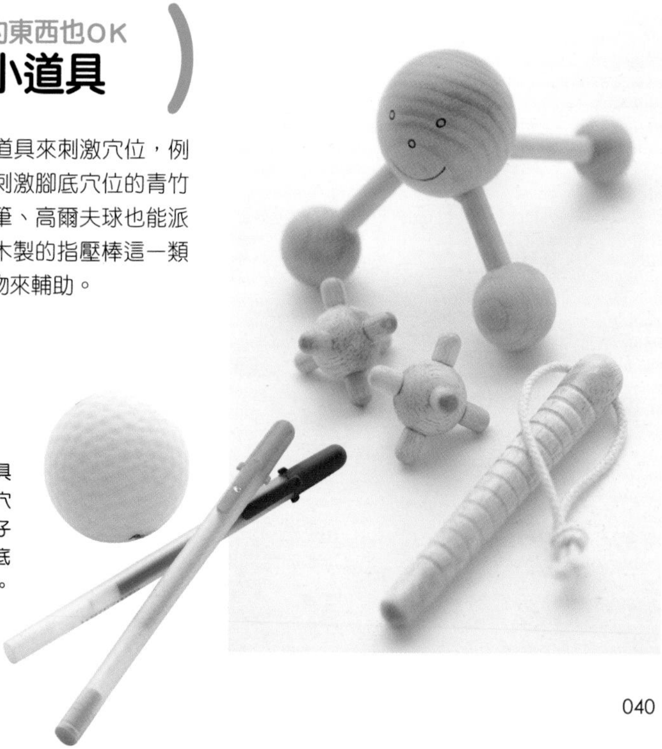

使用市售的穴位按壓道具或是筆桿等，也是刺激穴位的方法。像是坐在椅子上，把高爾夫球踩在腳底下，可刺激腳底的穴位。

# 第3章

〔基本篇〕

# 一定要記起來的10個萬能穴位！

在開始施行穴位按壓時，可以先把這10個穴位記起來，
因為它們很容易找到而且對各種症狀都很有效，
能幫自己確認每天的身體狀況，稱為萬能穴位當之無愧！

Basic

萬能穴位 ①

# 百會

【頭痛、失眠、心情浮躁】

## 促進腦部血流 使身心更加輕鬆

頭頂中央稍微凹陷處，按壓會有輕微痛感的地方就是百會穴。就像它的名稱一樣，是百「氣」（生命能量）匯聚之所，這裡是全身的活力來源。刺激這個地方，能夠調整「氣」的流動，血液循環也會變好，全身的狀態因而獲得改善。因為和腦部有很深的關聯，所以當你頭痛欲裂、頭昏腦脹、心情浮躁或失眠時，都可以按壓這個穴位來緩解！

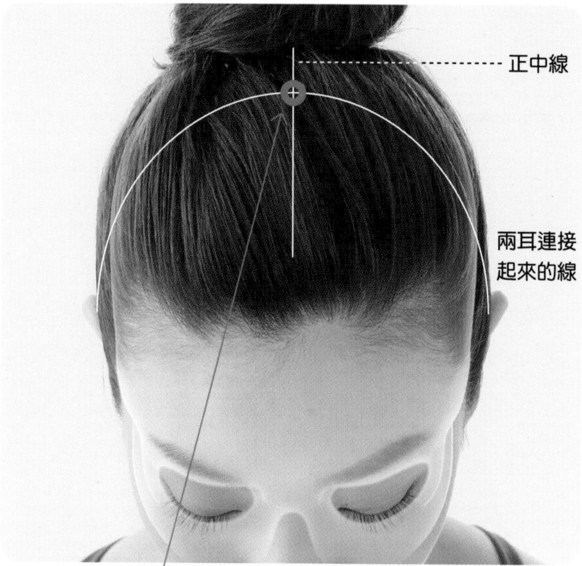


正確穴位 看這裡

連結左右耳上方的線與正中線（縱貫中央將身體分為左右的假想線）的交叉處就是穴位。把拇指置於耳朵上端，往頭頂伸出兩中指，兩指相連的地方。

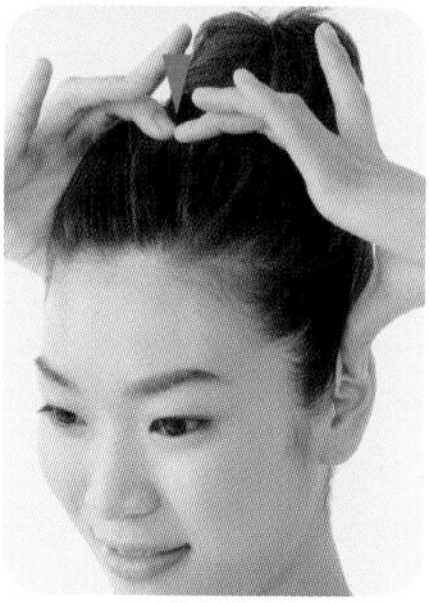

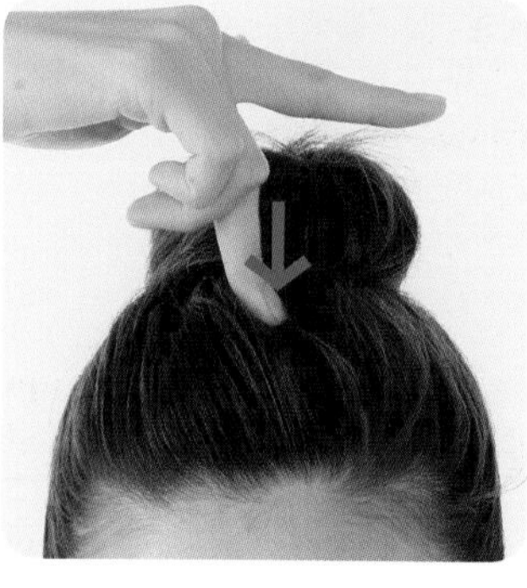

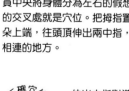

正確穴位 按這裡

伸出中指對準穴位，一邊吐氣一邊緩緩按壓，吸氣的同時也要漸漸收回力道。

重點：6～8次，按壓力道是要讓自己有痠麻感的程度，以指尖輕輕敲擊也可以！

萬能穴位②

# 天柱

【疲勞、頸部痠痛、鎮定焦躁】

## 對於頸部以上的所有症狀都有效

所謂天柱意思是指，支撐鎖骨以上「天」的「柱子」，位在後腦杓的下方，是非常重要的一個穴位。頭與脖子的分界有一凹陷處，凹陷處的左右外側佈有兩條粗的肌肉（斜方筋），天柱穴便是位在這兩條肌肉上。

對於頭、耳、鼻、脖子以上的所有症狀幾乎都有效！不僅是可緩和頭部、頸部痠痛等這樣的肉體疲勞痠痛，還能鎮定焦躁、消除腦部疲勞，改善注意力低下等。

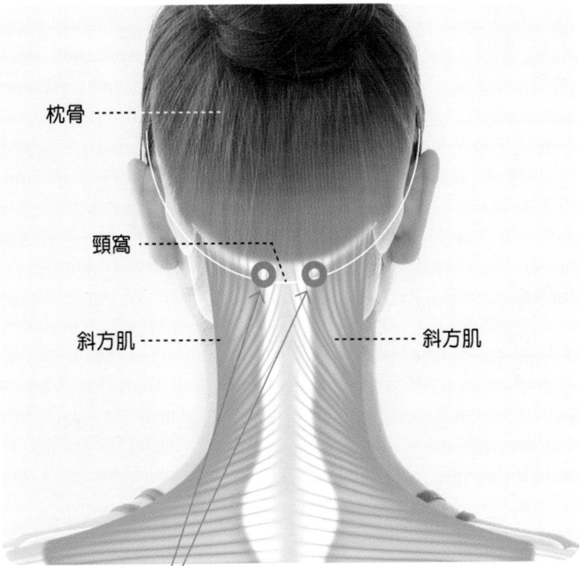


正確穴位 看這裡

枕骨下緣（髮際處）的正中央，有個名叫頸窩的凹陷處，在兩條粗肌肉（斜方肌）上端的左右兩邊即為天柱穴。

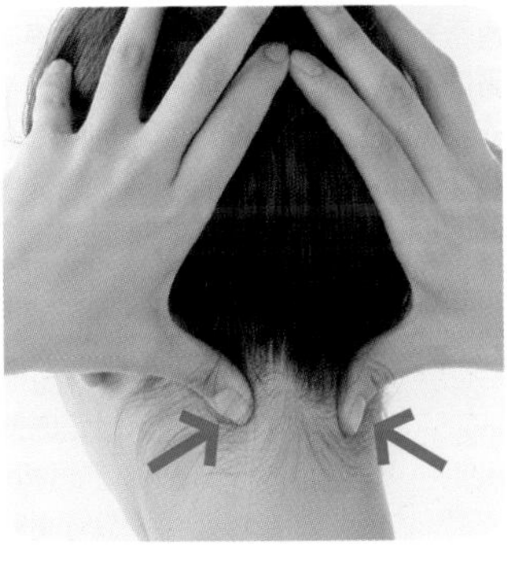

正確穴位 按這裡

兩手撐著頭部，兩拇指指腹對準穴位，吐氣時緩緩按壓，吸氣時再緩緩收力。

重點：左右各6～8次。或是單手手肘拄在桌上，撐著頭部，利用頭的重量來按壓也OK！

萬能穴位
③

# 肩井

【肩頸痠痛、眼睛疲勞】

## 肩膀痠痛時，無意中會去按壓的實用穴位

把肩膀前端到與脖子的連接處想像成是山的稜線，在這條稜線上的中央就是肩井穴所在位置。肩井的「井」是指井口，有「湧出」的涵義，也就是說，肩膀上的肩井，是湧出全身活力能量的穴位。有很多人在肩膀痠痛時，會下意識地按壓這個地方，這樣的代表性穴位，對於眼睛疲勞、頭痛等與肩膀痠痛有密切關係的各種不適症狀都適用。

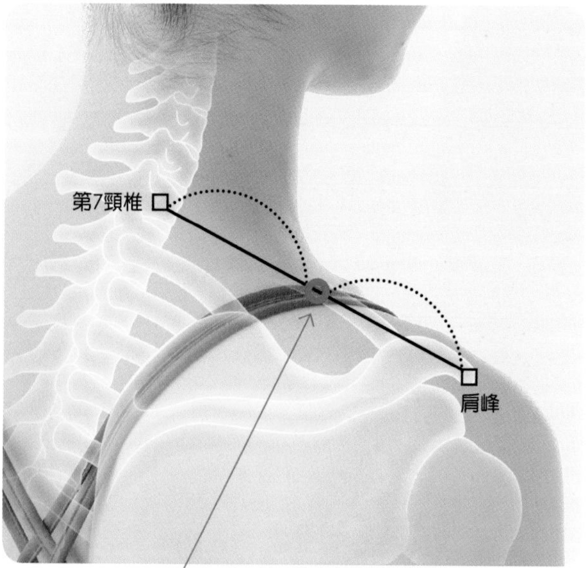


正確穴位 看這裡

肩膀前端（肩峰），與低頭會凸出來的骨頭（第7頸椎）所連結起來的稜線的中央。也可以想成，從乳頭往正上方延伸時，與肩膀稜線交會的位置。

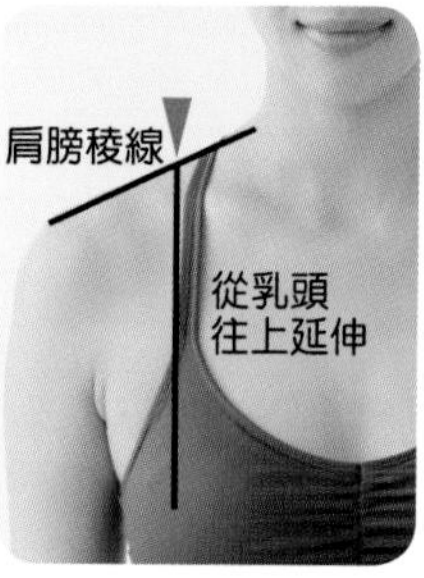


正確穴位 按這裡

使用和穴位相反方向的手的中指對準穴位，吐氣時緩慢按壓，吸氣時收力。

重點：先從比較僵硬的那邊開始，做完再換另一邊，左右各**6～8**次。

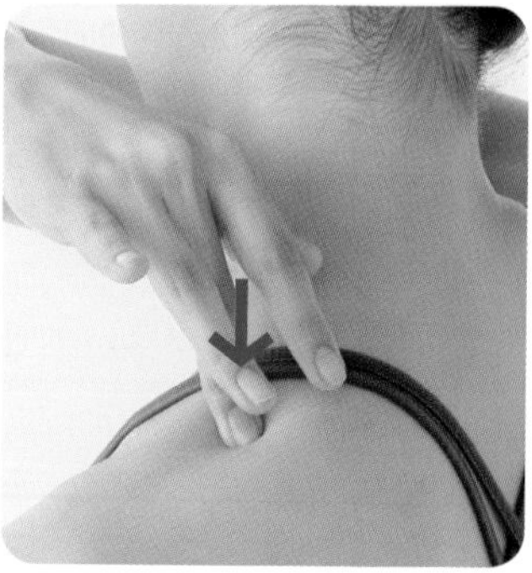

萬能穴位④

# 中脘

【胃痛、腹痛、調節自律神經】

## 有效整頓自律神經 迅速恢復胃腸元氣

穴位位於胃的正上方。

中脘穴的所在之處被認為是「氣」（生命能量）的匯集場所，而這些是會流過胃、胰臟等消化系統的氣，所以胃腸不好或是消化能力較差的人，在按壓中脘穴時就容易出現壓痛反應，按壓會感到疼痛。治療胃腸的中脘穴，不僅可以透過活用它來改善腹痛或是胃部不適感，還可以用來調節自律神經的平衡，對於因壓力而引起的胃痛也有療效。

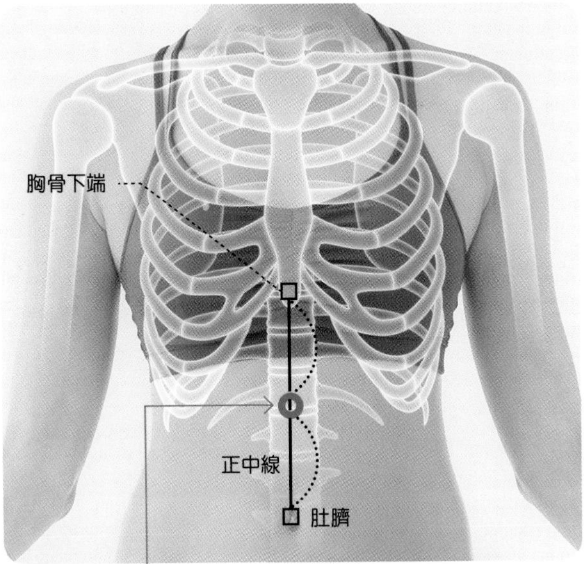


正確穴位 看這裡

穴位位在腹部正中線上，胸骨的下端與肚臍的中間，從肚臍開始往上四指幅的位置。

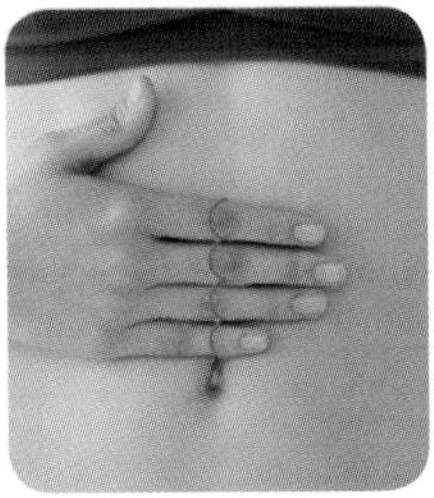

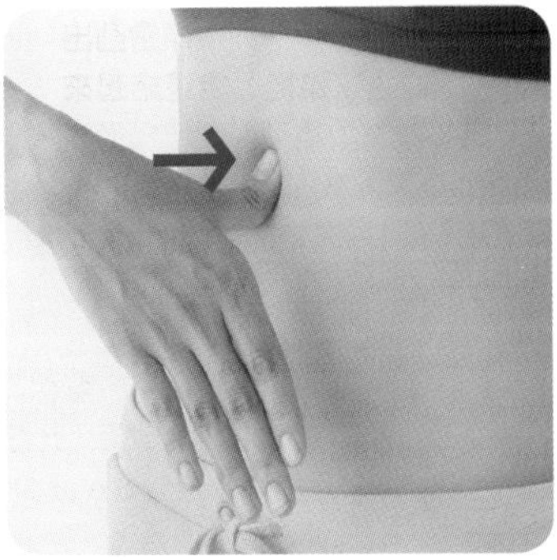

正確穴位 按這裡

以拇指指腹對準穴位，吐氣時按壓，吸氣時慢慢收力。

重點：6～8次。不好施力的話，先一手對準穴位，再用另一隻手的手指疊在上面進行按壓。

萬能穴位 ⑤

# 合谷

【發燒、喉嚨痛】

## 位在容易按壓的地方 對於各種疼痛都有療效

看看自己的手背，在拇指與食指的中間，有一個像是蹼的地方（指蹼韌帶），即為合谷穴位置。合谷穴名稱由來是因為這個地方看起來像山谷，且全身的能量會從這個谷口湧出。按壓合谷穴能夠處理的症狀很多，對於脖子以上的症狀像是眼鼻齒的疼痛、喉嚨腫脹疼痛、發燒或是緩解痘痘等等，都有功效。它的位置一定要記起來，隨時都能按壓一下！

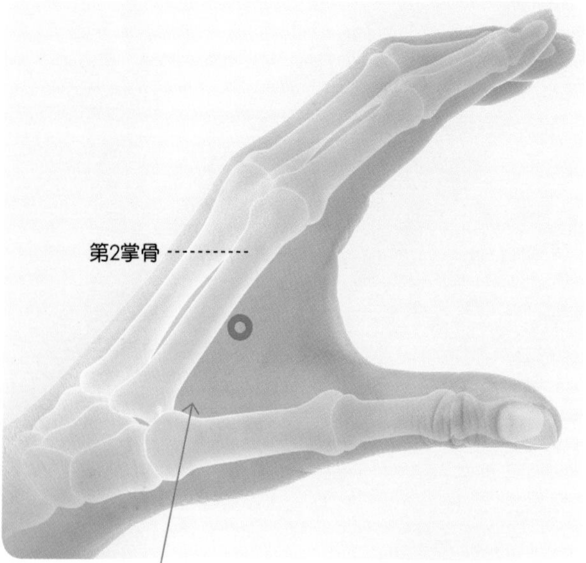


正確穴位 看這裡

穴位位在手背，拇指與食指之間，食指骨頭（第2掌骨）的邊緣，沿著食指骨頭往下推會比較好找。

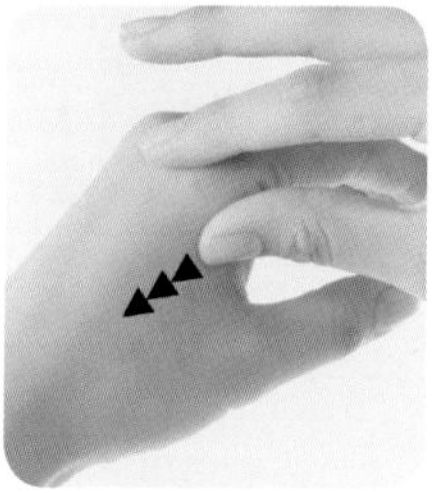

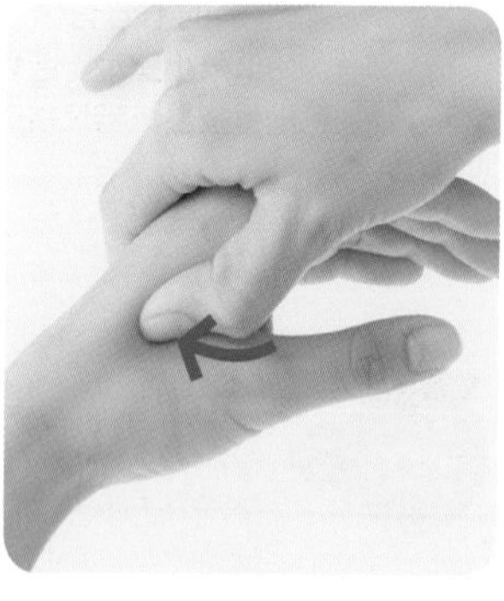

正確穴位 按這裡

一隻手抓著另一隻手的手背，用拇指對準穴位朝著食指骨頭按壓，搭配自然呼吸。

重點：左右各6～8次。以拇指指尖去壓食指骨頭的邊緣。有一點痛感的刺激才有效果。

萬能穴位⑥

# 足三里

【消除疲勞、促進血液循環】

## 緩和腳部疲勞 調整內臟狀況

足三里是消除疲勞的代表性穴位。是屬於和與胃相連，控制營養消化與吸收的經絡「胃經」的穴位之一。如果因疲勞而食欲不振時，就可以刺激這個穴位來增進食欲，在攝取食物的營養上也可以更全面。而除了消除疲勞外，同時有促進血液循環、改善虛寒及疼痛的效果，對於管理身體及預防疾病有很大的幫助，建議平時可以多刺激這個穴位，讓身體更健康。

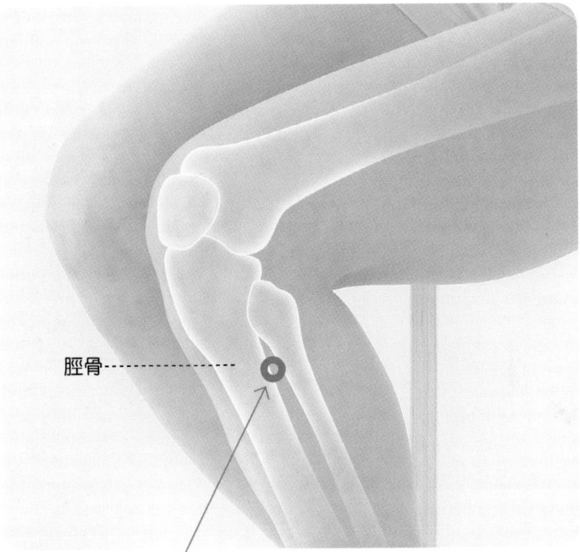


正確穴位 看這裡

在膝蓋骨外側下端的下方有個凹陷處，從這裡開始沿著小腿骨（脛骨）往下四指幅的附近按壓，若有痠麻感的地方就是穴位所在。

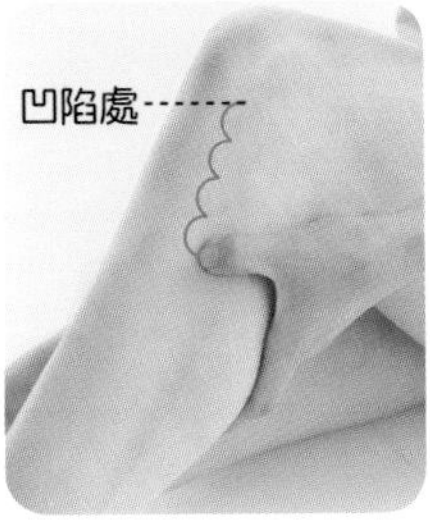


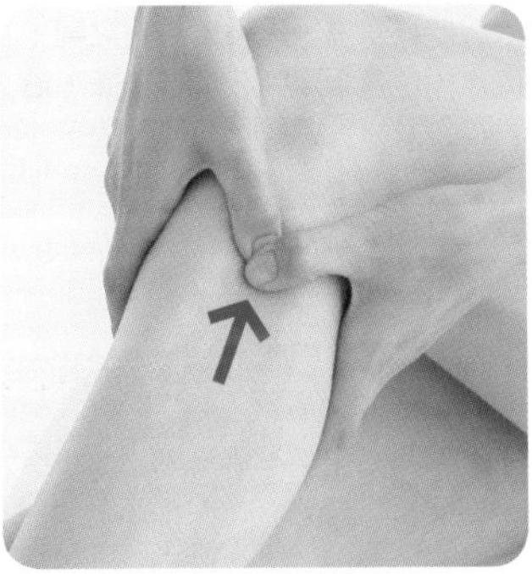

正確穴位 按這裡

兩手拇指對準穴位，吐氣時慢慢地按壓，吸氣時再收力。

重點：左右各6～8次，宛如往膝蓋方向、向上拉提的感覺，以較強的力道按壓會比較舒服，效果也會更好。

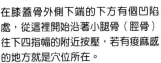

萬能穴位 ⑦

# 三陰交

【舒緩婦科症狀、腸胃虛寒、腰痛】

## 調整荷爾蒙的平衡
## 消除女性特有的不適症狀

三陰交穴位在從內側腳踝往膝蓋的方向約莫四指幅的位置。這裡是「肝經」、「脾經」（參考P84）、「腎經」（參考P154）三條經絡交會的場所，故有此命名。因為可以促進血液循環及調整荷爾蒙的平衡，運用的範圍也相當廣泛，從生理不順等各種婦科症狀、或是虛寒導致的胃腸問題、更年期伴隨而來的上火以及腰痛症狀，都能發揮出色的舒緩效果。

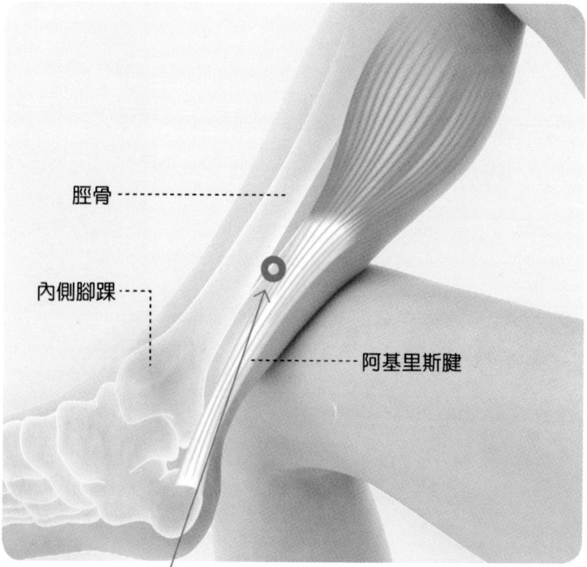


正確穴位 看 這裡

從內側腳踝開始，往膝蓋方向約四指幅的位置，小腿骨（脛骨）後側的邊緣就是穴位。

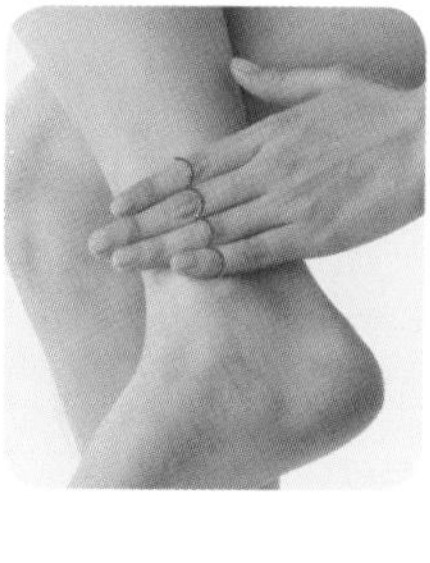

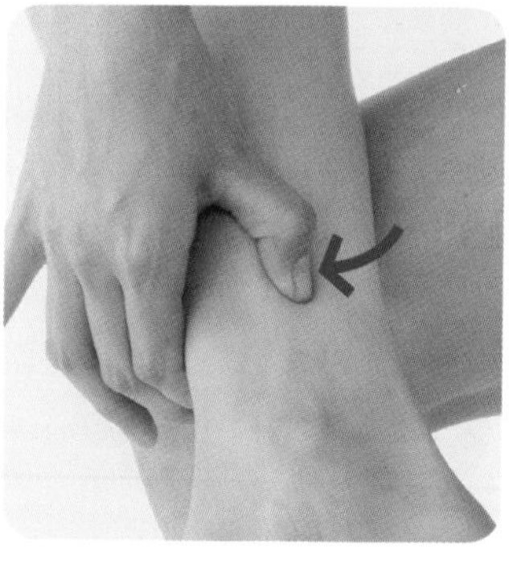

正確穴位 按 這裡

抓著腳踝，以拇指對準穴位，吐氣時慢慢按壓，吸氣時收力。

重點：左右各**6**～**8**次。採用像是要把拇指壓入小腿骨後側深處的感覺來按壓。

萬能穴位⑧

# 曲泉

【腹瀉、生理痛】

## 可讓肝臟進行排毒的穴位 也能運用在美容上

膝關節內側上，彎曲膝蓋時會出現橫向皺褶，曲泉穴就在皺褶的前端。「曲」指的是膝關節彎曲處，「泉」顧名思義就是泉、水源，也就是做為全身活力來源的「氣」噴湧而出。曲泉穴與肝臟有著密切關連，對水分、血液等體液有關的症狀，能夠發揮極佳緩解的效果。所以腹瀉、生理痛等與生理期相關的症狀都有療效，甚至能達到活絡血液循環的功效。活用在美肌上的效果也非常顯著。

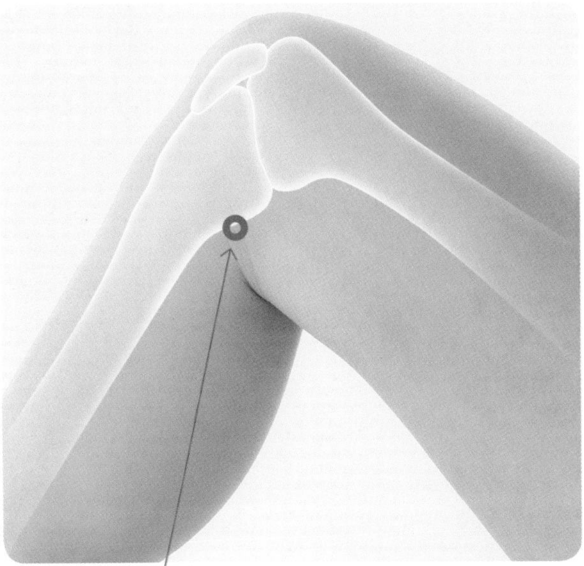

正確穴位 看這裡

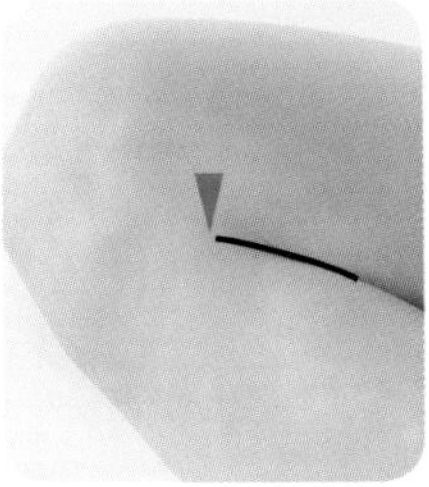

膝蓋內側肌腱的較深處有一凹陷處，屈起膝蓋時出現的橫向皺褶前端便是穴位所在位置。

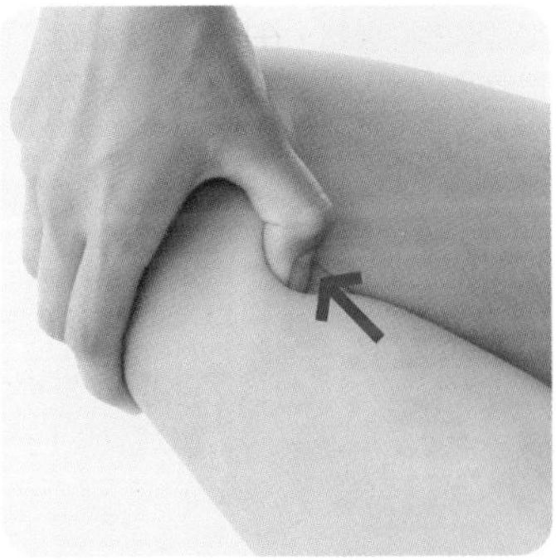

正確穴位 按這裡

彎起一隻腳坐著，拇指對準穴位，吐氣時慢慢按壓，吸氣時再收力。

重點：左右各**6**～**8**次。因為這裡比較容易有痛感，請用自己感到舒服的力道來揉壓，使其放鬆。

萬能穴位 ⑨

# 湧泉

【水腫、失眠、生理痛】

## 腳底有第二心臟之稱 可以產出活力與元氣

這個穴位會湧出人類與生俱來的生命能量，所以有「湧泉」之稱。應用的範圍很廣，除了可以促進新陳代謝、調理身心，恢復並增強體力，另外，像是高血壓、虛寒、上火、水腫、失眠、生理痛、腎臟疾病等皆有效。而且按壓此穴可以幫助消除疲勞，或是抑制高昂的情緒，讓我們每天都能充滿元氣。

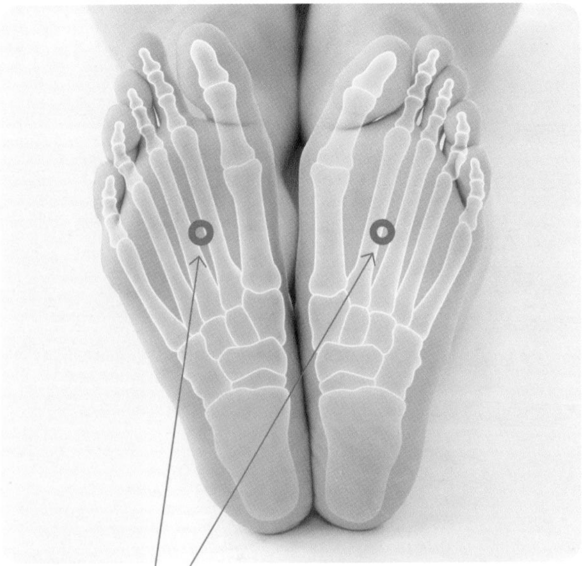

正確穴位 看這裡

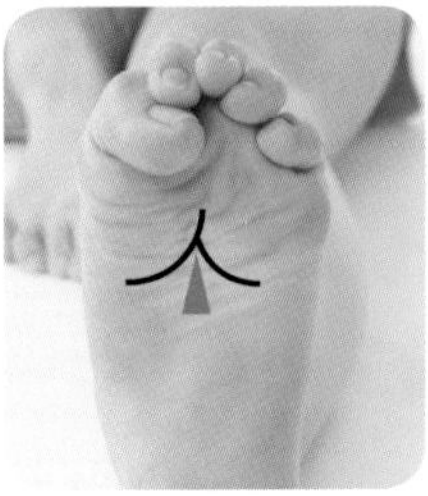


腳趾彎曲向腳底中央靠攏，鼓起的地方會呈現「人」字型，「人」字交會的凹陷處就是湧泉穴。

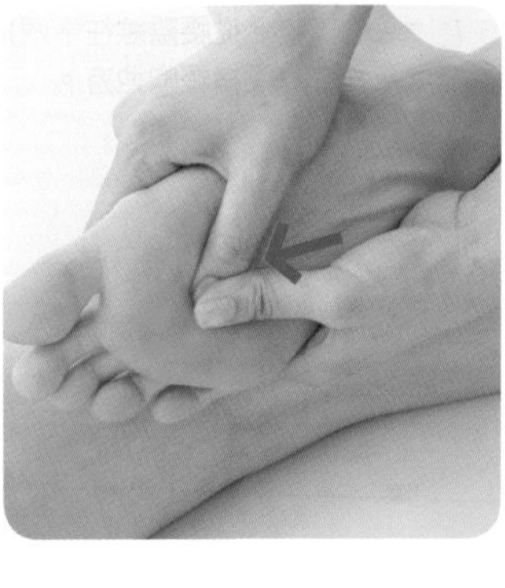

正確穴位 按這裡

兩手拇指交疊對準穴位，吐氣時按壓，吸氣時收力

重點：往腳趾的方向推、揉壓穴位周圍會更有效果。左右各6～8次。

萬能穴位⑩

# 腎俞

【水腫、慢性腰痛】

## 有效提高腎臟功能 改善水腫與腰痛

這個穴位自古以來是用來提高腎功能以及改善慢性腰痛的。「腎」是腎臟，「俞」是凹陷的意思。所以顧名思義，按壓這個穴道，就能有效提高腎臟功能（參考P28）。以中醫的觀點來說，「腎」掌控了成長、老化、生殖、荷爾蒙分泌等機能，如果能強化「腎」功能，就能提高生命力，達到永保青春的目的。而且「腎」還負責體內水分代謝工作，所以對於消除水腫也有一定的效果！

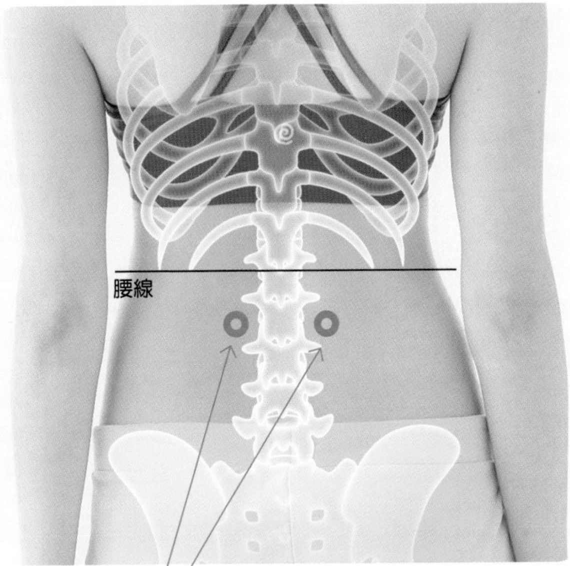


正確穴位 看這裡

位在腰部的穴位。從腰際線往下兩指幅，脊椎中心左右各兩指幅的地方。

正確穴位 按這裡

兩手插腰，將兩手拇指對準左右穴位，吐氣時施力按壓，吸氣時漸漸收力。

重點：左右各6～8次。以身體最舒適的力道朝身體中心按壓，稍微用力一點也沒關係。

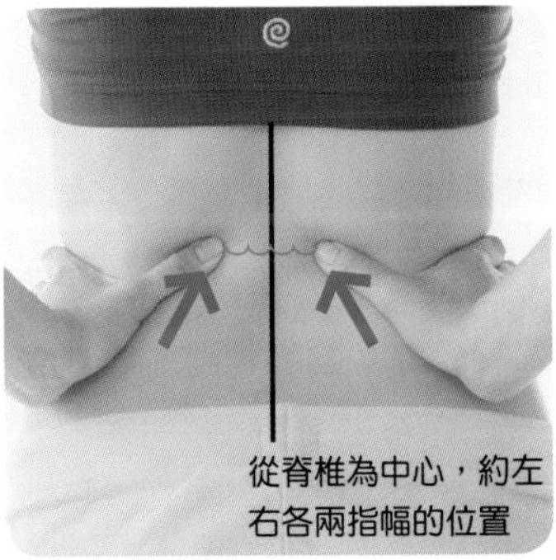

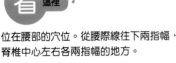

# 「六臟六腑」與經絡

為了能夠維持中醫學所說的「六臟六腑」（參考P28）的正常運作，生命能量是不可或缺的。人類生存必要的生命能量，中醫學以「氣」來表示，而讓氣流動的路徑則稱為「經絡」，身體上的穴位幾乎都排列在經絡上。經絡全部共有14條，其中12條經絡與六臟六腑相關連，例如「肝」的經絡叫做「肝經」，這12條經絡各自扮演著重要的角色。剩下兩條未與六臟六腑對應的經絡也很重要，它們貫通身體的正面與背後中心，並調整12條經絡的相互關係。

例如，六臟中的「肝」與「生氣」的情緒切身相關，當「肝」與「肝經」的功能衰弱時，人就會變得易怒。這時，想要鎮定怒氣與焦躁的話，就可以刺激位於肝經上的穴位。許多病症都可以像這樣來活用穴位治療。

下面為對應六臟六腑的經絡，各自的作用與特徵於之後有更詳細的說明。

## （環繞全身的12條經絡）

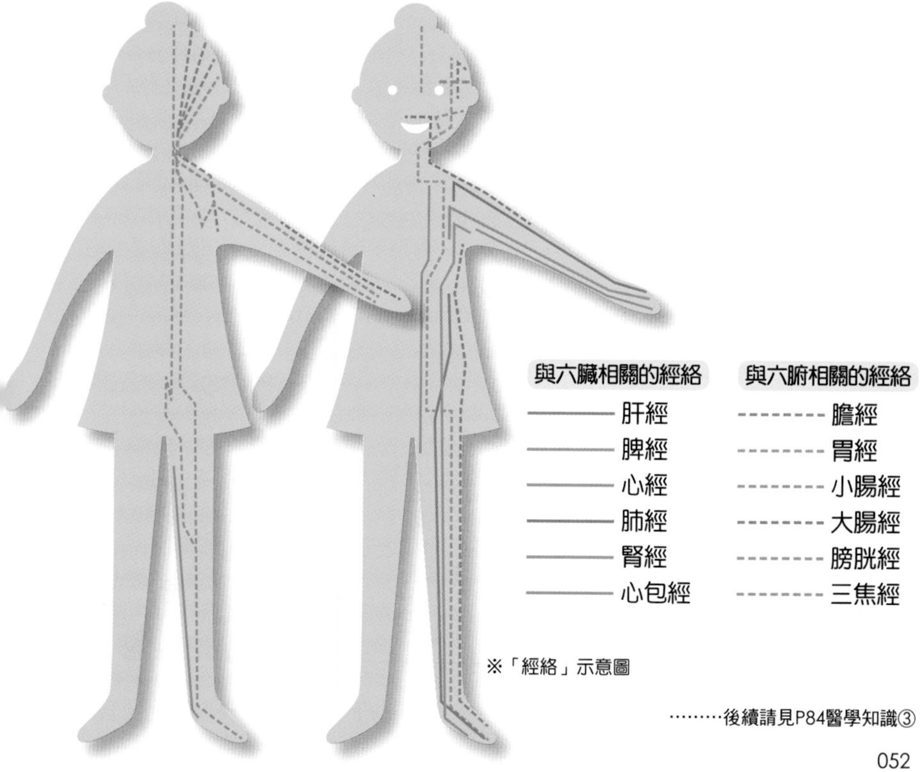


※「經絡」示意圖

………後續請見P84醫學知識③

# 第4章

〔日常篇〕

## 消除累積一天的疲憊感！
## 可以擊退疲勞的好用穴位

如果放任身體各處的痠痛及疲勞不斷累積，久而久之就會形成疼痛與疾病。所以要趁著這些壞東西還沒有囤積前，盡早開始進行穴位按壓來保健身體。

Daily

# 頭部

## 改善頭部的血液循環
## 就能讓腦袋恢復精神

造成頭部疲勞的原因，常常是因為用腦過度，導致流到腦部的血液循環不佳所致。可以改善血液循環的穴位，就是「氣」的匯集之處—「百會穴」。按壓百會穴，可以調控大腦興奮、安定等等精神狀態，對於提高專注力也有一定的效果。

「頭維穴」位在傳達痛感的神經附近，是另外一個能改善腦部血流的穴位，所以按壓這裡對於眼睛的疲勞，或是過度使用耳機所帶來的腦部疲勞特別有效。

提神醒腦、提高專注力

## 百會

【頭痛、失眠、心情浮躁】

萬能穴位

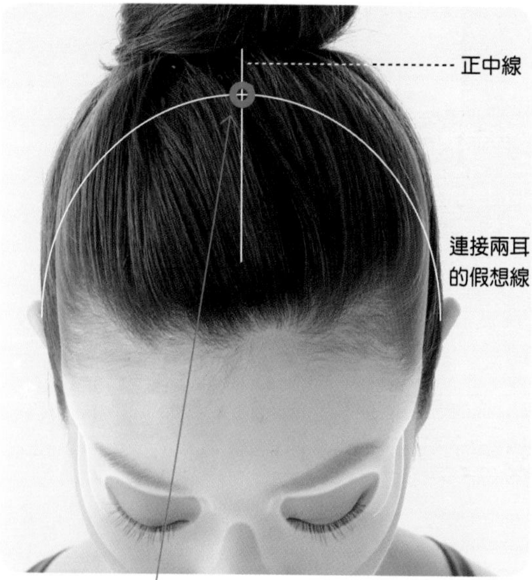


正確穴位 看這裡

連結左右耳上方的線，與正中線（縱貫中央將身體分為左右的假想線）的交會處就是穴位所在。雙手拇指置於耳朵上端，往頭頂伸出中指，兩指接觸的地方即百會穴。

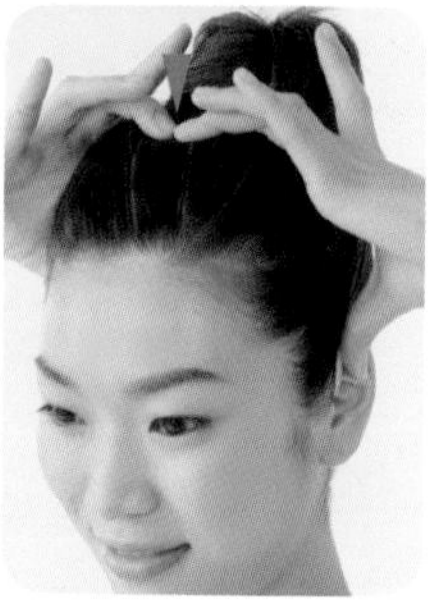

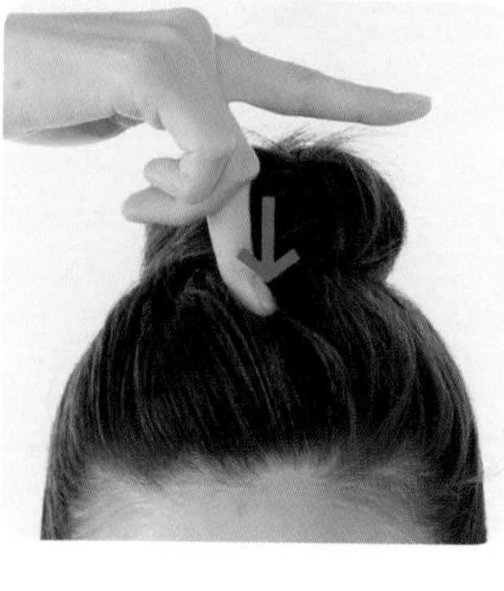

正確穴位 按這裡

伸出中指對準穴位，一邊吐氣一邊緩緩按壓，吸氣的同時漸漸收力。

重點：6～8次，按壓的力道程度必須是要讓自己有痠麻感，也可以用指尖輕輕敲擊！

過度使用眼睛及耳朵所導致的腦部疲勞

# 頭維

【調整頭部血液循環】

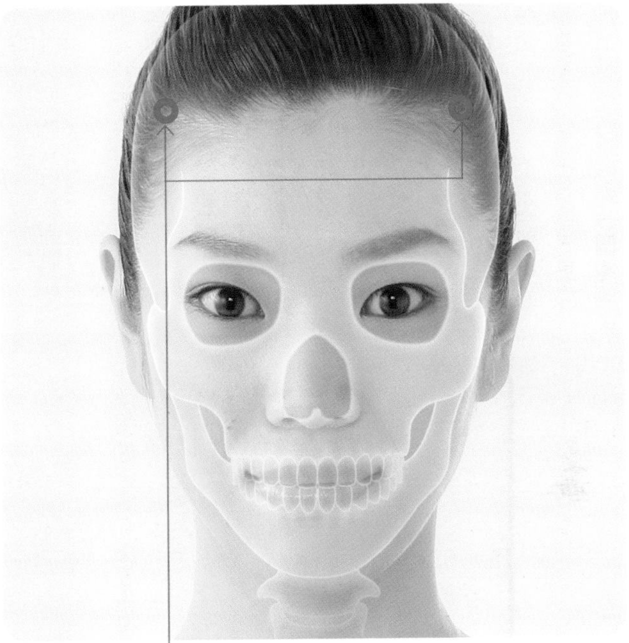

正確穴位 看這裡

分別位於額頭的左右兩端，從眼尾往上直到髮際，然後再往上大約半拇指指幅的地方。

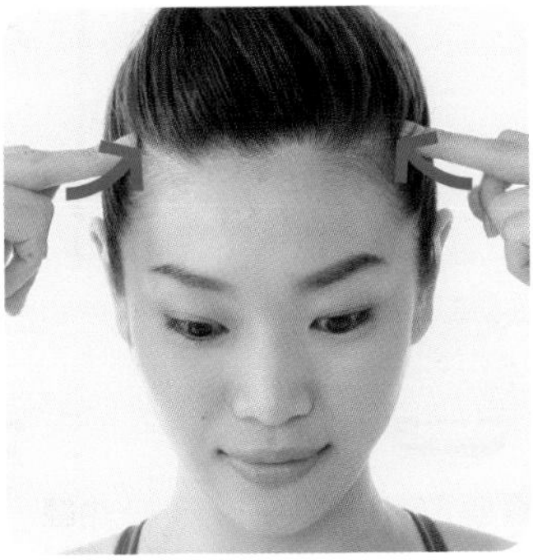

正確穴位 按這裡

兩手中指對準左右穴位，配合自然呼吸，以往上拉提的方式來按壓

重點：左右各**6**～**8**次。力道可以強一點，以自己覺得最舒適的力道來按壓。

Column

## 下午三點時吃些點心，幫腦袋補充能量

如果覺得頭腦累了，建議補充一點做為大腦能量來源的葡萄糖。可以食用像是葡萄之類的水果，或是添加蜂蜜的飲品，若和維他命B1及維他命C一起補充的話，能更快從疲勞中恢復精神。

容易疲勞部位

# 眼睛

## 眼睛使用過度 會導致短暫的視力下降

整天坐在電腦前工作，通勤移動時也盯著手機螢幕，回到家後又繼續看電視……，一直持續這樣生活的人，無形中也在強迫自己的眼睛不斷加班。按壓「魚腰穴」，能立即改善因眼睛疲勞，而導致暫時近視的假性近視狀態，而且對於眼睛視線模糊也很有效！另外「玉枕穴」能放鬆眼睛周圍緊繃的肌肉，促進血液循環，達到消除疲勞的效果。

緩解假性近視、視線模糊，或是預防老花

## 魚腰

【用眼過度、眼睛紅腫】

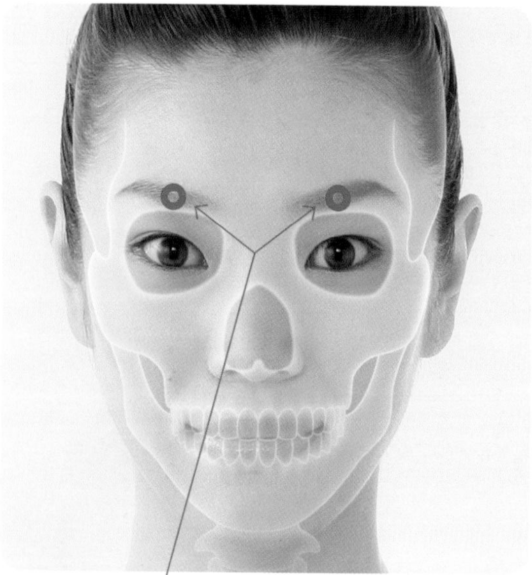

正確穴位 看這裡

目視正前方，穴位在黑眼珠的上面、眉毛的正上方。

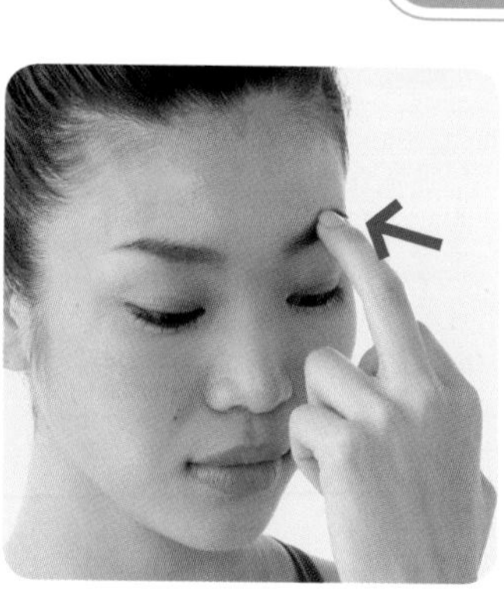

正確穴位 按這裡

用和穴位同一邊的中指指尖對準穴位，一邊吐氣一邊按壓，吸氣時慢慢收力。

重點：左右各**6～8**次。因為眼周的皮膚比較脆弱，要放輕力道，以身體能感到舒服的力道按壓。

# 去除堆積在脖子以上的老廢物質

# 玉枕

【頭痛、眼睛痛、近視】

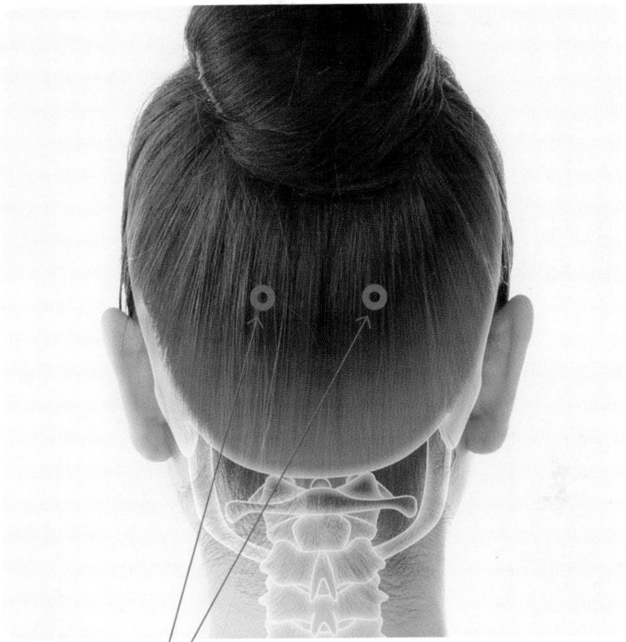



在後腦杓最突出的部分，從中心往左右各兩指幅的位置就是穴位。



兩手中指對準左右兩邊的穴位，搭配自然的呼吸，往頭的中心進行按壓。

重點：左右各**6**～**8**次。用身體感到舒服的力道，大力一點也沒關係。

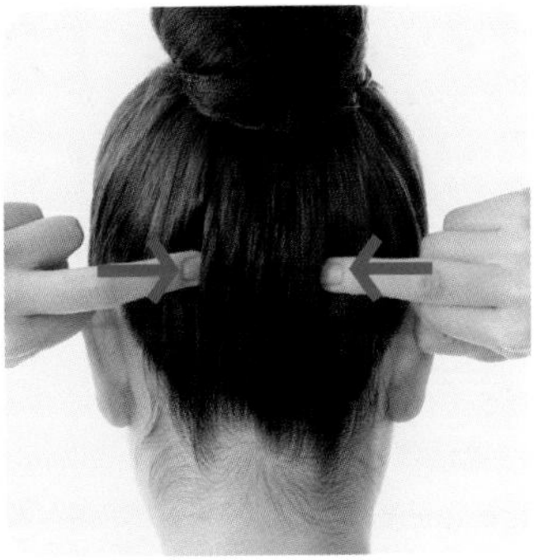

Column

## 利用熱毛巾和綠黃色蔬菜照顧疲勞的雙眼

眼睛蓋上熱毛巾後暫時熱敷一下，可以讓眼周的血液循環變好，消除眼睛疲勞。除了攝取維他命A與花青素，平常可以多吃綠黃色蔬菜、肝臟、起士、藍莓、黑芝麻，這些都是對眼睛有益的營養食物。

容易疲勞部位

# 肩部

## 造成疼痛的主要原因是肌肉緊繃和疲勞

長時間維持同樣的姿勢，只使用同一部位的肌肉，就會導致肩膀肌肉疲勞而出現僵硬的現象。「肩井穴」的下方有一條粗血管通過，按壓此穴可以促進血液循環，讓血液帶走乳酸之類的疲勞物質，同時提供富含營養成分的新鮮血液，達到改善肩膀僵硬的效果。「曲池穴」則能有效應對過度使用電腦時造成的肩膀僵硬。記得平常多刺激肩井穴、曲池穴這兩個穴位哦！

刺激肩膀最僵硬的地方

## 肩井

【肩頸痠痛、眼睛疲勞】

萬能穴位

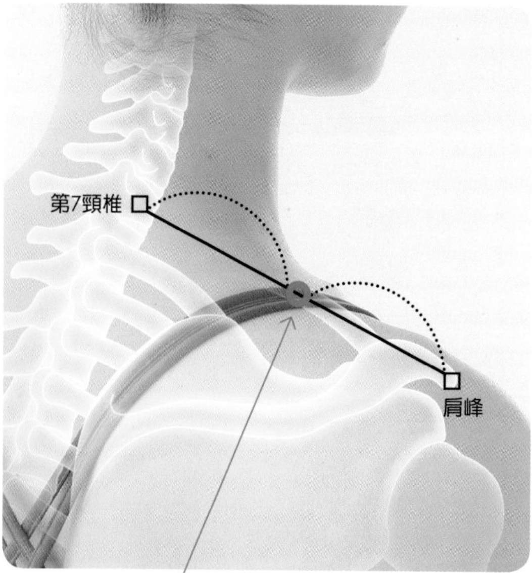


正確穴位 看這裡

將肩膀前端（肩峰）與低頭時會凸出來的骨頭（第7頸椎）連結起來，穴位就在稜線的中央。另外一個方法是，尋找從乳頭往正上方延伸的線與肩膀稜線交會的位置。

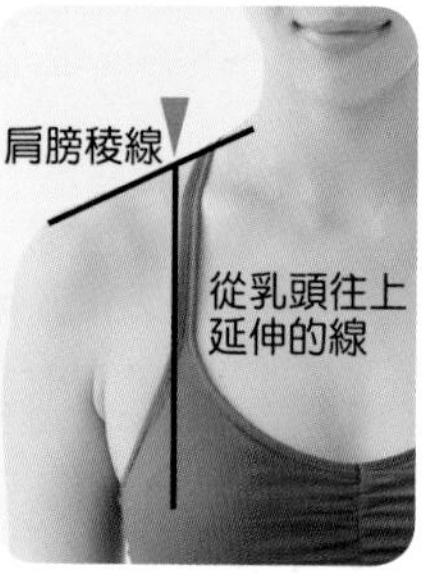


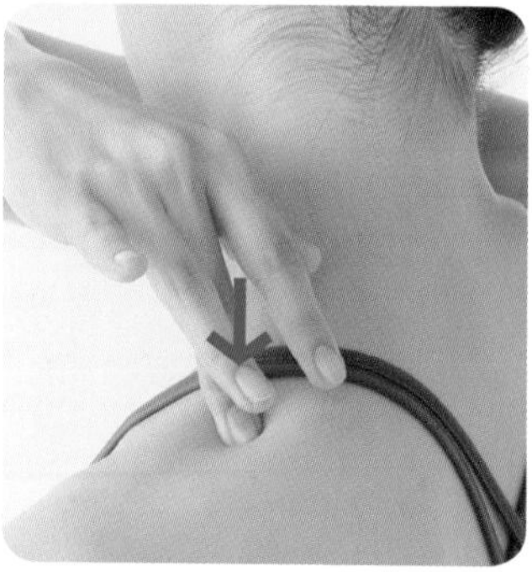

正確穴位 按這裡

用和穴位不同邊那手的中指對準穴位，吐氣時緩慢按壓，吸氣時收力。

重點：先從比較僵硬的那一邊開始，做完再換另一邊，左右各**6**～**8**次。

# 曲池

促進血液循環，消除手臂與肩膀肌肉的疲勞

【關節疼痛、血壓高】

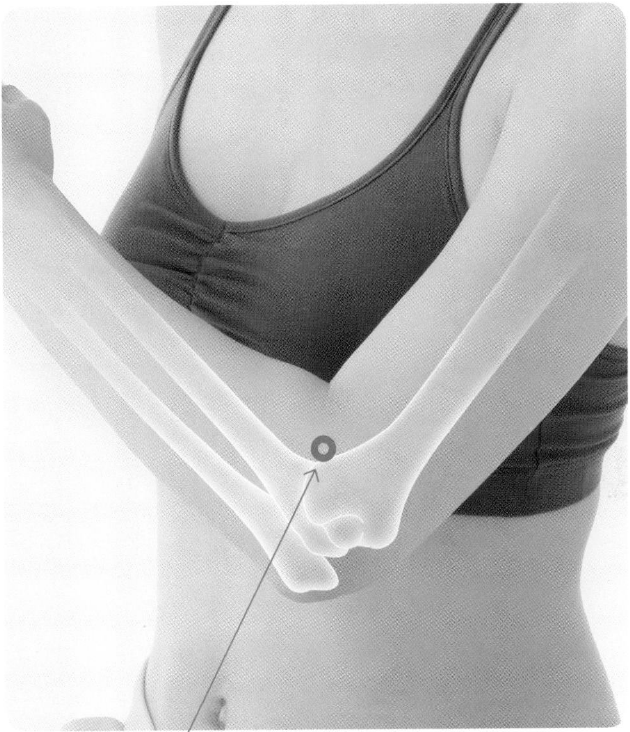

正確穴位 看這裡

彎曲手臂時，靠近拇指那一側的手肘會出現一條皺褶，穴位就在皺褶上、關節外側的邊緣。

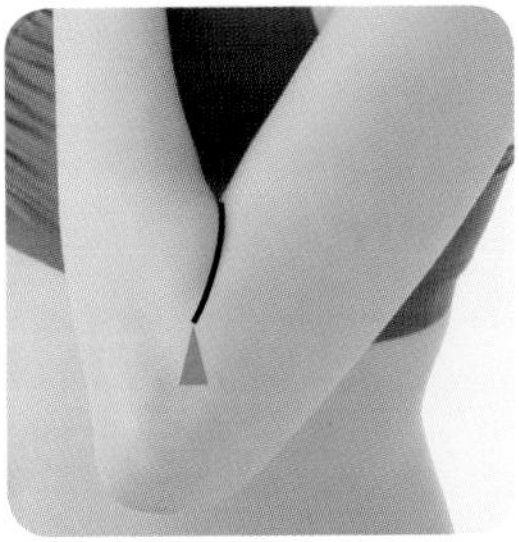

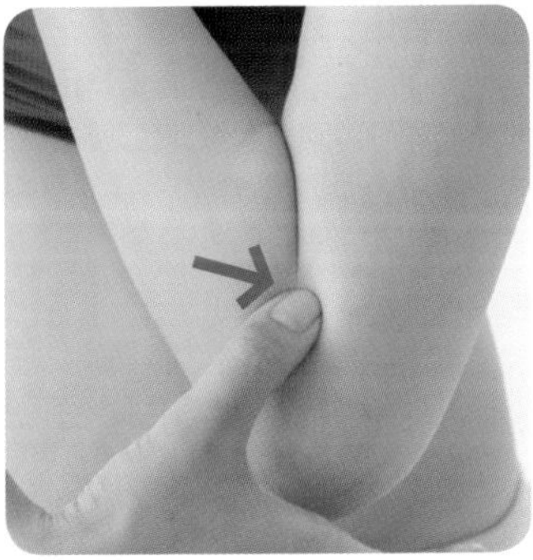

正確穴位 按這裡

用和穴位不同邊的手，抓著手肘，用拇指對準穴位，一邊吐氣一邊按壓，吸氣時再收力。

重點：先從比較僵硬的那一邊開始，做完再換另一邊，左右各**6**～**8**次。

容易疲勞部位

# 頸部

## 頸部僵硬壓迫到血管導致血液循環變差

肌肉長期緊繃和過度疲勞，就容易造成頸部僵硬，不僅會感到疲倦、隱隱作痛，也是造成頭痛的原因之一。在脖子的後側靠近後腦杓的部位，有一條叫做椎骨動脈的血管經過，它是供給腦部血液的重要血管。當頸部僵硬而壓迫到這條血管時，會造成流往頭、腦、臉部的血液循環變差。刺激「風池穴」可以舒緩頸部肌肉的緊繃、消除疲勞，促進血液循環。

## 舒緩頸部肌肉的緊繃，改善通往腦部的血液循環

### 風池

【感冒、肩頸僵硬、頭痛】

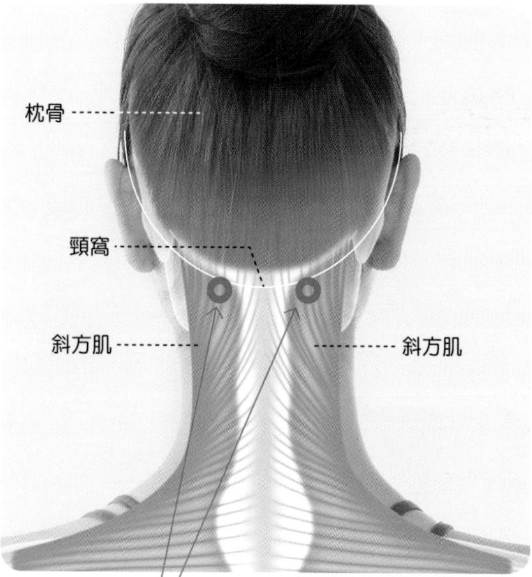


正確穴位看這裡

枕骨下端（髮際處附近）的正中央，有個叫做「頸窩」的凹陷處，以這裡為基準各往左右約兩指幅的地方就是穴位。也是位於兩條粗肌肉（斜方肌）的上端。

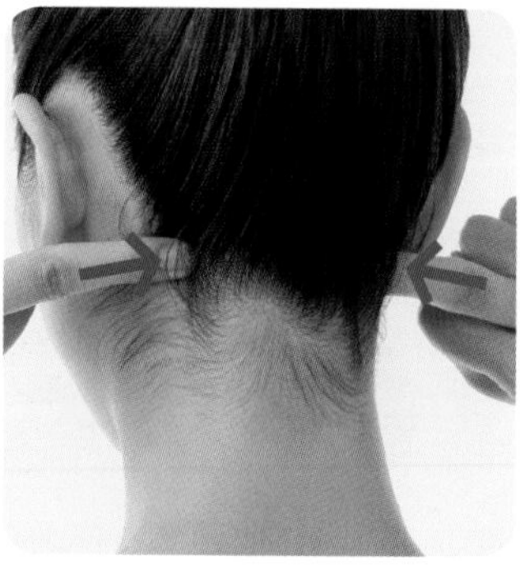

正確穴位按這裡

兩手中指對準左右穴位，往頭部中心按壓，搭配自然的呼吸進行。

重點：左右各**6～8**次。也可以用拇指按著穴位，然後頭部後仰，利用頭部重量來進行按壓！

容易疲勞部位

# 背部

## 胃腸機能變弱也會導致背部僵硬

背部會僵硬，主要是因為長時間的姿勢不良或虛寒等導致。而且背部是最容易反映內臟異狀的地方，當胃腸等消化系統機能衰弱時，肩膀和背部就會感到痠痛。

「天宗穴」位在肩胛骨的中央，按壓這個穴位時，能夠舒緩背部肌肉的緊繃，促進血液和淋巴的流動，讓腸胃運作更加順暢，就能改善消化不良的現象，如此一來，背部痠痛的症狀也就能隨之改善。

促進血液循環，舒緩緊繃的背部肌肉

## 天宗

【肩胛痠痛、手臂無法高舉】

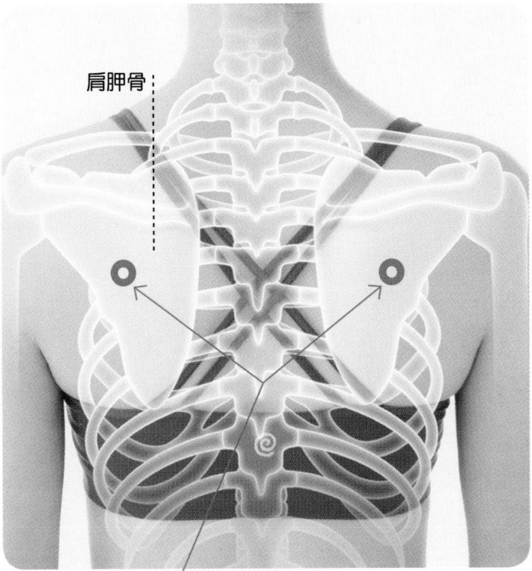


正確穴位 看 這裡

穴位大約位在肩胛骨的中央，以手指按壓時若正確按到穴位，小拇指那側的上臂會有痠麻的痛感。

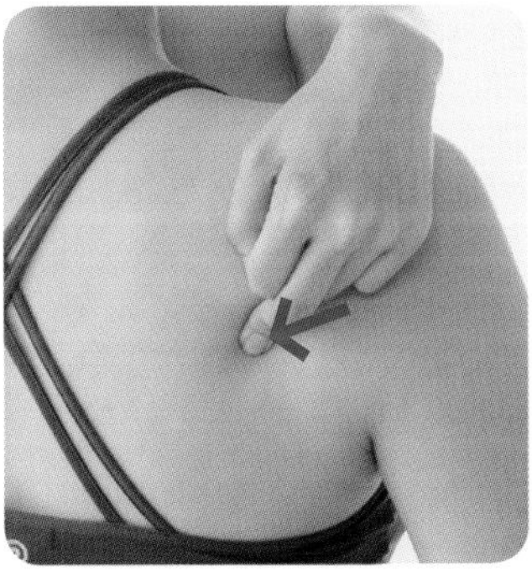

正確穴位 按 這裡

使用與穴位不同邊的手繞到背部，以中指對準穴位，吐氣時慢慢按壓，吸氣時漸漸收力。

重點：左右各6～8次。

容易疲勞部位

# 手臂

## 消除手臂疲勞或僵硬能有效提高抗病力

持續長時間的運動或是勞動，會導致上臂的肌肉疲勞，就算停止動作後，手臂還是會感到僵硬或痠痛。手臂的疲勞也常常連帶引發肩膀與脖子的僵硬，因此不管怎樣都不能放任手臂的疲勞不管。按壓「手三里穴」不僅能消除手臂疲勞，也可以調整自律神經，提高對抗疾病的能力。

對手臂的神經痛及麻痺具緩解效果

## 手三里

【肌肉拉傷、急性發炎、感冒】

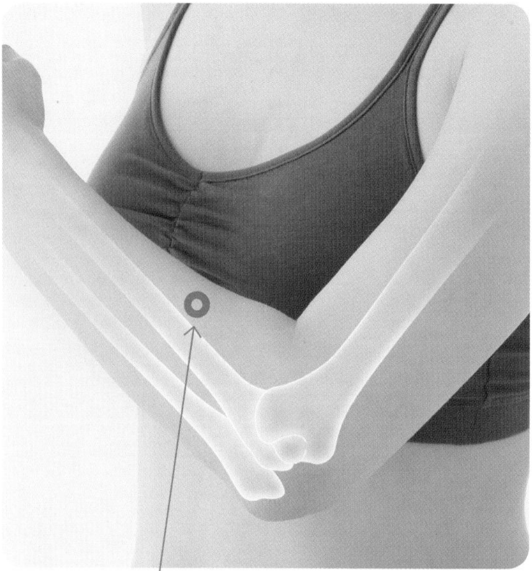

正確穴位 看 這裡

彎起手臂時手肘出現皺褶的地方，往手腕方向大約三指幅，位在手臂骨頭的邊緣。

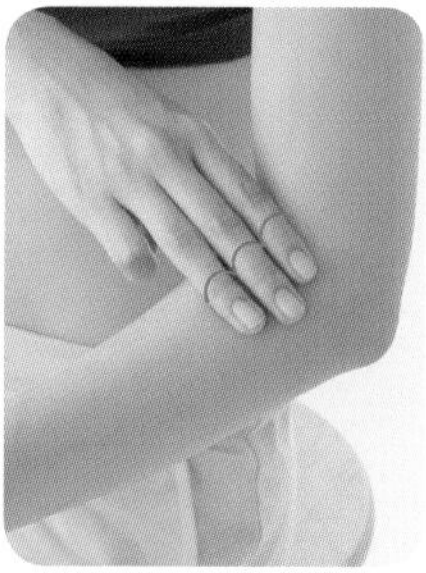

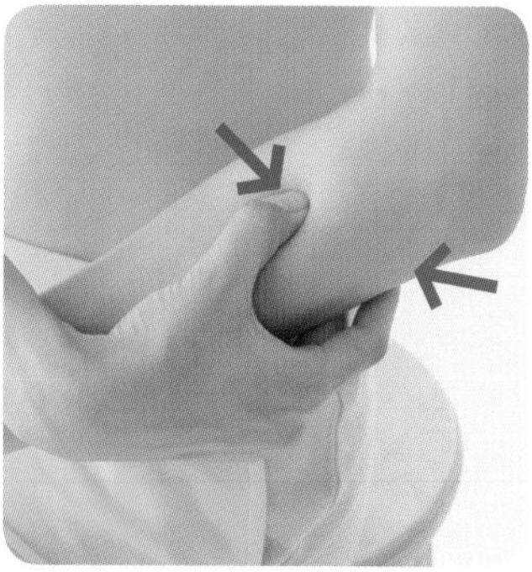

正確穴位 按 這裡

用和穴位不同邊的手抓著手臂，拇指對準穴位，用好像要把拇指嵌入骨頭內側的力道按壓，並搭配自然的呼吸來進行。

重點：左右各**6**～**8**次。

容易疲勞部位

# 腰部

## 需要好好保養 以免演變成慢性腰痛

長期用不正確的姿勢做事或是拿重物，就會對腰部造成一定的負擔。若一直持續這樣的狀態，長期疲勞就會變成痠痛，所以在還沒演變成慢性腰痛前，養成「今日疲勞今日除」的習慣吧！對付腰部疲勞的穴位有很多，例如位在膝蓋內側的「委中穴」，自古以來有一句「腰背找委中」的說法，可見是治療腰痛的特效穴位！不僅如此，對於虛寒導致的腰部僵硬，還有急性腰痛也有效！

活化腎臟機能，減輕腰部疲勞

## 委中

【腰背痠痛、小腿抽筋】

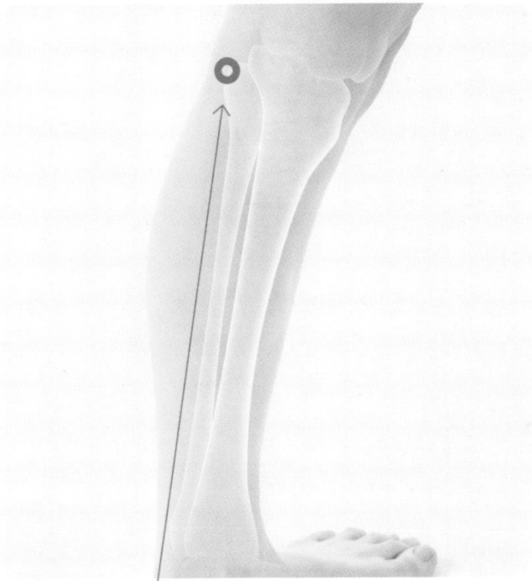

正確穴位 看這裡

膝蓋內側，在膝關節彎曲處的皺褶的中央。

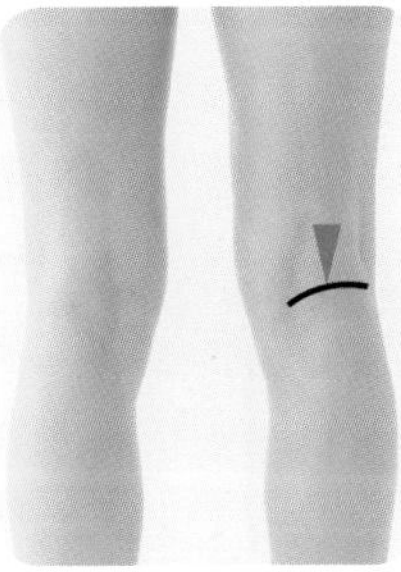

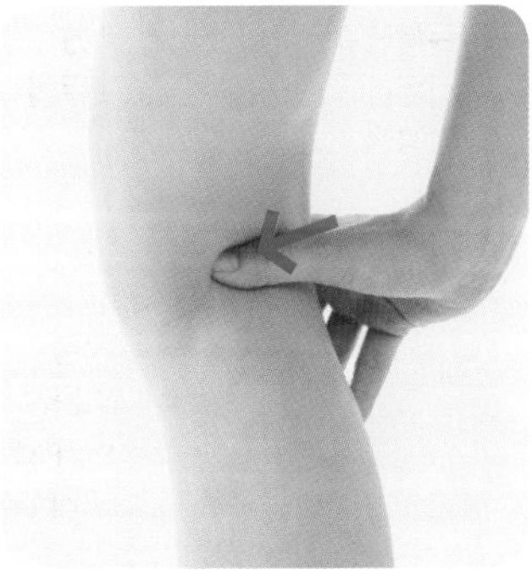

正確穴位 按這裡

利用和穴位同側的手的拇指對準穴位，一邊吐氣一邊慢慢按壓，吸氣時再漸漸收力。

重點：用稍微強一點、能感到舒服的力道來按壓。左右各**6**～**8**次。

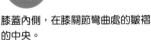

# 腳部

## 有效促進循環 達到消除疲勞與水腫功用

工作久站、大量走路而導致腳部疲勞腫脹時，「足三里穴」是消除疲勞的代表性穴位，進行按壓後，能有效提高胃的機能，身體也比較容易吸收營養，是可以帶來很多效果的穴位！乳酸若在體內過度堆積，會導致身體的疲勞。按壓「承筋穴」能促進循環，順利把乳酸等物質帶走，就能有效消除疲勞。這兩個穴位都有提高水分代謝的作用，所以也能發揮消水腫的功能，時常按壓可以讓腳部更舒爽。

調整內臟狀況，控制消化與排泄

## 足三里

【消除疼痛與疲勞、促進血液循環】

萬能穴位

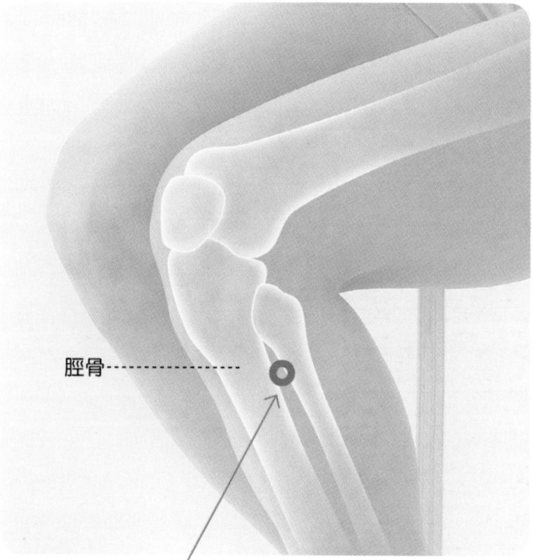


正確穴位 看這裡

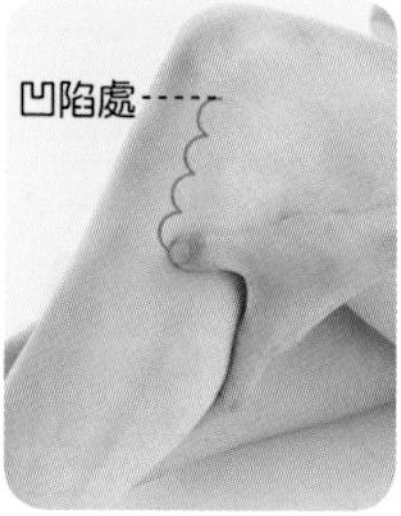


在膝蓋骨外側下端的下方有個凹陷處，從這裡開始沿著小腿骨（脛骨）往下四指幅的附近按壓，若有痠麻感的地方就是穴位所在。

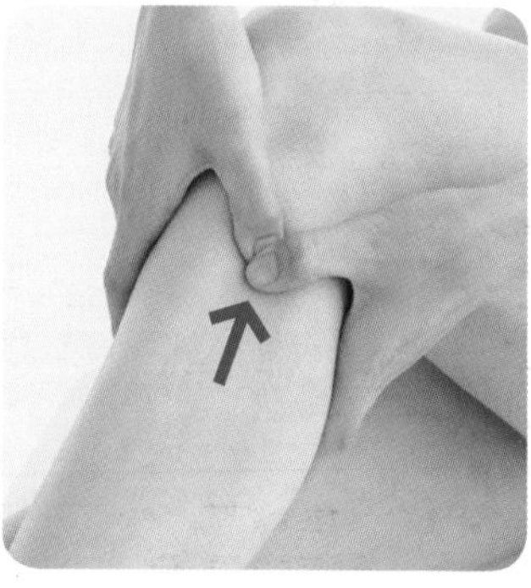

正確穴位 按這裡

兩手拇指對準穴位，吐氣時慢慢地按壓，吸氣時再慢慢收力。

重點：左右各6～8次，按壓時，用宛如往膝蓋方向向上拉提的感覺，以較強的力道按壓，會比較舒服且效果更好。

# 承筋

按壓穴位可以得到去除疲勞廢物的直接效果

【舒筋活血、強化腿部功能】

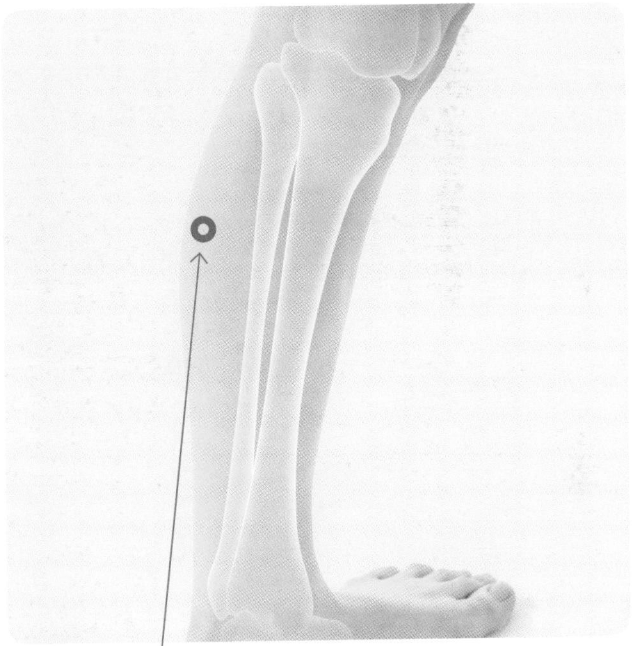

正確穴位 看這裡

從小腿的最高處，由膝蓋內側的皺褶中央開始，往腳踝方向約七指幅。

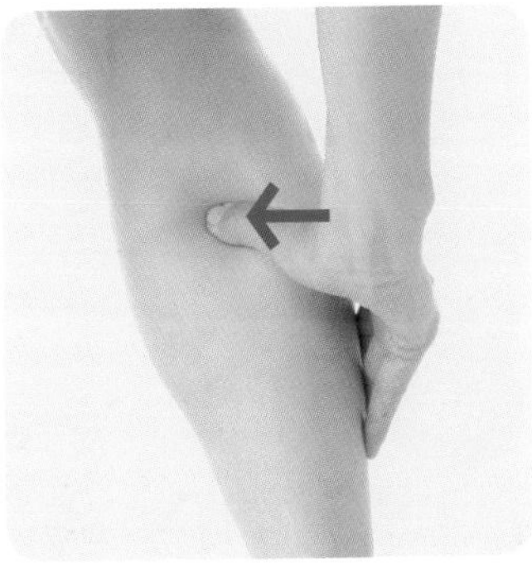

正確穴位 按這裡

用與穴位同邊的拇指對準穴位，一邊吐氣一邊按壓，吸氣時再漸漸收力。

重點：用強一點、能感到舒服的力道按壓。左右各6～8次。

Column

## 對付疲勞，除了按壓外，更要補充胺基酸與維他命B群

蛋白質是構成身體的主要成分，除了是能消除肌肉疲勞，更是臟器運作時不可或缺的營養素。要消除疲勞，平常補充維他命B群與礦物質也很重要。以糙米、全麥麵粉做成的麵包中富含這3項物質，是對身體相當不錯的食物。

容易疲勞部位

# 全身

## 作用於胃腸
## 從身體內部恢復元氣

激烈運動過後肉體上容易出現疲勞與倦怠，這與焦慮緊張時精神上的疲勞有著很大的差別。肉體的疲勞是體力消耗後，身體的代謝能力下降，導致乳酸等老廢物質堆積所致。而精神疲勞則是因為壓力引發自律神經失調，導致身體出現狀況。「陰陵泉穴」與「中脘穴」兩個穴位都可以有效消除不管身體還是精神上的疲勞，讓體力UP！

排出身體多餘的水分，讓體力慢慢恢復

## 陰陵泉

【去除體內濕氣】

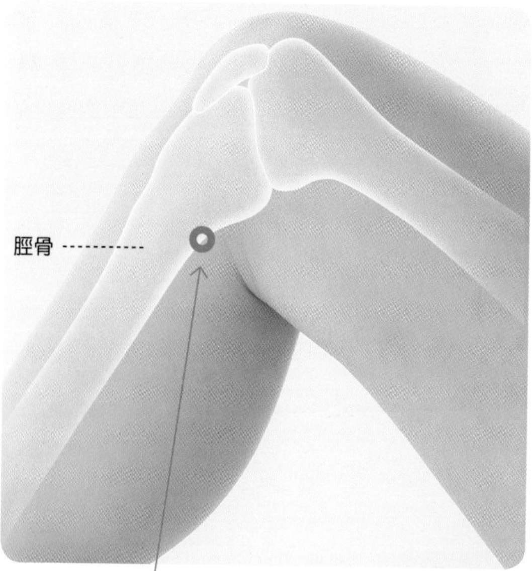


正確穴位 看這裡

位於腳的內側，沿著小腿的骨頭（脛骨）由下往上摸，碰到的粗骨頭邊緣就是穴位。

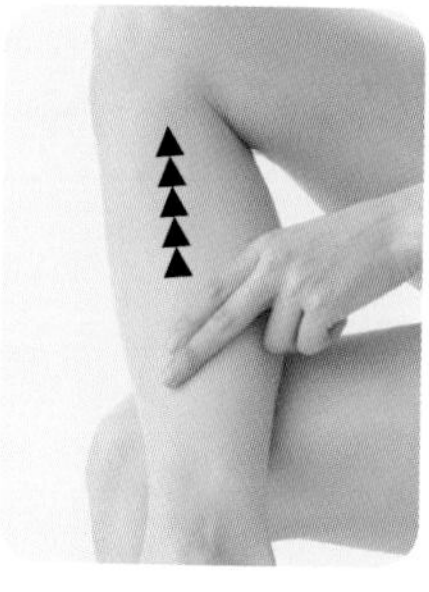

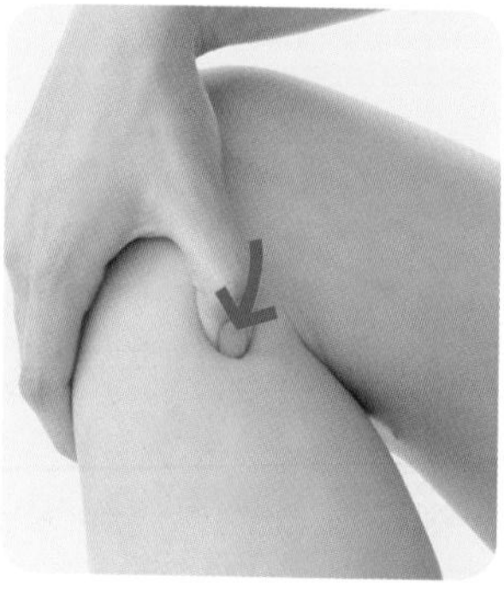

正確穴位 按這裡

坐在地板上單腳豎起，把拇指對準穴位按壓沿著骨頭邊緣往上拉提，並搭配自然的呼吸進行。

重點：左右各**6**～**8**次。因為這個地方容易有痛感，所以用身體感到最舒服的力道按壓即可。

# 中脘

調整失調的自律神經，恢復身心元氣

【胃痛、腹痛、調節自律神經】

萬能穴位

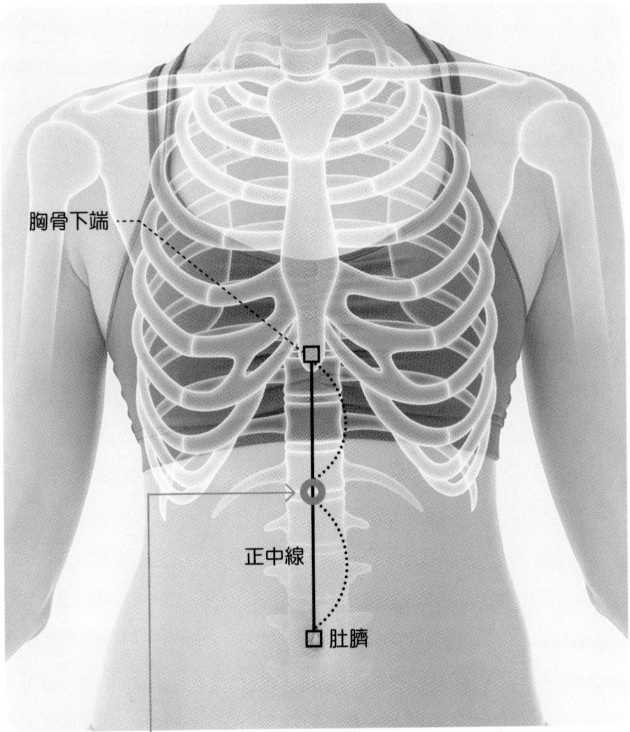


正確穴位 看這裡

穴道位於腹部正中線上、胸骨的下端與肚臍的中間，約在肚臍往上四指幅的位置。

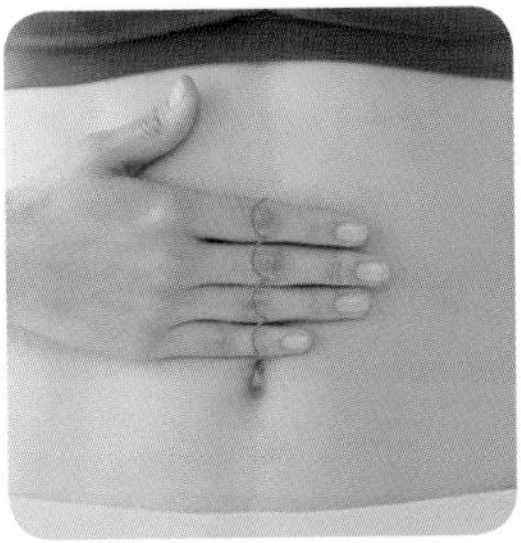

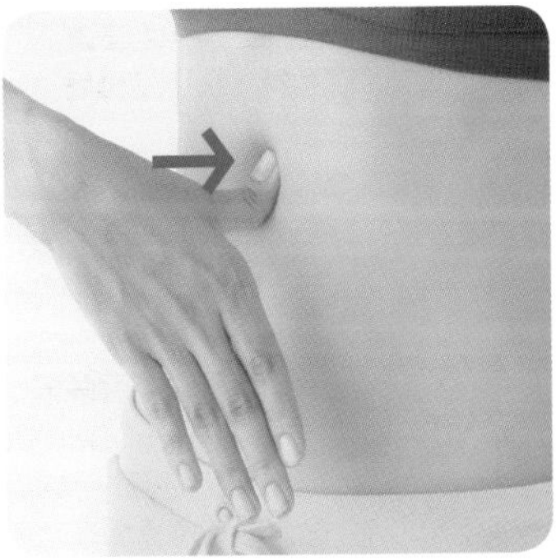

正確穴位 按這裡

以拇指指腹對準穴位，吐氣時按壓，吸氣時慢慢收力。

重點：6～8次。不好施力的話，先一手對準穴位，再用另一隻手的手指疊在上面進行按壓。

容易疲勞部位

# 腳底

## 促進新陳代謝 增強體力

長時間走路，腳底也會堆積疲勞哦！腳底的疲勞不僅和腿部及腰部的疲勞有關，若是擴散到全身，恐怕會造成其他部位的不適。而被稱為「第二心臟」的腳底，有不少在按壓後可對內臟和神經發揮作用的穴位，如果平時能多刺激這些穴位，就能預防疲勞繼續堆積在身體裡。「湧泉穴」是腳部使用過度時，經按壓後能消除疲勞的代表性穴位，還能促進新陳代謝，提高體力與氣力，讓精氣神完全回復。

提高體力與氣力，讓身體產生活力

### 湧泉

【水腫、失眠、生理痛】

萬能穴位

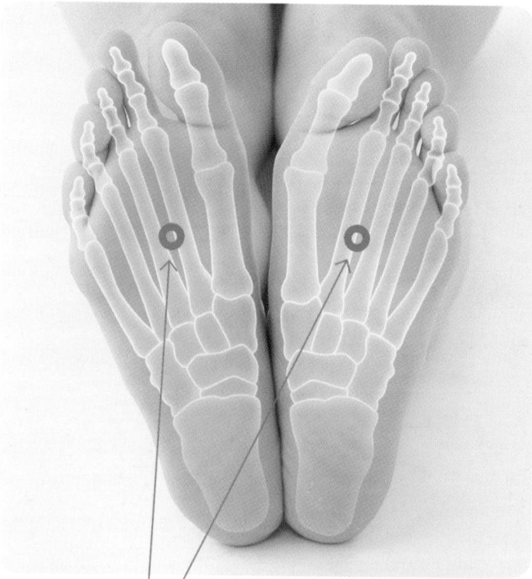

正確穴位 看這裡

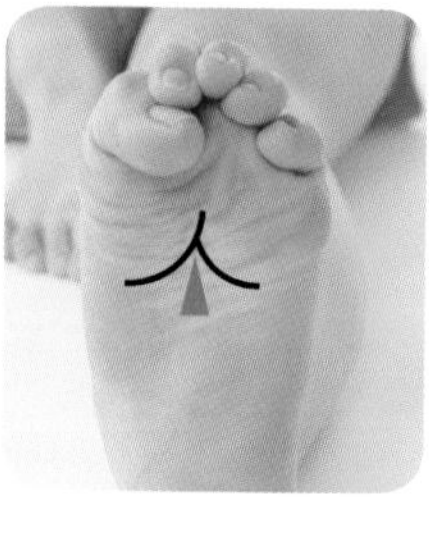


腳趾向腳底中央彎曲靠攏，鼓起的地方會呈現「人」字型，「人」字交會的凹陷處就是湧泉穴。

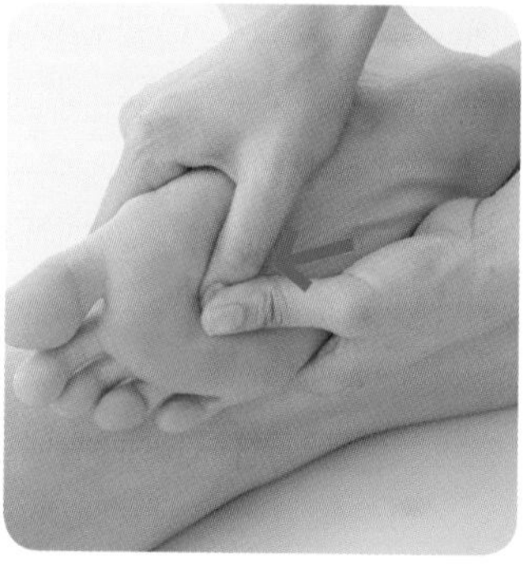

正確穴位 按這裡

兩手拇指交疊對準穴位，吐氣時按壓，吸氣時收力。

重點：往腳趾的方向頂、揉壓穴位周圍會更有效果。左右各6～8次。

# 第5章

〔日常篇〕

## 對付10個常見困擾！
# 實用的日常穴位按壓

開車開到一半睡魔來襲、噴嚏打不停……，
這些日常生活當中容易發生的問題，按壓穴位後也都可以解決。
現在就利用穴位按壓，克服這些「惱人」的狀況吧！

Daily

# 眼皮水腫・臉部浮腫

## 促進血流與排除水分<br>改善惱人的水腫症狀

你有沒有過早上起床時發現臉腫得像豬頭的經驗？其實眼部和臉部的浮腫，往往都是因為攝取過多的水分，而當水分無法順利排出，就會造成血管內的壓力失調而導致。當眼部出現浮腫時，刺激「攢竹穴」可以讓眼睛舒暢；而「解溪穴」能夠促進血流和排除水分，改善臉部的水腫狀態。在出門或是化妝前按一按穴位，就能讓臉蛋恢復原樣囉！

有效改善眼睛的疲勞、充血及浮腫，還你晶亮雙眼

### 攢竹

【各種眼睛疾病、眼皮跳動】

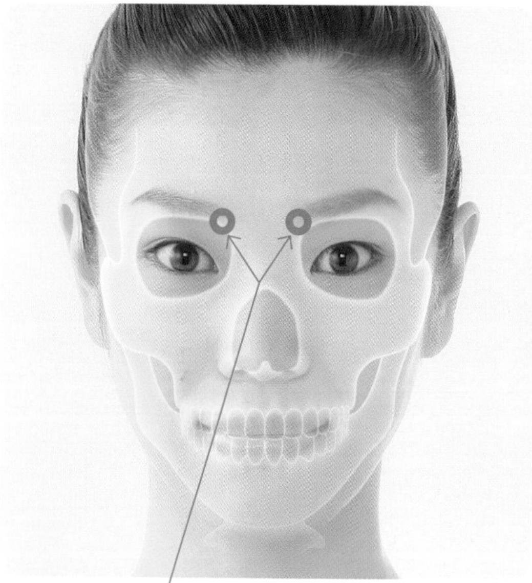

正確穴位 看這裡

眼角的正上方，左右眉頭內側的凹陷處就是穴位。

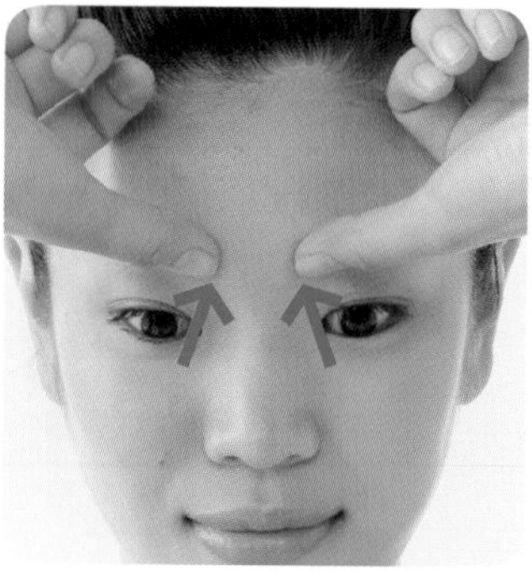

正確穴位 按這裡

兩手拇指的指尖對準穴位，一邊吐氣一邊慢壓骨頭邊緣，吸氣時再慢慢收回力道。

重點：左右各**6**～**8**次，以較弱、感覺舒服的力道按壓。

# 解溪

消除眼睛與臉部浮腫之外，也可以對胃產生作用

【頭痛、臉部浮腫、腹脹】

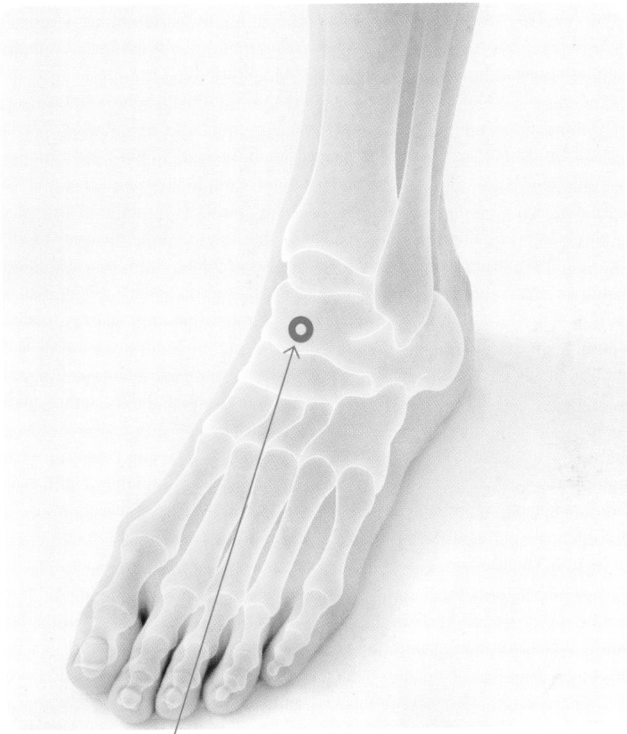

正確穴位 看 這裡

抬起腳背時會形成一道粗粗的皺褶，在中央凹陷的地方就是穴位。

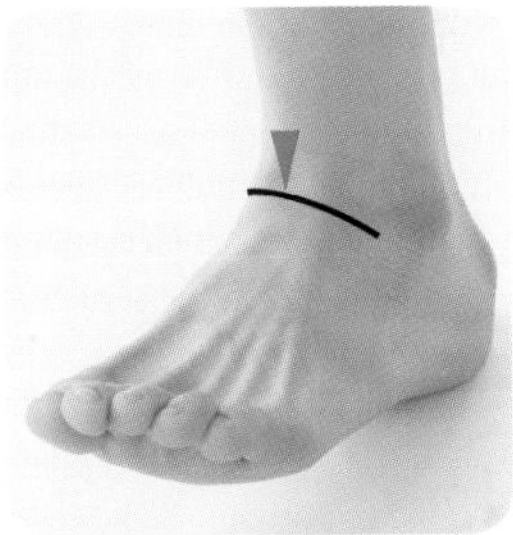

正確穴位 按 這裡

用和穴位不同邊的手的拇指對準穴位，可以用力一點，以身體會感覺到舒服的力道來按壓，並搭配自然的呼吸進行。

重點：左右各6～8次。

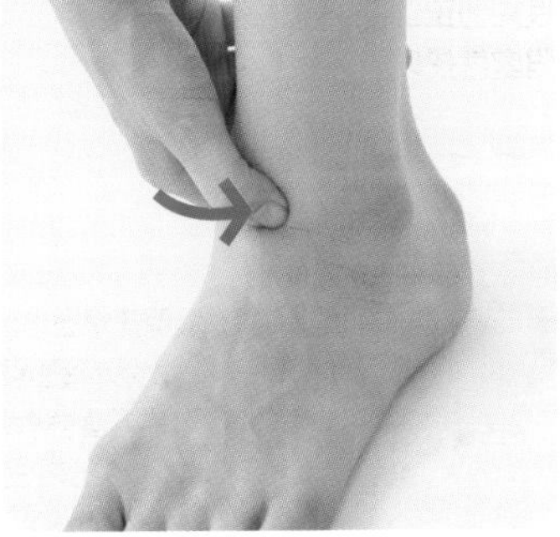

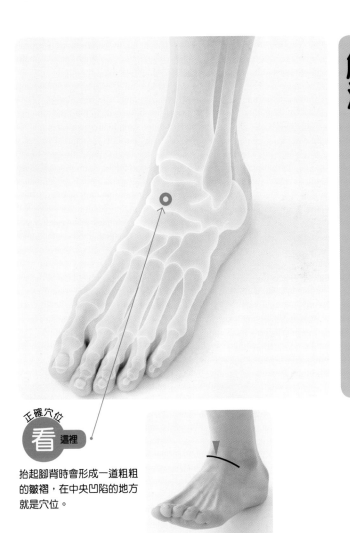

# 頭暈・起身暈眩

## 讓血液循環更順暢 有效調整體內平衡

站起來的瞬間突然感到一陣暈眩，或是站著說話說到一半感到天旋地轉，這樣的頭暈或是起身暈眩，都是因為貧血、血壓異常、睡眠不足或是過勞等各種因素所引起的。「中渚穴」可以調整耳朵裡控制平衡感的半規管，每晚睡覺前刺激一下這個穴位，可以減輕症狀。但某些頭暈則是其他疾病所造成，所以如果症狀一直頻繁出現，還是要趕快就醫，請專業的醫生做檢查。

改善血液循環，調整半規管機能

**中渚**

【暈眩、耳鳴、耳部疾病】

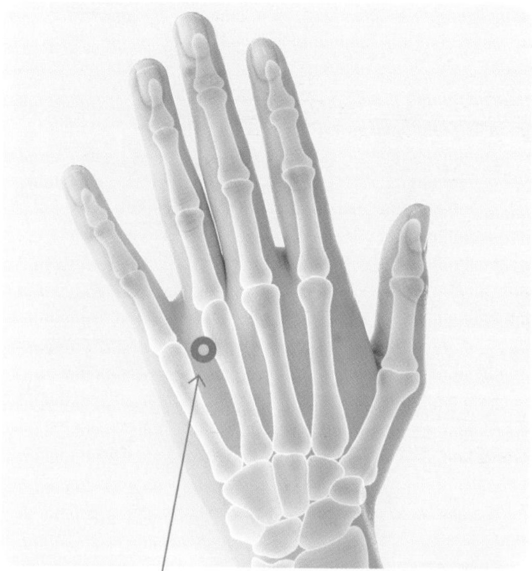

正確穴位 看這裡

位在手背、無名指和小指的骨頭之間。用手指沿著手背往上摸，在無名指突出的骨頭前停下，那裡就是穴位。

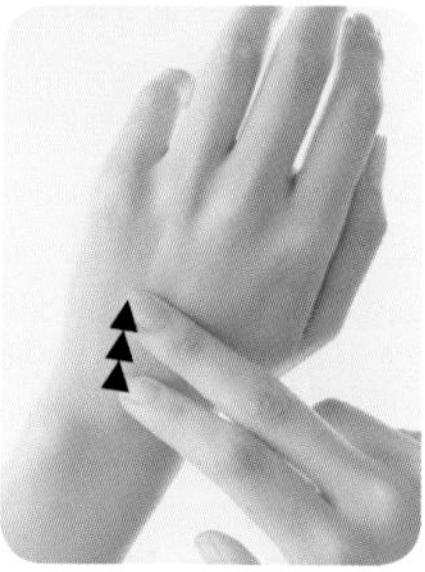

正確穴位 按這裡

拇指對準穴位，以朝著手腕方向下拉的方式，來按壓無名指骨頭的邊緣並搭配自然的呼吸。

重點：左右各**6**～**8**次，稍微有痛感的刺激才有效果。

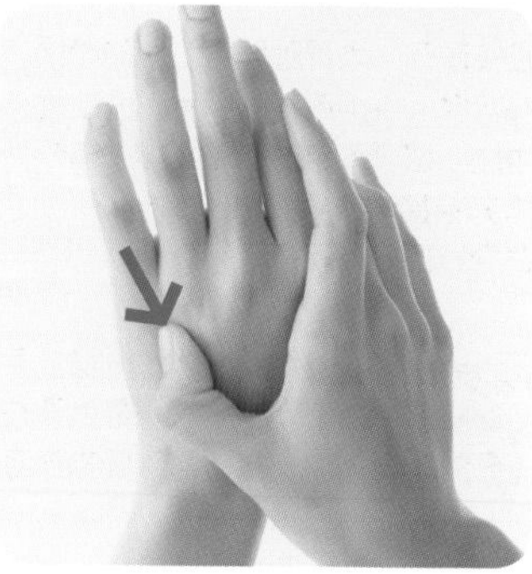

# 宿醉

## 頭痛或是想吐時的救星 按這裡就能緩解

宿醉時胃就會不舒服，除了讓人完全沒有食欲外，還會有頭痛、甚至想吐的感覺，導致不想上班，或是做任何事情都無法集中精神……。想要對付惱人的宿醉，按壓「太衝穴」是最有效的，它可以提高肝臟的排毒機制來緩和這些症狀。不只是宿醉的時候可以按這個穴位，也可以在酒後不久或睡覺之前先刺激這個穴位，就比較不容易宿醉！

提高排毒作用的穴位，預防宿醉也有效

### 太衝

【促進肝臟機能、預防焦慮】

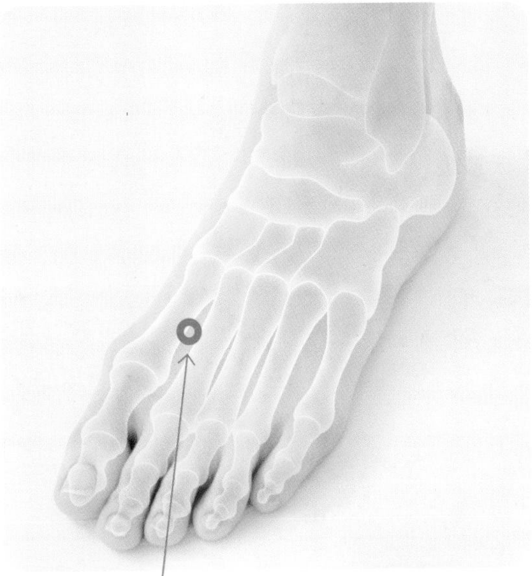

**正確穴位 看 這裡**

位在腳背、大腳趾與第二趾的骨頭交接處。手指放在大腳趾與第二趾中間，朝腳踝方向往回輕推，碰到兩骨相接前的V字凹處時停下，即是穴位所在。

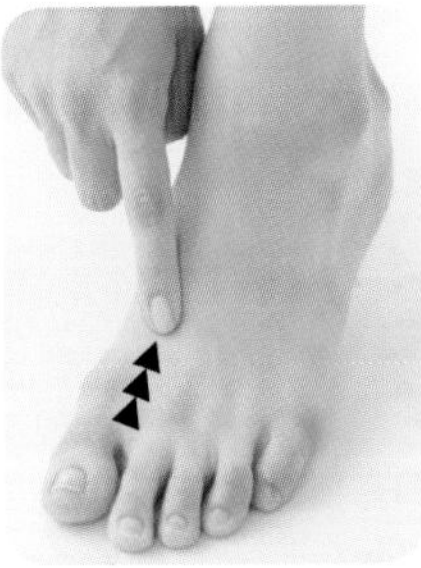

**正確穴位 按 這裡**

用和穴位不同邊的手握住腳背，以拇指指尖對準穴位，用像是要往腳踝方向拉的感覺，並搭配自然的呼吸來按壓骨頭邊緣。

重點：左右各6～8次，稍微有痛感的刺激才有效果。

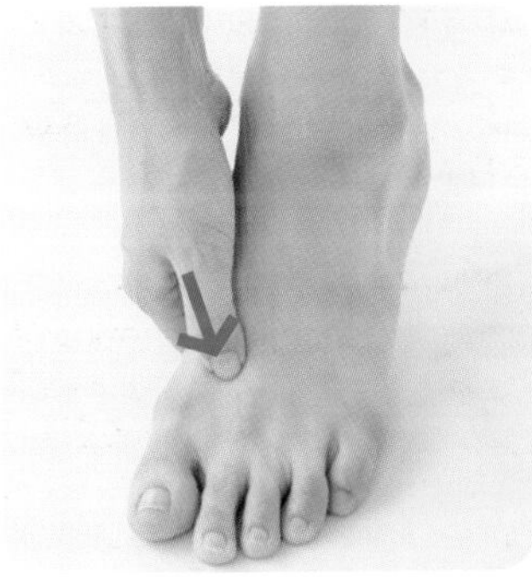

# 流鼻血

## 鼻子裡的微血管會因為受損而出血

流鼻血大多數是因為太用力擤鼻涕或是撞到鼻子，導致鼻子裡的微血管破裂，但有時火氣大和高血壓等等，也是造成流鼻血的原因之一。雖然以中醫學來說，讓鼻血流出來會比較恰當，但也是有可以止血的相關穴位。當流鼻血時，先用衛生紙把鼻子壓住。然後壓一壓「啞門穴」試試。如果流鼻血的狀況很頻繁的話，建議還是要到醫院，給專業的醫生做一下檢查，比較安心。

和整個「氣」的循環及血流密切相關的止血穴位

### 啞門【頭暈、頭痛、流鼻血】

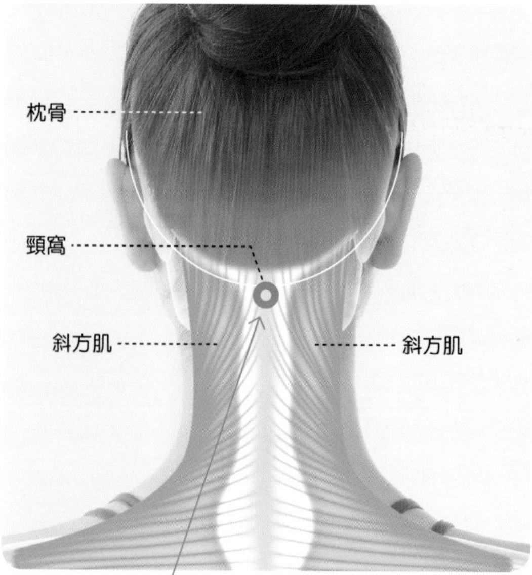


正確穴位 看這裡

在枕骨的下緣（髮際）的正中央，以及兩條粗肌肉（斜方肌）之間，有一個叫做「頸窩」的凹處就是穴位所在。

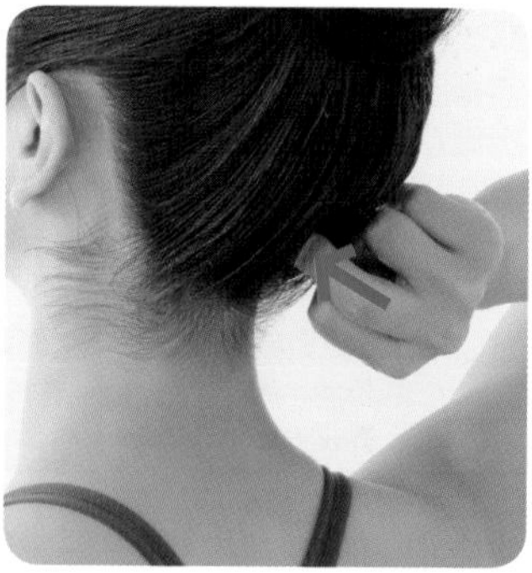

正確穴位 按這裡

以中指對準穴位，頭向後仰，一直壓到鼻血止住為止。

重點：**6～8**次。自然地呼吸，以坐在椅子上這種不會疲累的姿勢來按壓。

# 牙齒痛・牙齦疼痛

## 刺激可鎮痛的穴位來達到緩和疼痛效果

蛀牙是牙齒疼痛的其中一個原因，而牙齦的紅腫疼痛則是因為牙周病等造成。雖然按壓穴位沒有辦法根治蛀牙及牙周病所造成的疼痛，但可以在排隊看診前，緩和難受的痛楚，對付牙痛及牙齦痛的穴位就是「頰車穴」。頰車穴以前用在針灸麻醉上，是一個可以鎮痛的穴位，按壓以後會加速血流，抑制引發疼痛的物質來緩和症狀。

### 頰車

【顏面神經麻痺、止痛】

針灸麻醉時使用，鎮痛效果良好

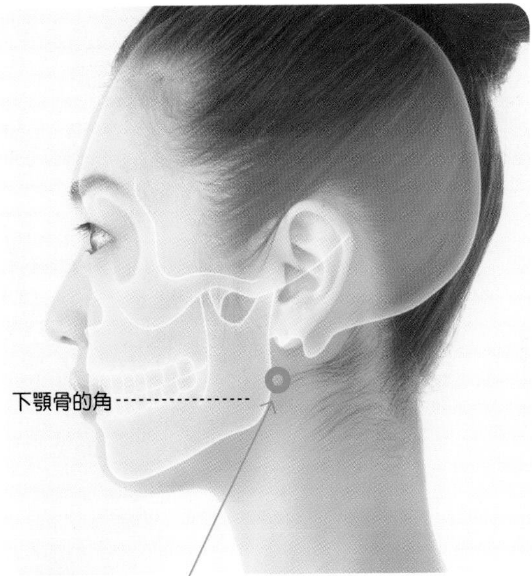


正確穴位 看這裡

下顎骨的角與耳垂下端之間，張開嘴巴時的凹陷處就是穴位。

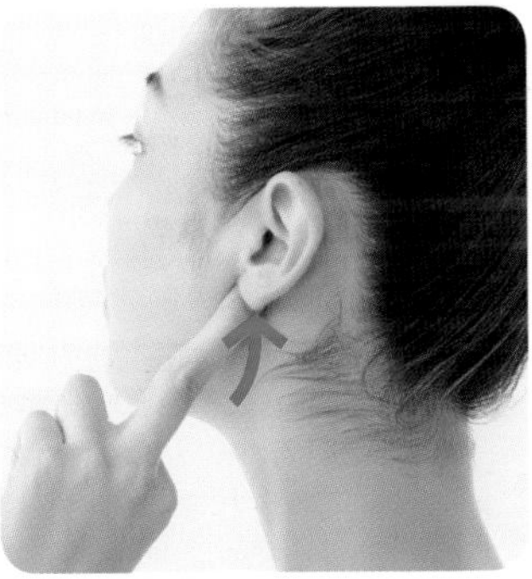

正確穴位 按這裡

用和穴位同一側的手的中指對準穴位，一邊吐氣一邊按壓，吸氣時再漸漸收回力道。

重點：先壓牙齒或牙齦疼痛的那一側，再換邊，左右各**6**～**8**次。

# 手抽筋・腳抽筋

## 緩和因為疲勞和虛寒引起的肌肉異常收縮

運動時或睡覺睡到一半常會發生手腳突然抽筋的狀況，抽筋會引起激烈的疼痛以及肌肉的痙攣及僵直，尤其當太過疲勞、身體屬於冰冷體質、礦物質不足的人，最為容易發生。當腳抽筋時，可以按按小腿肌上的「陽陵泉穴」；手抽筋時可以利用「外關穴」來緩和。當症狀緩解下來，再對患部進行熱敷或伸展。

具有改善肌肉異常與抽筋的效果

### 陽陵泉

【抽筋、痠痛】

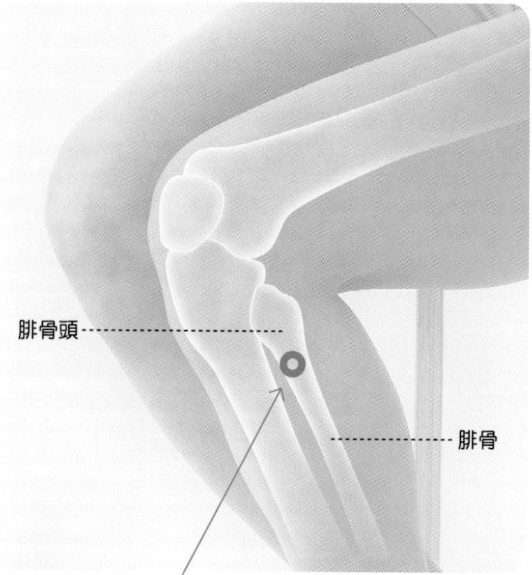


正確穴位 看這裡

位於腳的外側，從外側腳踝沿著骨頭往膝蓋移動，會有一個骨頭的隆起處（腓骨頭），在隆起處的下方就是穴位所在。

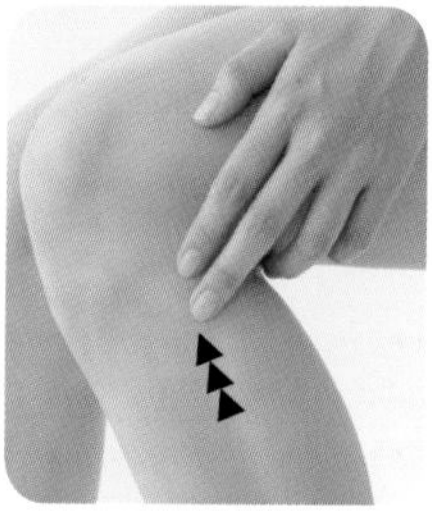

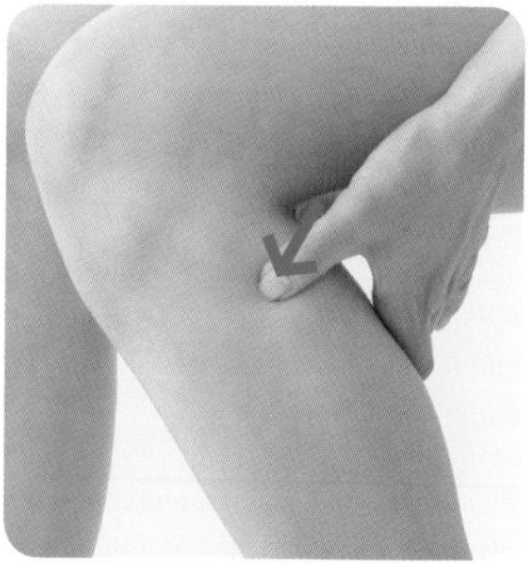

正確穴位 按這裡

用和穴位同一側的手的拇指對準穴位，吐氣時慢慢按壓，吸氣時再慢慢收力。

重點：有症狀的那一腳按6～8次。用較強的、身體能感覺舒服的力道來按壓。

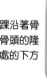

# 外關

【頭痛、耳鳴、促進血液循環】

「氣」與「血」出入的重要所在，緩解手部抽筋效果佳

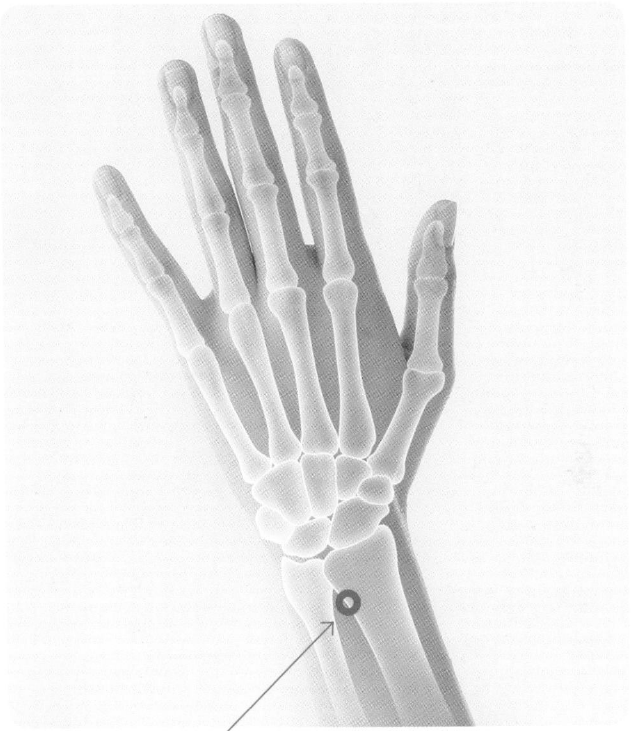

正確穴位 看這裡

將手腕反折，手背會出現一道皺褶，從皺褶的中央，往手臂方向兩指幅寬的地方就是穴位所在。

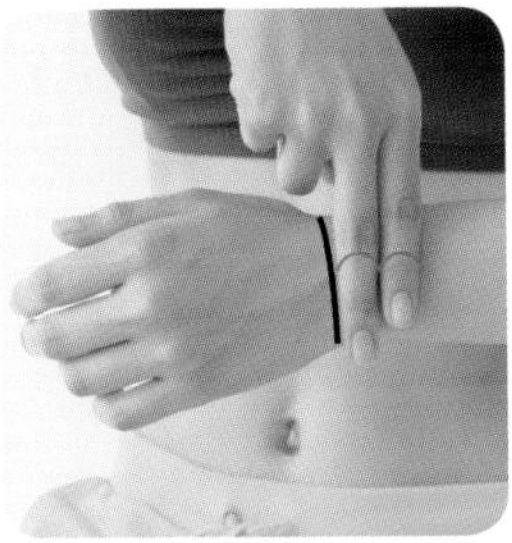

正確穴位 按這裡

抓住手腕，用拇指對準穴位，吐氣時慢慢按壓，吸氣時慢慢收力。

重點：從有症狀的那手先開始，做完換另一手，左右各6～8次。

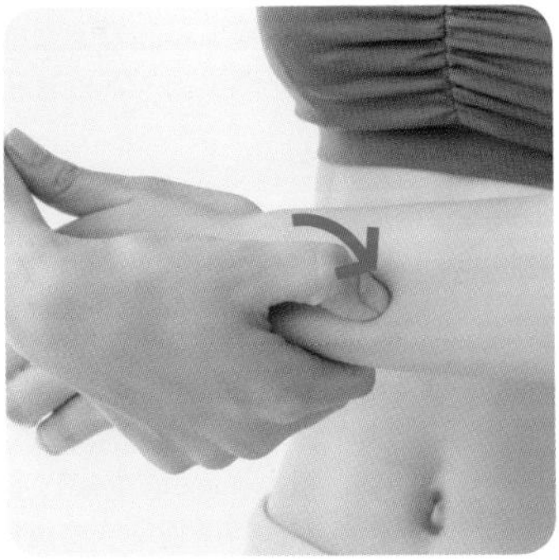

# 打嗝

## 刺激橫膈膜就能止住打嗝

每隔幾秒就反覆「呃、呃……」個不停，這是因為區隔胸腔與腹腔的橫膈膜產生痙攣所引起的。為了抑制這個無法用意識能夠控制的打嗝，可以刺激位在橫膈膜、心窩附近的「鳩尾穴」，再搭配拳頭稍微用力敲打背部（比身體正中央再往上一點，對準橫膈膜內側的位置），打嗝的症狀會比較容易止住。

作用於橫膈膜的止嗝穴位

### 鳩尾

【反胃、胃痛、打嗝】

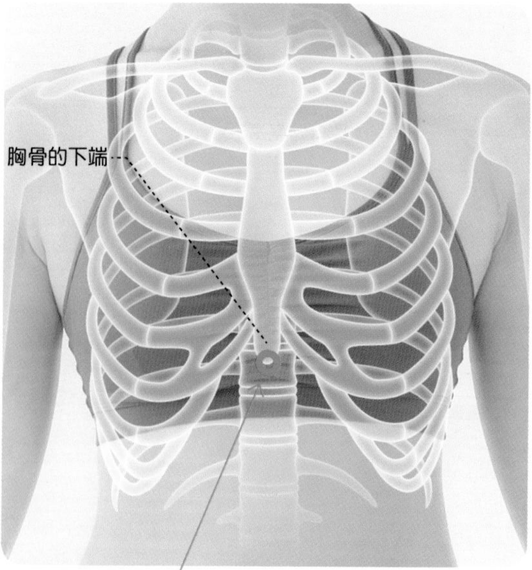


正確穴位 看這裡

位在心窩的上方，胸骨下端的骨頭邊緣。胸骨和尾椎一樣會稍微尖凸，穴位就在這胸骨的頂端。

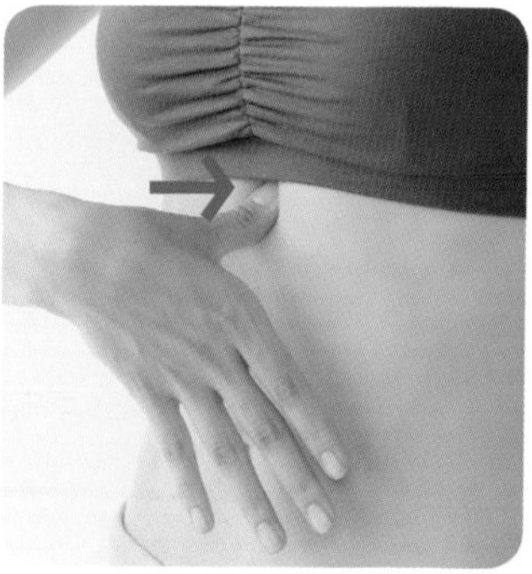

正確穴位 按這裡

拇指指腹對準穴位，輕輕按壓骨頭邊緣，搭配自然的呼吸進行。

重點：6～8次。若不好施力的話，可以雙手拇指交疊按壓。

# 暈車

## 緩解因自律神經紊亂而造成的噁心或想吐

在搭乘公車或汽車等交通工具時，因為車子以及身體的晃動會造成自律神經混亂，而引起不適或想吐的症狀。按壓「內關穴」可以調適胃腸狀態，同時也會刺激副交感神經，去除心理上的不安，所以當你覺得快吐出來的時候，趕快按壓這個穴位吧。因為它同時具有預防暈車的效果，建議可以在搭車前，先在內關穴上進行米粒灸（參考P39）。

調適胃腸狀態，放鬆精神

## 內關

【暈眩、胃部疾病】

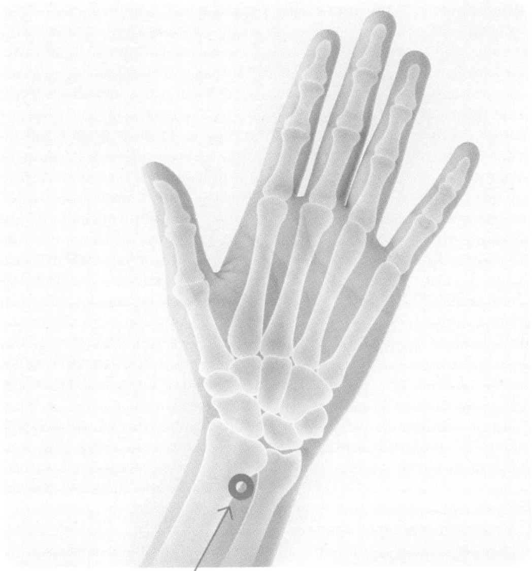

正確穴位 看這裡

從手腕內側的皺褶（手腕線）中央，往手臂方向兩指幅的地方就是穴位所在。

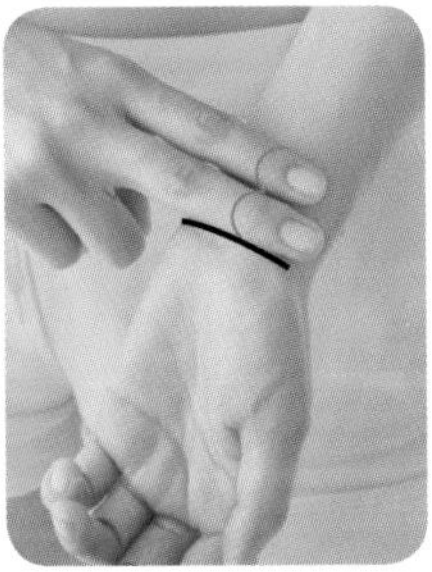

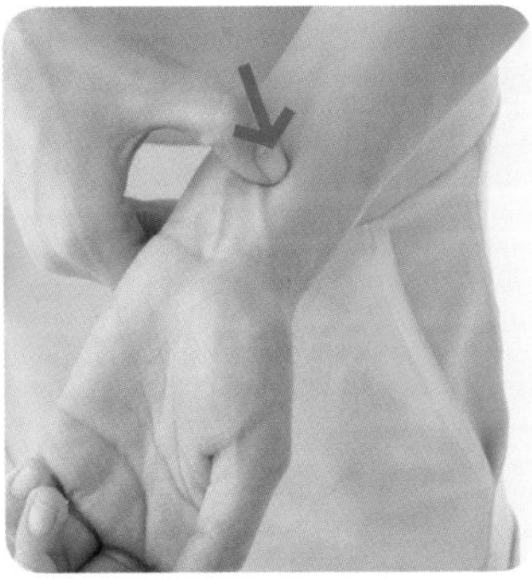

正確穴位 按這裡

抓住手腕，拇指對準穴位，吐氣時慢慢按壓，吸氣時漸漸收力。

重點：左右各6～8次。在搭乘交通工具前後都可以按壓。

# 驅逐睡意．提振精神

## 促進血液循環
## 趕走睡意

有時候睡意說來就來，擋也擋不住。但開車時打瞌睡覺是非常危險的，如果是在工作當中睡意來襲，工作效率就會明顯下降。從古至今，按壓「人中穴」可讓昏厥的人甦醒、恢復意識，因為這個地方按壓後會產生疼痛感，就能把睡意趕走。而「十宣穴」位在指尖，進行穴位刺激的時候一點也不會引人注意，相當方便！指尖是個敏感的地方，當受到刺激後，可以讓血流變得更流暢，眼睛也會更清明，當然心情就會跟著舒爽許多。

藉由引發疼痛感來提振精神的特效穴位

## 人中【急救】

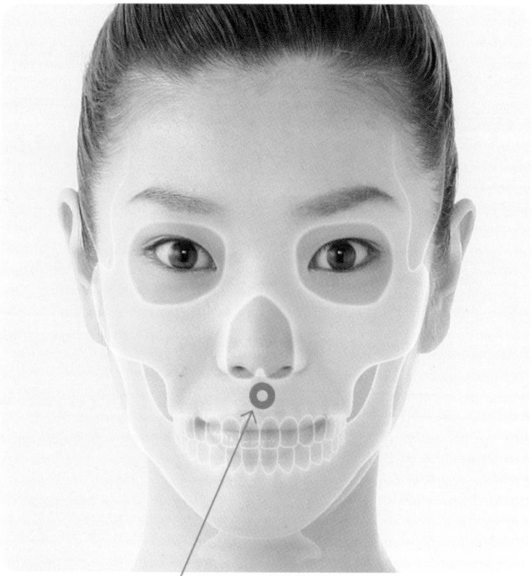

正確穴位 看這裡

鼻子下方與上唇間有個淺溝，淺溝的中央就是穴位所在。

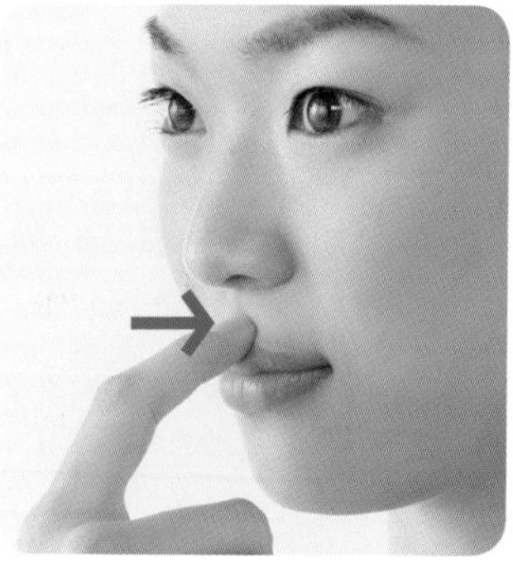

正確穴位 按這裡

用食指指尖對準穴位，吐氣時慢慢按壓，吸氣時再漸漸收力。

重點：6～8次。指尖稍微施加力道，要用會有痛感的力道來刺激。

# 十宣

促進血流、調整自律神經，讓心情更加舒爽

【昏迷、暈眩、醒腦】

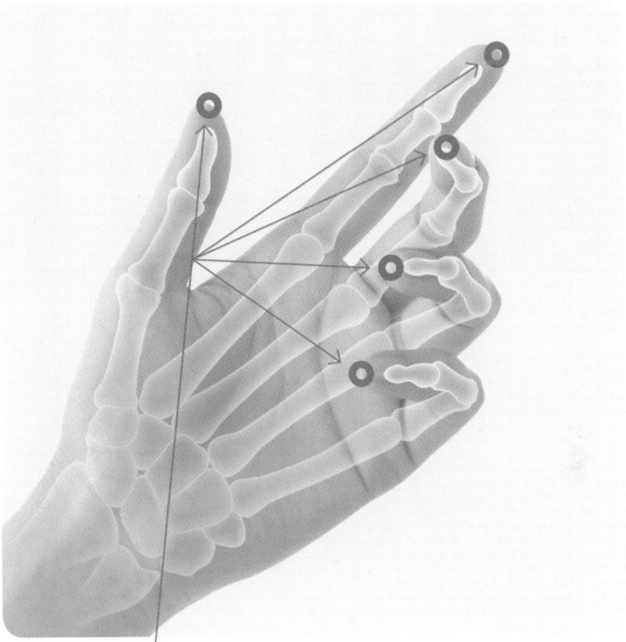

正確穴位 看這裡

於在手指指尖最頂端的正中央，
兩手合計10個穴位。

正確穴位 按這裡

兩手像右圖一樣把指頭互相對準，按著維持60秒，搭配自然的呼吸進行。
重點：**6～8**次。指尖一根一根輪流按壓也可以。

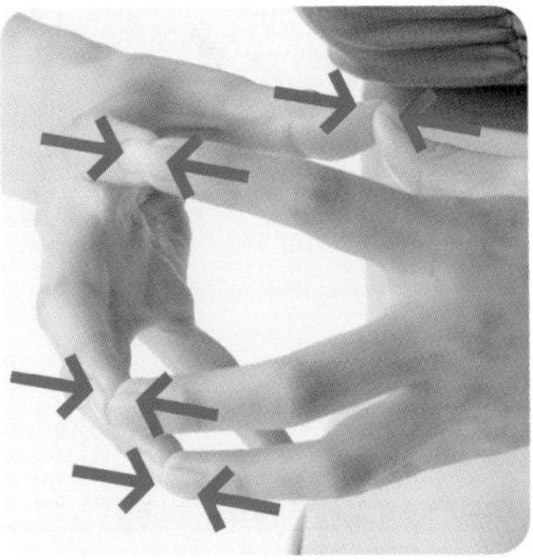

Column

## 不需久睡！小睡片刻就能有效回復精神

不管做了多少努力都還是想睡的話，建議就小睡20分鐘。小睡片刻可以緩和強烈的睡意，讓腦袋清醒一點，工作的效率也會有所提升。但記得午休最好不要睡超過一個小時，因為睡太久會打亂生理時鐘。

# 睡眠品質不好

## 有睡不好的預感時 按壓穴位可以安定心神

如果隔天有一件令人期待的事，或是明天必須比平常早起……，這些因一時情緒高漲而睡不著的時候，可以按一按「神門穴」。在中醫學裡，「心」掌管精神狀態（參考P28），刺激屬於「心經」的神門穴，可以讓心情更安定，身體更放鬆。另外，「章門穴」是和「脾」（參考P28）有關的穴位，可以抑制高漲的情緒，進而改善睡眠品質。

調整全身狀態，幫助安定心靈

### 神門

【安神、舒緩焦慮】

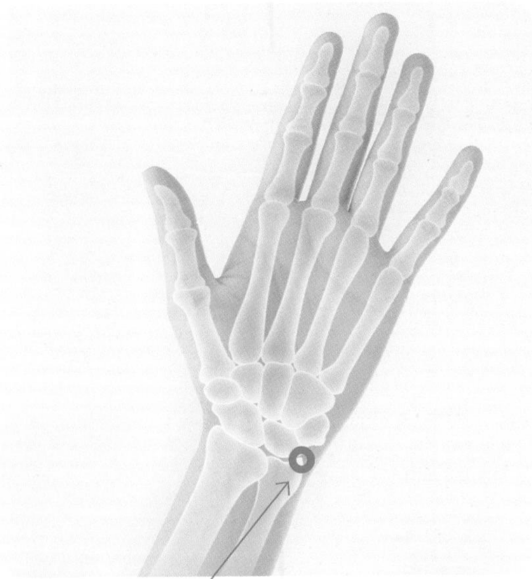

正確穴位 看這裡

位在手掌和手腕交接處、靠近小指內側的手腕線上，有一凹陷處就是穴位所在。

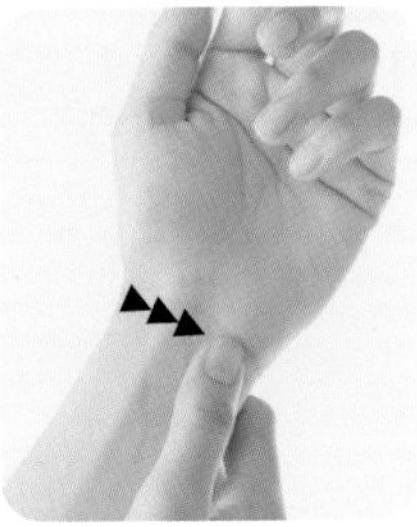

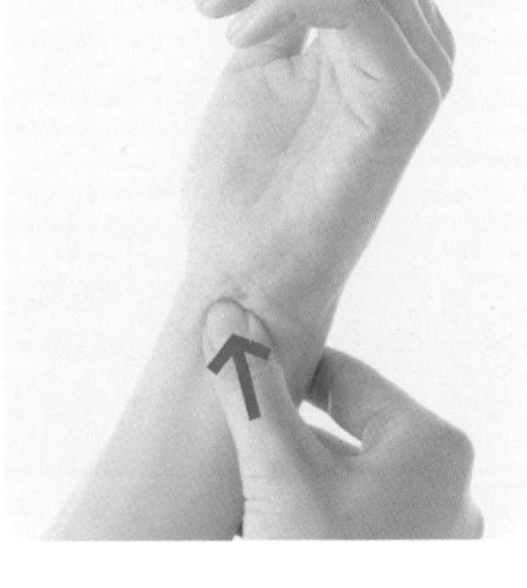

正確穴位 按這裡

抓住手腕，以拇指對準穴位，一邊深吐一邊按壓，深吸時再漸漸收回力道。

重點：左右各**6**～**8**次。閉上眼睛，以身體感到最舒服的力道來按壓。

# 章門

【心胸淤悶】

調整「脾」的功能，同時放鬆身心

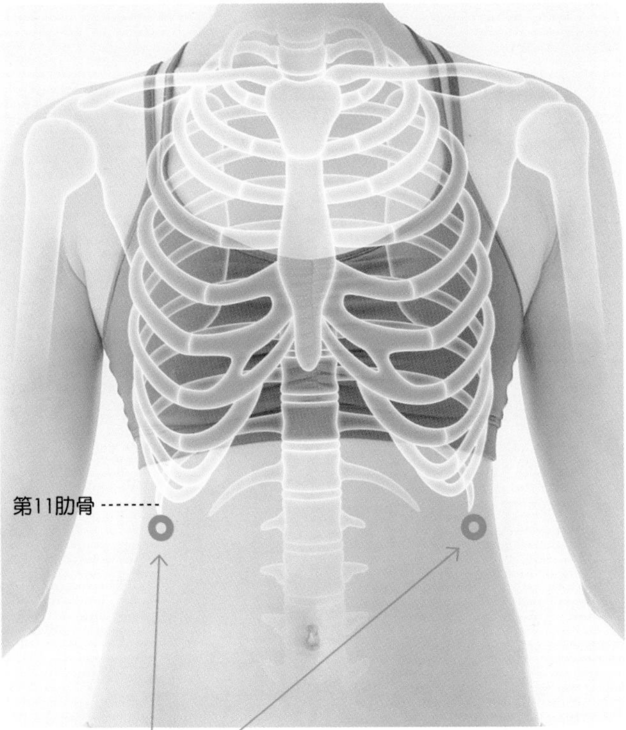


正確穴位 看 這裡

穴位位在第11肋骨的下緣。另外一個找到穴位的方法是，仰躺後將手臂呈直角彎曲，並靠著側腹時，手肘可以碰到身體的位置附近。

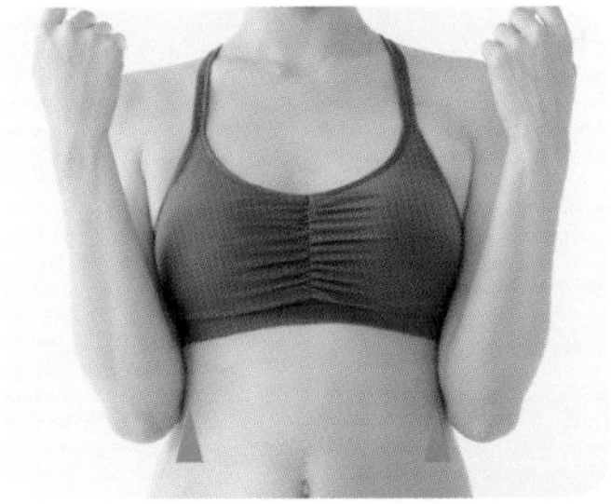

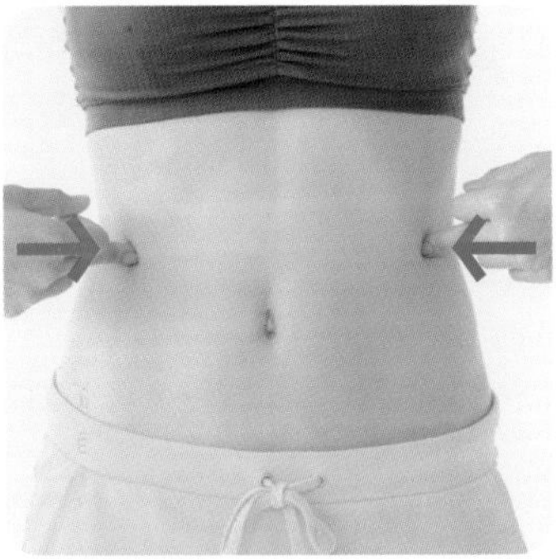

正確穴位 按 這裡

兩手中指對準左右穴位，吐氣時慢慢按壓，吸氣時再漸漸收力。

重點：左右各6～8次。閉上眼睛，力道以讓腹部出現痠麻的壓痛感為佳，以仰躺的方式來進行也可以。

# 「肝・膽」的經絡與「脾・胃」的經絡

## 肝經・膽經

肝經和「肝」有關，是調節肝功能的經絡，主要的功能和西醫學的肝臟一樣，儲存血液並將血液供給至全身，另外還有運送養分、回收老舊廢物（新陳代謝和排毒）、安定情緒和精神、維持肌肉與眼睛的功能等等的作用。

膽經和「膽」有關，是調節膽功能的經絡，「膽」和膽經的主要功能，是將肝臟製造的膽汁儲存起來，並協助消化與吸收的功能運作。

肝經與膽經的流通如果出現堵塞，會導致平衡失調，就容易出現口渴、作嘔、腹瀉、腰痛等症狀。此外，一旦肝經與膽經出了問題，人就會有情緒上的問題，容易出現生氣、煩躁等等的狀況。

## 脾經・胃經

脾經和「脾」有關，是調節脾功能的經絡。「脾」指的是以胰臟為中心的消化器官，而「脾」和脾經主要的功能是控制營養的消化及吸收，將胃腸消化得來的食物營養轉換成「氣」、「血」，再運送到全身各處。除此之外還有防止血液從血管漏出、維持味覺等生理機能的作用。

胃經和「胃」有關，是調節胃功能的經絡。「胃」與胃經的主要功能是進行食物的消化。

當脾經和胃經的流通出現阻塞，就會導致平衡失調，而出現食欲不振、脹氣、腹瀉、水腫、口臭、無力感等症狀。它們和壓力也有密切的關係，如果「脾」和脾經衰弱的話，人會感覺悶悶不樂，相對地若有精神上的痛楚，「胃」也會出現疼痛的症狀。

………後續請見P120的醫學知識④

# 第6章

〔疾病篇〕

## 舒緩常見的不舒服症狀！

# 消除身體不適的穴位

讓身體疼痛與難受的症狀，就用穴位按壓來舒緩吧！
本章將各種常見的不適症狀及病症分類，
並個別介紹能有效改善症狀的穴位。

Special

# 頭痛（偏頭痛・後腦神經痛）

每個疼痛的地方或症狀都有緩解的治療穴位

頭痛有很多種，最常見的就是「偏頭痛」與「後腦神經痛」。偏頭痛發作時，頭部的其中一側或是兩側會出現像心臟脈動一樣的抽痛感，主要是頭部的血液循環不良所致，可利用按壓「太陽穴」來改善症狀。而後腦神經痛與身心上的壓力有比較複雜的關聯，發作時通常後腦會有一陣陣刺痛的感覺，這時按壓腳部「崑崙穴」，就算不直接接觸頭部，也能舒緩頭部肌肉的緊繃。

促進血液循環，緩和偏頭痛

## 太陽

【頭痛、腦部疲勞】

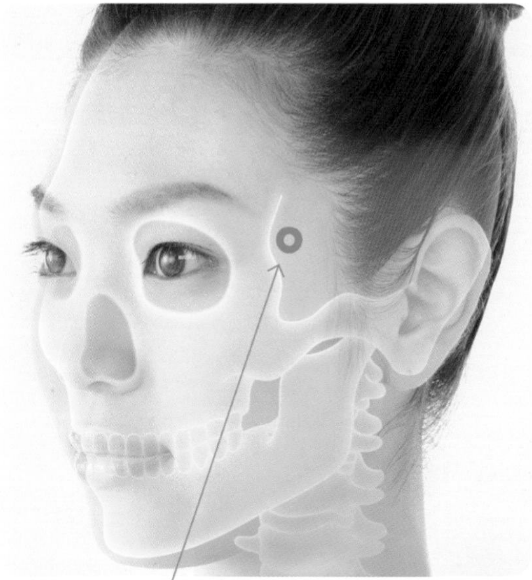

正確穴位 看這裡

在眼尾與髮際線間，有微微下陷的地方，以凹陷處、眉尾、眼尾為三頂點可畫成一個正三角形，穴位就在圖示中紅色三角形的頂點處。

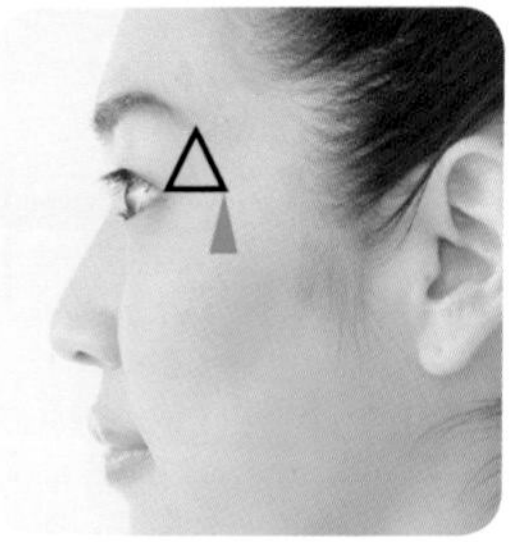

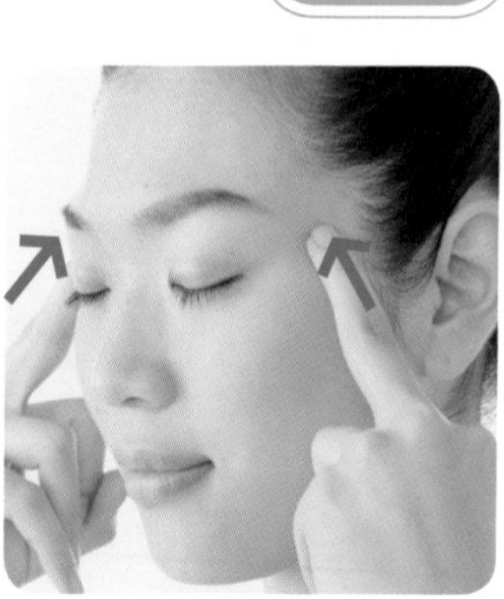

正確穴位 按這裡

雙手中指對準左右兩邊穴位，一邊吐氣一邊慢慢按壓，吸氣時漸漸收力。

重點：左右各6～8次。以讓眼睛有痠麻感的力道進行，左右兩邊不同時按壓也OK！

# 崑崙

減輕後腦神經的刺痛感有極佳效果

【頭痛、肩背腰疼痛、關節炎】

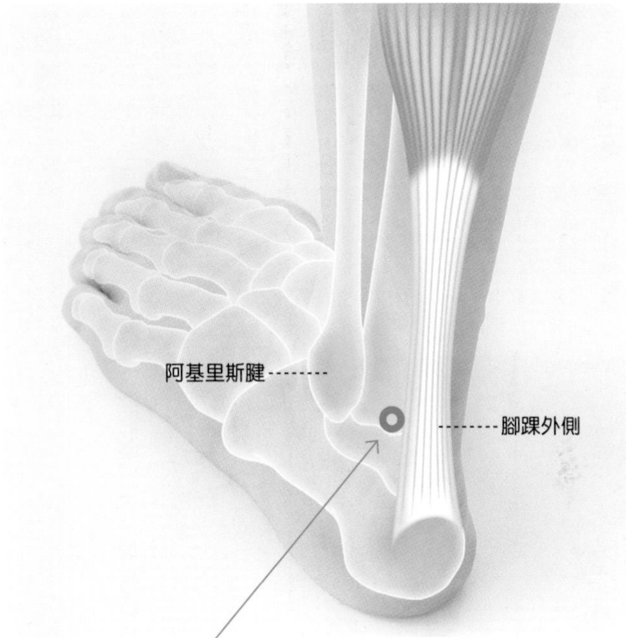


正確穴位 看這裡

腳踝外側與阿基里斯腱之間有一個凹陷處，那裡就是穴位所在。

正確穴位 按這裡

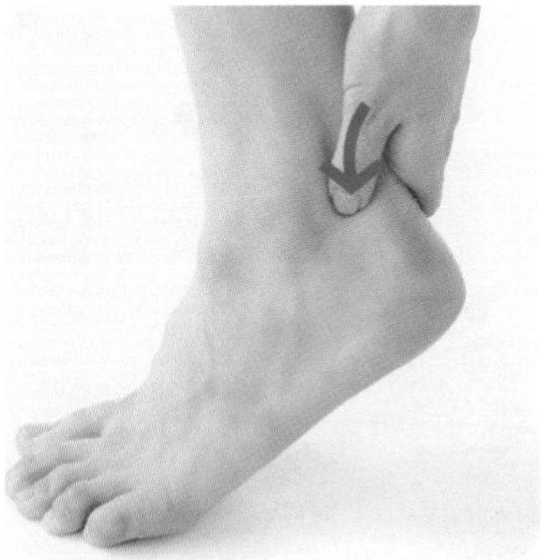

握住腳踝，以拇指對準穴位，一邊吐氣一邊慢慢按壓，吸氣時再慢慢收回力道。

重點：左右各6～8次。按的時候需用力，讓手指好像要陷入阿基里斯腱裡面的感覺。

Column

## 吃止痛藥前，先試試看按壓一下穴位

現代人的頭痛原因很複雜，有時止痛藥反而會成為頭痛的原因。但如果是利用按壓穴位來止痛，就不用擔心用藥過量或其他副作用等問題！值得注意的是，頭痛有時是隱藏著嚴重疾病的警訊，所以如果疼痛時間過長，一定要到醫院徹底檢查！

# 眼睛乾澀（乾眼症）

## 不要輕忽眼睛乾澀
## 淚液分泌過少的問題

當眼睛淚液的分泌量不足、分佈不均，或淚液過度蒸發，而無法適當保持眼球表面的濕潤，就會造成乾眼症。此外，長時間用電腦或是進行比較精細的作業，而影響到眨眼次數，也會影響眼淚分泌量，而出現乾燥的狀態。一旦眼睛長期處在乾燥狀態，角膜及結膜容易受傷，長期下來，還有引發視力下降的疑慮。如果小看眼睛乾澀，那可是很危險的！「承泣穴」正是一個能守護眼睛健康的代表性穴位。

控制淚液分泌，保護眼睛健康

## 承泣

【眼部各種疾病】

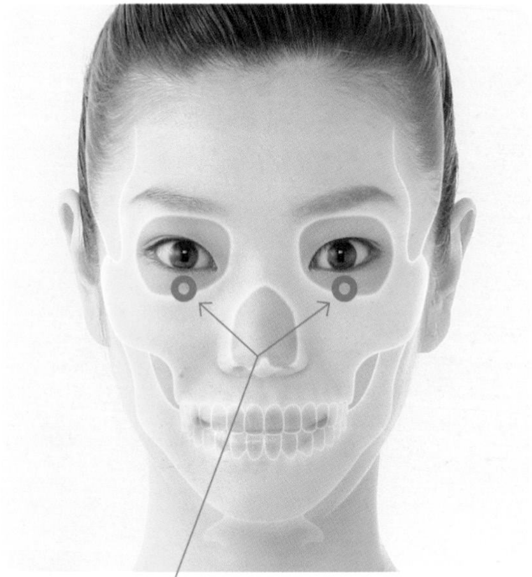

正確穴位 看這裡

看向前方時，在黑眼珠的正下方、圍住眼睛的骨頭內側邊緣。

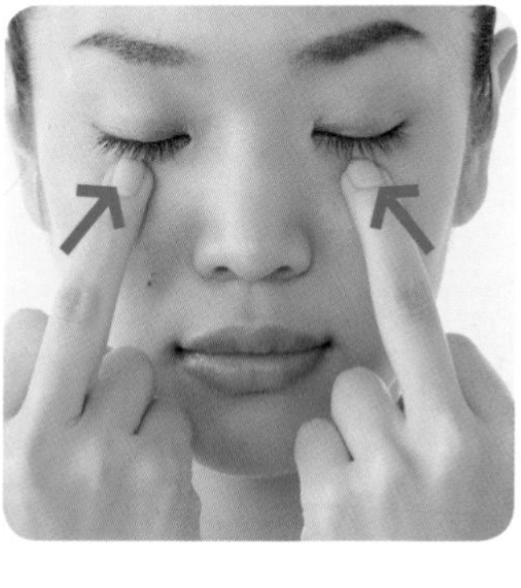

正確穴位 按這裡

兩手中指的指尖對準穴位，一邊吐氣一邊慢慢按壓，吸氣時再漸漸收力。

重點：左右各6～8次。因為眼睛的周圍比較敏感，按壓的力道要輕一點，以感到舒服為主。

# 溢淚（流目油）

## 可以舒緩眼睛的不舒服 刺激「肝經」上的相關穴位

關於眼睛「淚液」的問題有兩種：當眼睛疼痛或受到外物刺激時，會不停流眼淚，直到排除造成流淚的原因；另一種則因為年紀增長、淚腺的功能變差，淚液的調節失調而形成乾眼症。

中醫學認為「肝經」（參考P28）和眼睛的功能息息相關，而「曲泉穴」是「肝經」上的穴位，所以當眼睛疼痛、流淚，但又無法直接按壓眼睛時，便可以利用位在膝蓋內側的曲泉穴來緩和症狀。

### 曲泉

【眼部疾病、腹瀉、生理痛】

萬能穴位

位於與眼睛功能相關的「肝經」上，是人體重要穴位之一

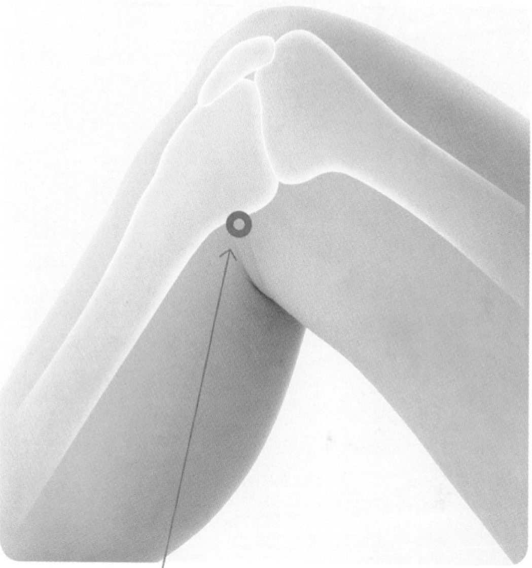

**正確穴位 看這裡**

位在膝蓋內側，將膝蓋彎曲時會產生的橫向皺褶，皺褶的前端就是穴位所在。

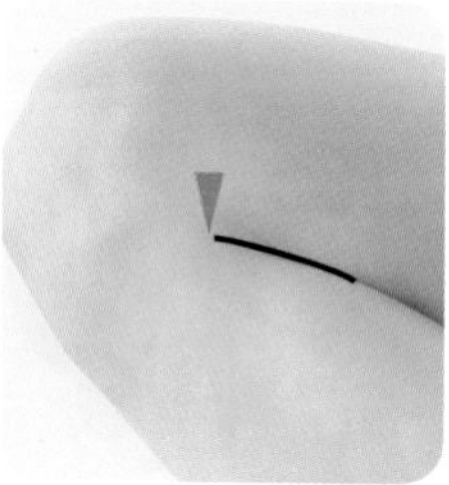

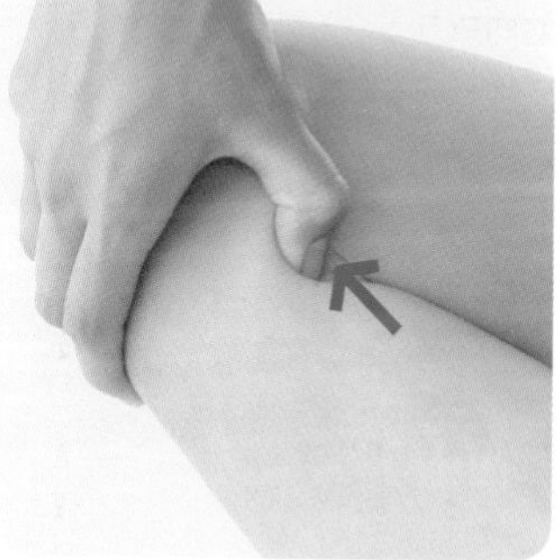

**正確穴位 按這裡**

坐著時彎起一隻腳，用拇指對準穴位，吐氣時慢慢按壓，吸氣時再慢慢收力。

重點：左右各6～8次。因為這裡比較容易有痛感，可以用自己感覺舒服的力道來揉壓放鬆。

# 感冒初期

## 背脊發冷 要趕快按穴位

鼻子和喉嚨等呼吸系統發炎，大多統稱為感冒。多數的感冒是病毒造成的，感染時通常會出現發冷、發燒、頭痛、流鼻水、咳嗽、喉嚨痛等症狀，有些人認為感冒是小事而放任不管，但這種錯誤觀念有可能導致意想不到的併發症，因此才會說感冒是萬病的源頭。感冒初期是治療的關鍵時刻，在充分補足睡眠與營養的同時，若能按壓「大椎穴」與「尺澤穴」兩個穴位，感冒就能更快治好。

驅逐身上的寒氣，緩和發冷症狀

## 大椎

【感冒、咳嗽、頭痛、肩背痛】

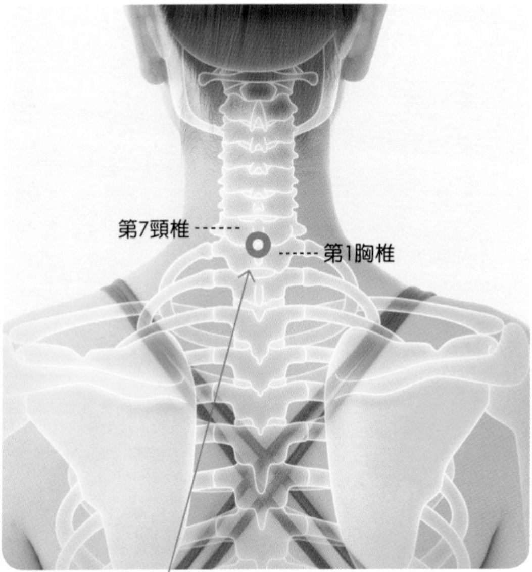


正確穴位 看這裡

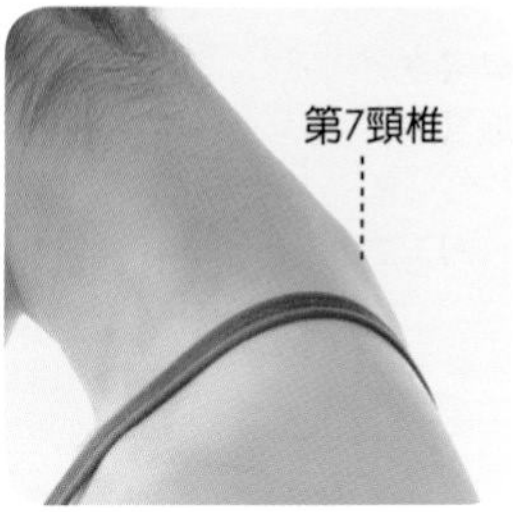


低頭時脖子後方出現的頸骨（第7頸椎），與下方的第1胸椎之間，有個凹陷處就是穴位所在。

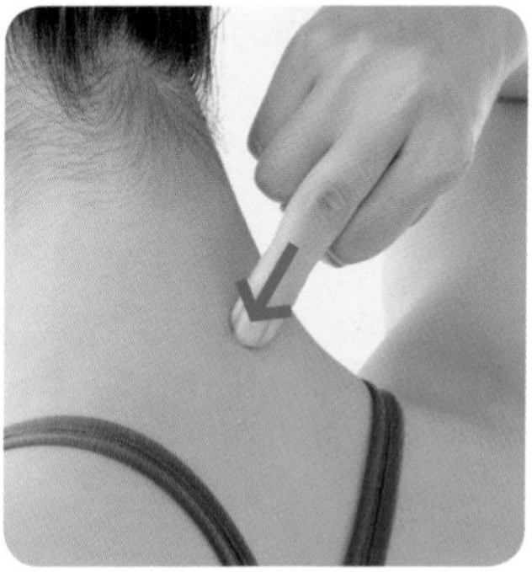

正確穴位 按這裡

以中指對準穴位，一邊吐氣一邊按壓，吸氣時再漸漸收力。

重點：**6～8**次，可以用強一點的力道按壓，另外，用熱毛巾或暖暖包熱敷之後再按壓會更有效！

# 尺澤

能對整個呼吸系統發揮作用，屬於「肺經」的穴位

【咳嗽、氣喘、支氣管炎、咽喉腫痛】

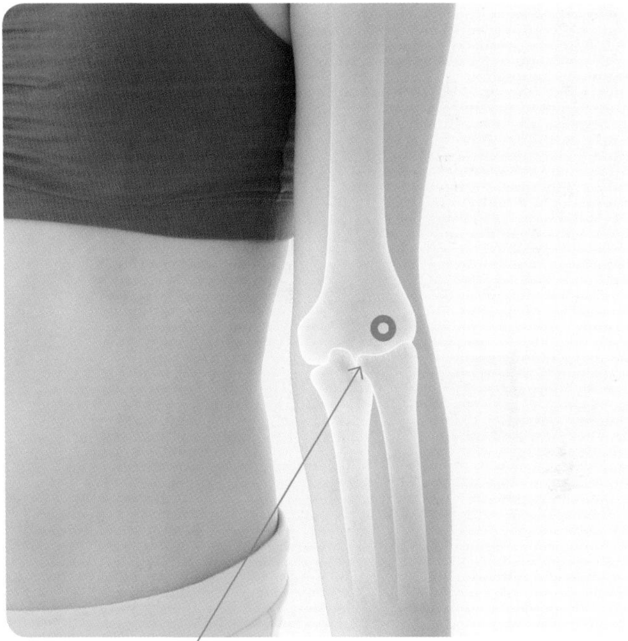

正確穴位 看這裡

在手肘內側彎曲時出現的皺褶上，中間偏拇指方向有個凹陷處就是穴位所在。

正確穴位 按這裡

拇指指尖對準穴位，一邊吐氣一邊慢慢按壓，吸氣時再漸漸收力。

重點：左右各6～8次，用好像拇指要陷入皮膚的感覺，稍微施加力道來按壓。

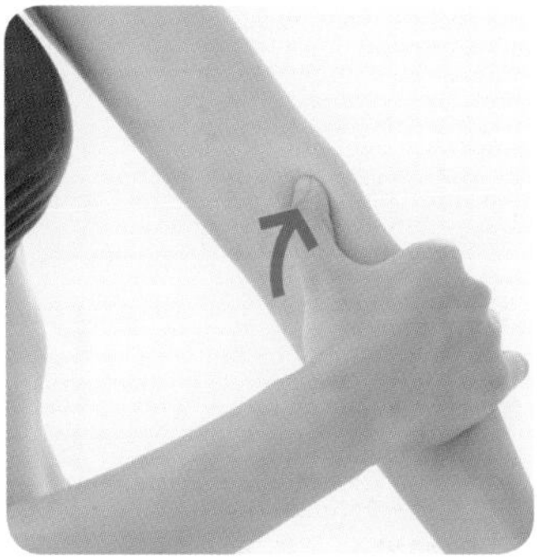

Column

## 熱敷穴位可溫暖身體、促進排汗

中醫認為感冒時流點汗對恢復健康有幫助，所以直接用吹風機的熱風在大椎穴上吹一吹，或是藉由把手肘浸泡到熱水裡（38～42度、10～15分鐘為宜）來熱敷尺澤穴的方式都有不錯的效果。

# 流鼻水・鼻塞

## 有效解決鼻子症狀的兩個特效穴位

流鼻水和鼻塞是感冒、過敏性鼻炎、花粉症的代表性症狀。「迎香穴」是治療流鼻水的特效穴位，雖然中醫認為讓鼻水排出會比較好，但是因鼻水流不停而覺得很困擾時，可以利用這個穴位來止住鼻水。此外，不停流鼻水會造成鼻黏膜發炎而引起鼻塞，「上星穴」正是能讓鼻黏膜的功能恢復正常，解決鼻塞困擾的穴位。

抑制鼻水流不停的特效穴位

## 迎香

【呼吸道疾病、鼻炎、鼻塞、流鼻水】

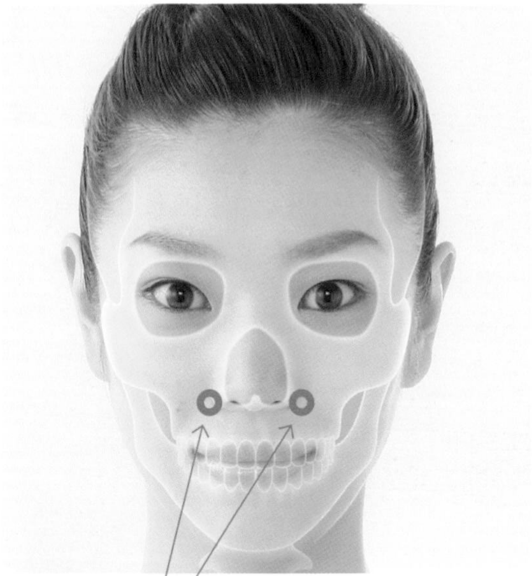

正確穴位 看這裡

在鼻翼兩側稍微往下的地方，有一個小小的凹陷處（法令紋上）就是穴位所在。

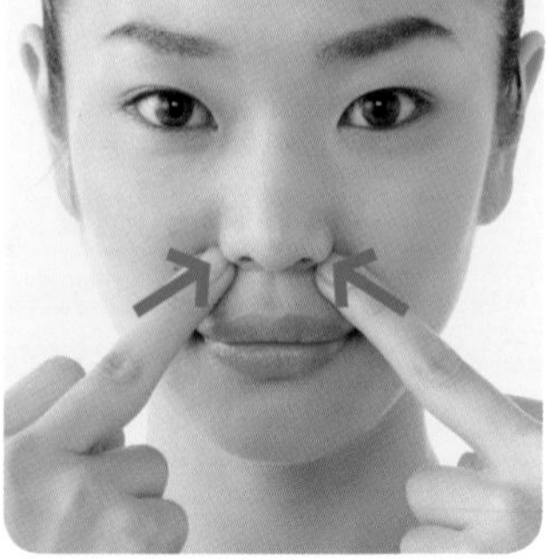

正確穴位 按這裡

兩手中指指尖對準左右穴位，一邊吐氣一邊慢慢按壓，吸氣時再漸漸收力。

重點：左右各6～8次。因凹陷處較小，所以用指尖往臉的中心輕柔按壓。

# 上星

有效對付鼻塞、鼻竇炎等鼻子症狀

【鼻炎、鼻塞、流鼻血】

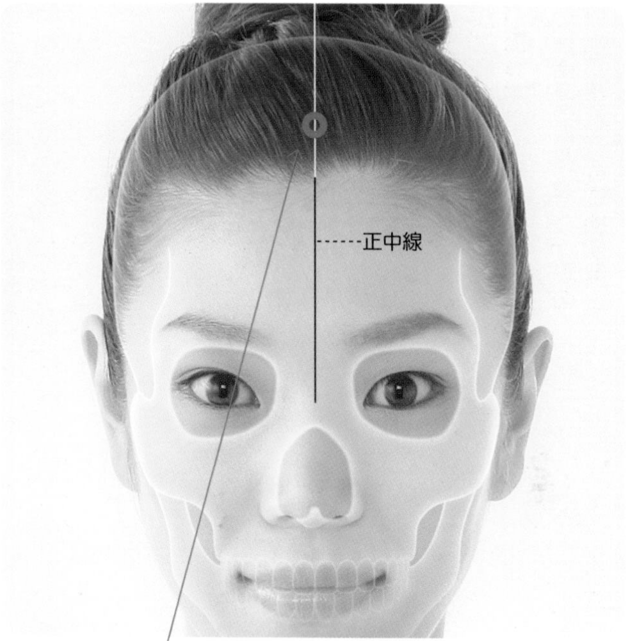


正確穴位 看這裡

位在臉的正中線上，從瀏海髮際處往上一指幅的地方。

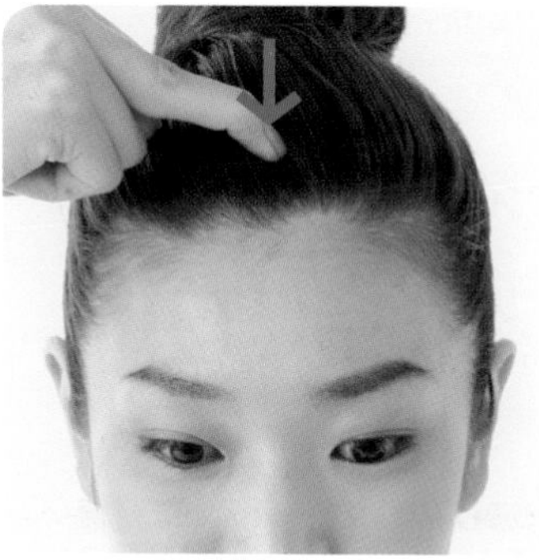

正確穴位 按這裡

以中指指尖對準穴位，向頭中心按壓，並搭配自然的呼吸。

重點：**6～8**次。按壓力道強一點，稍微感到疼痛也沒關係。

Column

## 流鼻水是身體受寒的訊號

中醫認為，流鼻水是因為有過多水分堆積在體內，所以身體釋出它正處於發冷狀態的警訊。為了排出多餘水分、去除身上的寒氣，應該避免食用屬於寒性的食物，例如西瓜、綠豆等等；並利用足浴等方式（參考P38）讓身體回復溫暖。

# 咳嗽

利用和「腎經」相關的穴位來改善症狀

咳嗽是為了清除進到呼吸道的異物及分泌物的反射性動作。中醫認為咳嗽和調節體內水分的「腎經」有所關連，如果腎機能低下、體內乾燥的話，就會影響肺部而引發乾咳的現象。因為腎經的氣血是由「俞府穴」輸往體內臟腑，按壓此穴位，可調節氣血暢通。「定喘穴」則如其名，從古至今都用來治療哮喘。若平時能多多刺激這些穴位，就能有效預防感冒的發生。

恢復「腎經」功能，抑制支氣管發炎

## 俞府

【咳嗽、氣喘、支氣管炎】

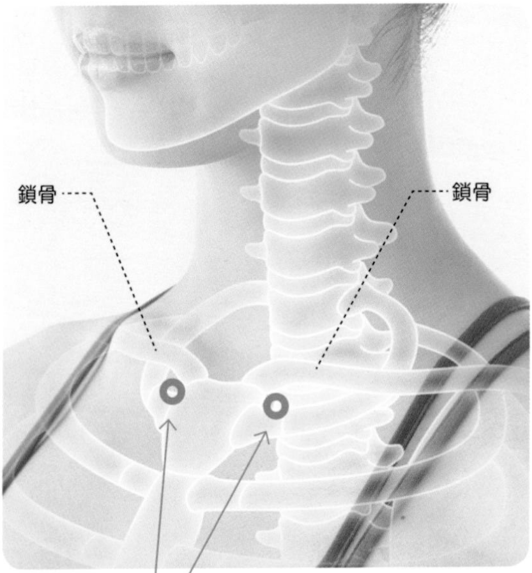


正確穴位 看這裡

穴位位在鎖骨中段最突出的下方。

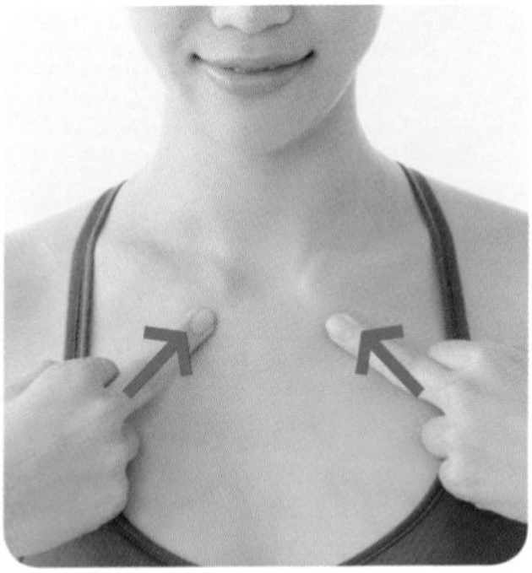

正確穴位 按這裡

兩手中指對準左右穴位，一邊吐氣一邊慢慢按壓，吸氣時再漸漸收力。

重點：左右各6～8次，按壓時讓手指陷進鎖骨的下方。

# 定喘

【咳嗽、氣喘】

抑制氣管發炎情形，降低造成咳嗽的原因

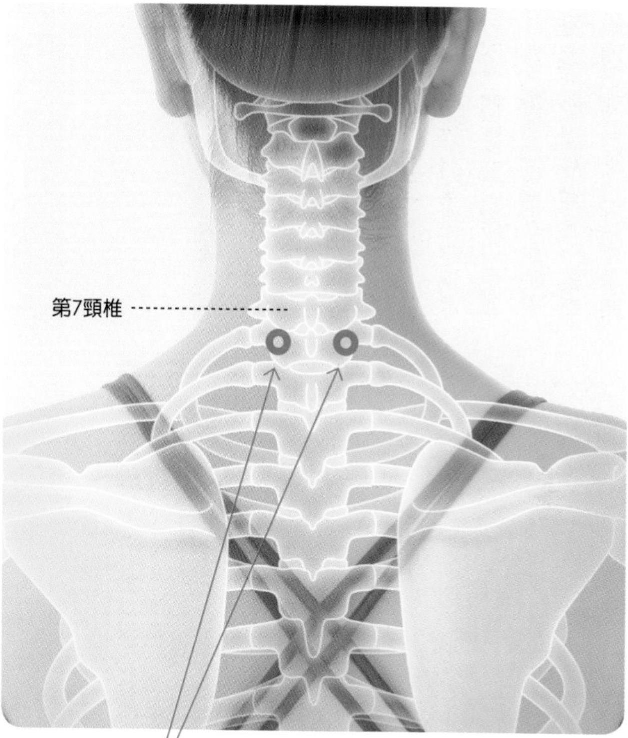


正確穴位 看 這裡

低頭時脖子後方會出現一節骨頭（第7頸椎），從頸骨頭下方的中心點，往左右各約一指幅即穴位所在。

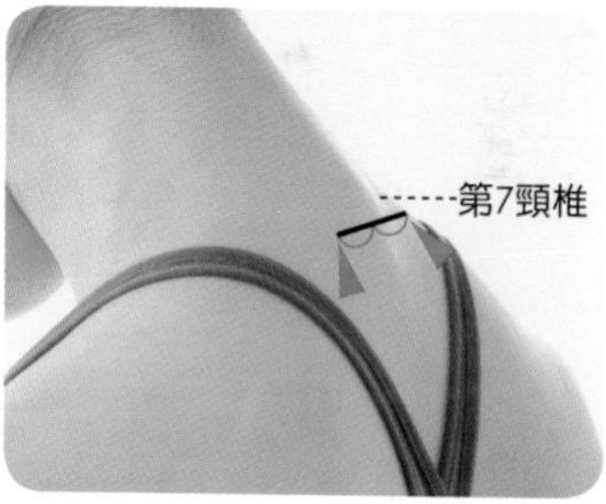


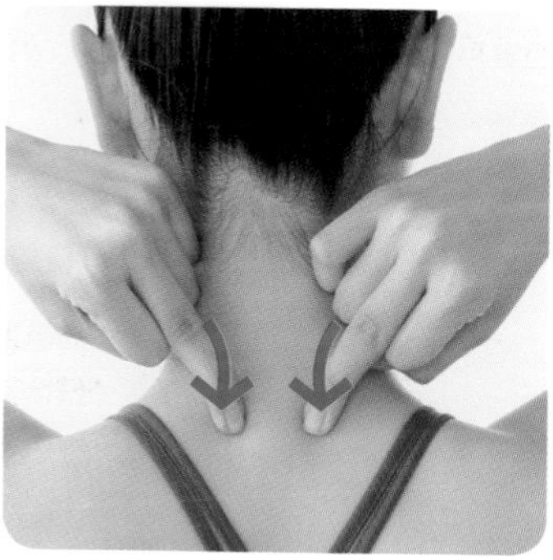

正確穴位 按 這裡

兩手中指對準左右穴位，一邊吐氣一邊慢慢按壓，吸氣時再漸漸收力。

重點：左右各**6**～**8**次，稍微低頭會比較好按壓。

# 落枕

## 頸部肌肉的負擔造成強烈疼痛

落枕又稱為「失枕」，屬於急性的頸部肌肉拉傷，通常是因為不自然的睡姿，或是因壓力過大、精神緊繃讓肩頸肌肉長時間呈現過度拉扯狀態而造成的疼痛。因為脖子上的肌肉已經發炎，如果再直接刺激患部或是熱敷，就會使發炎情形更加嚴重，所以這時就要利用位在手背上的「落枕穴」來處理。等按完穴位之後，要盡量保持穩定的姿勢。如果想要在脖子上貼藥布緩解，就選冷藥布吧！

專治落枕的特效穴位

### 落枕

【脖子僵直疼痛】

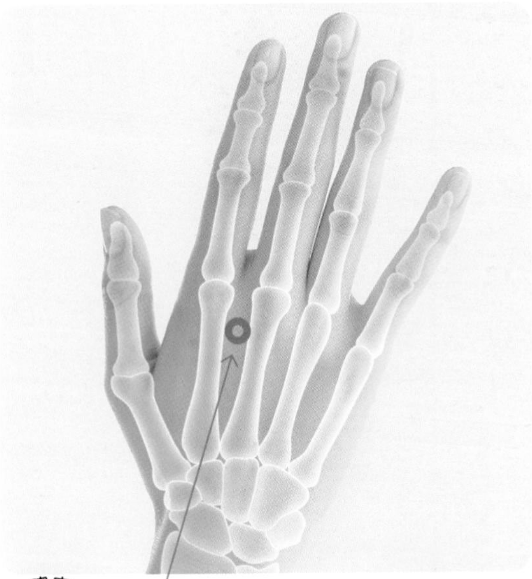

正確穴位 看這裡

手握拳頭時，食指和中指的根部都有凸出的圓骨，在連接圓骨下端的線的正中央，V字頂端凹下去的地方就是穴位所在。

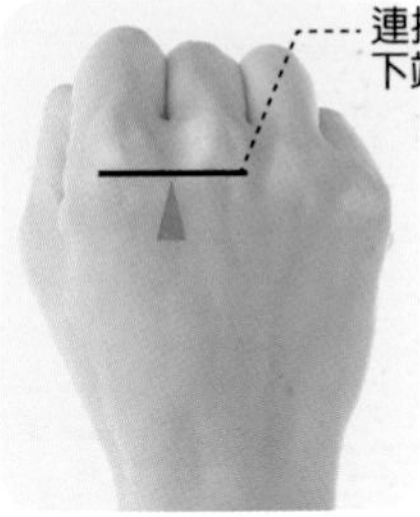


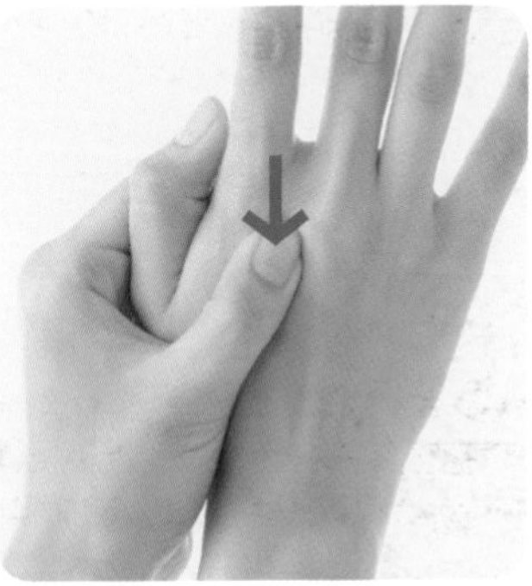

正確穴位 按這裡

用另一手的拇指指尖對準穴位，搭配自然呼吸，以往下壓的方式來按壓。

重點：先從落枕側的穴位開始，接著換另一邊，左右各6～8次。

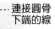

# 四十肩・五十肩

## 肩關節周圍突然出現發炎

一旦肩關節囊膜發炎，就會造成手抬不起來、關節動不了的情況，且因好發於40～50歲的女性，因此40歲時出現叫做四十肩，50歲出現時叫做五十肩。症狀通常是當手臂抬起來，或是往後轉動時會有痛感，只能在有限的範圍內動作。按壓「肩髎穴」可以幫助緩和關節周邊肌肉的緊繃，也有鎮痛的效果。但因症狀拖得越久就會越棘手，因此早日接受治療才是明確的選擇。

緩和肩關節周邊的肌肉，減少疼痛感

### 肩髎

【肩臂疼痛、肩周炎】

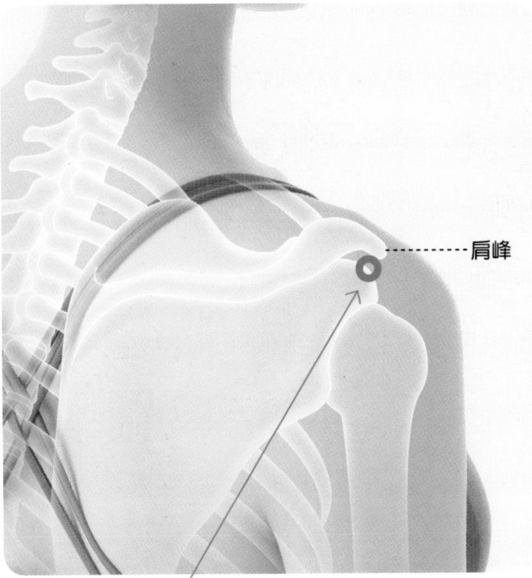


正確穴位 看這裡

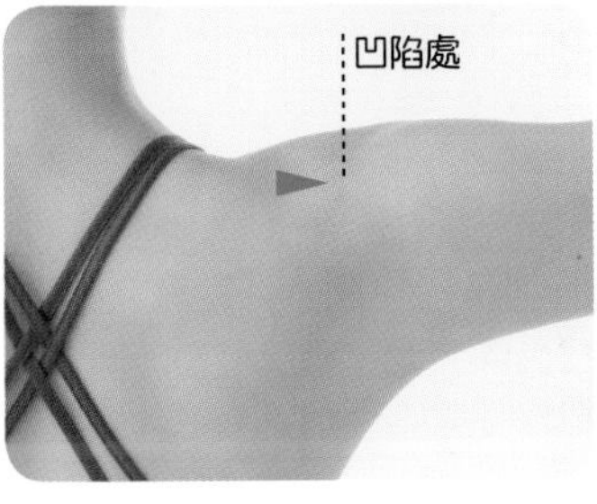


肩膀骨頭（肩峰）的背面，將手臂橫向上抬時，在肩關節會有一個凹陷處就是穴位所在。

正確穴位 按這裡

用和穴位不同邊的手繞到背部，以中指對準穴位，一邊吐氣一邊慢慢按壓，吸氣時再漸漸收力。

重點：6～8次，可以只按壓有症狀的那一側。

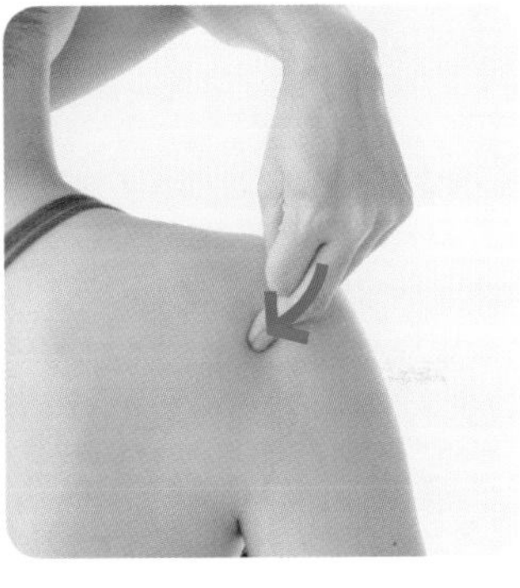

# 慢性腰痛

## 多按摩最佳補「腎」穴位
## 可提高機能&補充精力

長時間從事辦公室工作又缺少運動的人、過於疲勞或是壓力大的人，很容易覺得。中醫認為腰痛是儲備精力的「腎」（參考P28）衰弱（＝老化）而顯現出來的症狀，而人體補腎最好的穴位就在「腎俞穴」，因此按摩「腎俞穴」，有改善腰痛的作用。此外，因為舒緩背部及胃腸肌肉的緊繃，也能有效舒緩腰痛，因此也可以同時按壓位於胃腸附近的「府舍穴」來調節體內機能的平衡。

活化腎臟機能，減輕腰痛的情況

## 腎俞

【水腫、慢性腰痛】

萬能穴位

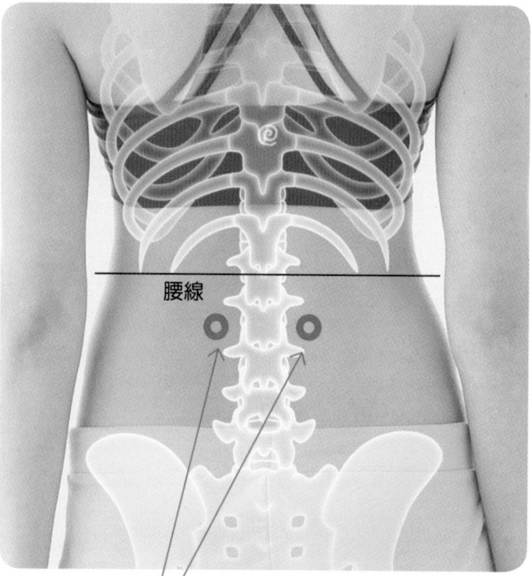


正確穴位 看這裡

穴位位在腰部，在腰際線往下兩指幅的附近、脊椎中心往左右各兩指幅的地方。

正確穴位 按這裡

兩手插腰，兩拇指對準左右穴位，吐氣時按壓，吸氣時漸漸收力。

重點：左右各6～8次。以身體感到最舒適的力道朝身體中心按壓，稍微用力一點也沒關係。

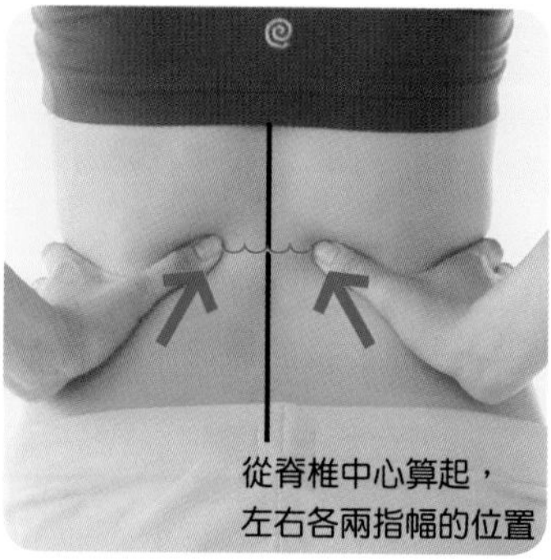

# 府舍

舒緩胃腸肌肉的緊繃，調節體內機能平衡

【腹痛、調整腸胃功能】

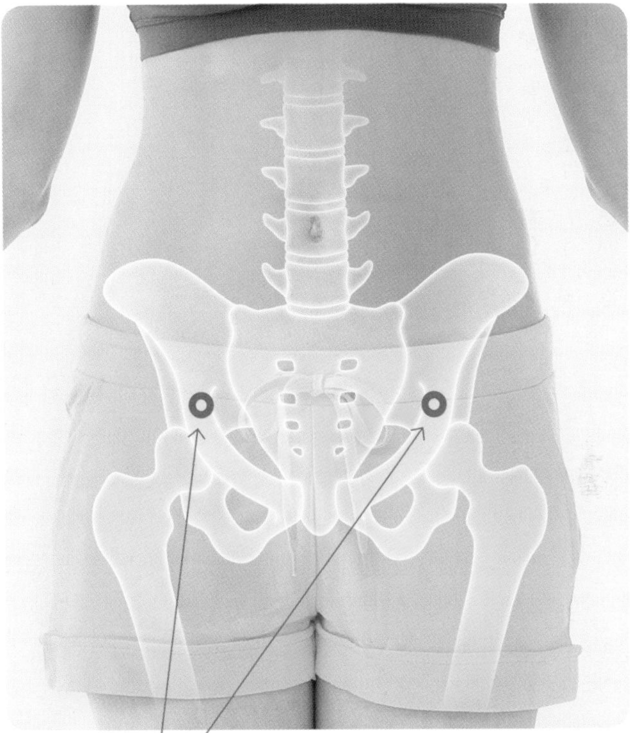

正確穴位 看這裡

從鼠蹊部（大腿根部的皺褶）的中央往上約兩指幅的地方，即穴位所在。

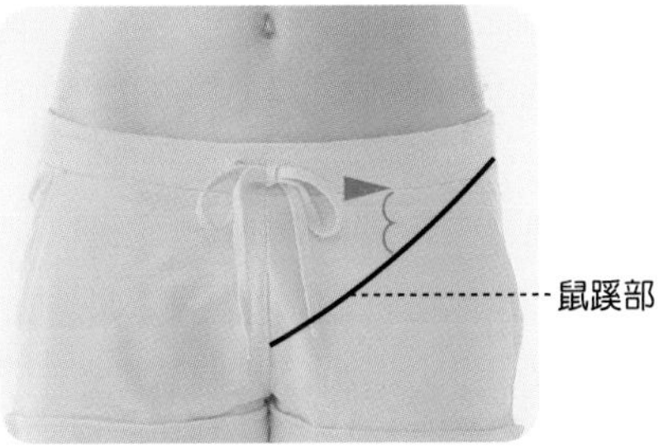


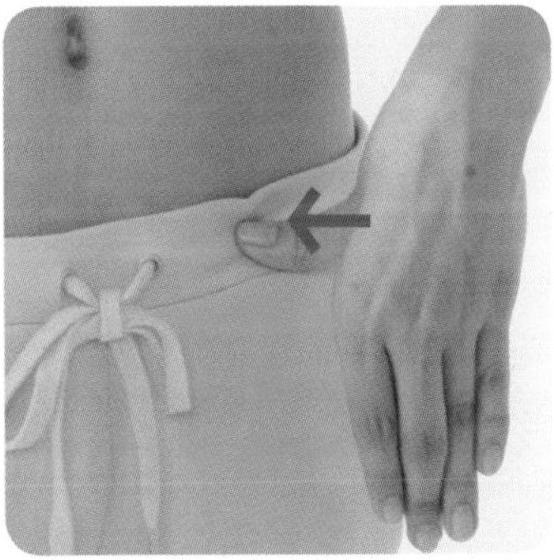

正確穴位 按這裡

以拇指指腹對準穴位，一邊吐氣一邊慢慢按壓，吸氣時再漸漸收力。

重點：左右各6～8次。疼痛較劇烈時，可以仰躺後將膝蓋立起再按壓。

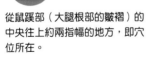

# 閃到腰

突然的動作引起
腰部肌肉扭傷或拉傷

閃到腰是發生在一瞬間站起來，或是日常不良動作，造成腰部肌肉扭傷、拉傷的急性症狀。這時先讓身體維持較輕鬆的姿勢、不要亂動，躺下後將腰痛的那邊抬起，呈現側躺，再按壓閃到腰的特效穴位—「腰痛點穴」。例如是左腰痛的話，人朝右邊側躺，以右手加點力去按壓左手的穴位，可以復原得比較快。建議也可以在腰痛點穴的位置施行米粒灸（參考P39）。

閃到腰的緩痛特效穴位，能加快復原

## 腰痛點

【止痛、急性腰扭傷】

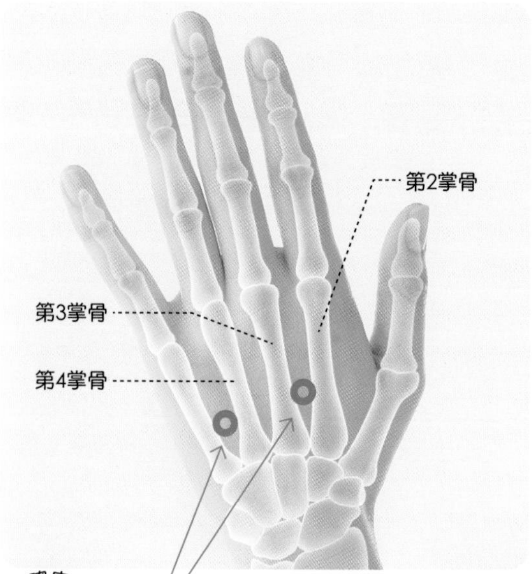


正確穴位 看這裡

腰痛點穴位在手背上的兩個地方，一個是食指與中指掌骨的交叉處，以及無名指與小指掌骨的交叉處。用手指往手腕的方向摸，手指會微微卡住的地方就是穴位所在。

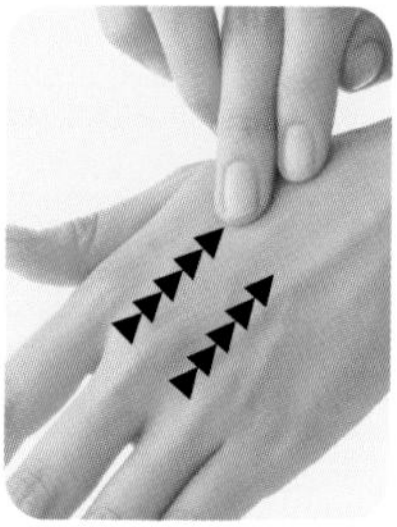

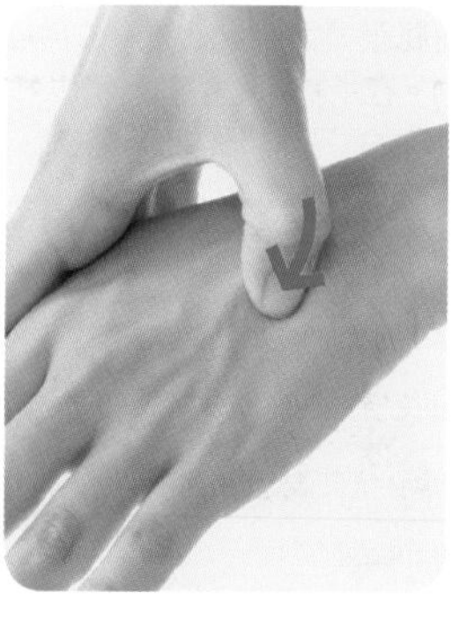

正確穴位 按這裡

抓住手背，以拇指指尖對準穴位，一邊自然呼吸一邊按壓骨頭邊緣。

重點：躺下後將疼痛的那側上抬，按壓疼痛側的穴位6～8次。如果兩邊都會痛，改變側躺的方向，左右各6～8次。

# 坐骨神經痛

## 臀部或是大腿後側出現疼痛及痠麻感時

坐骨神經是從第2到第5腰椎及第1薦椎處開始，往人體下肢分布，是人體內最長且最大的神經。如果發生腰椎退化、長骨刺、腰椎滑脫或是椎間盤突出，壓迫到坐骨神經時，就會發生疼痛或是痠麻的感覺。這時，可以刺激一下坐骨神經上的「環跳穴」來緩和症狀，但如果症狀還是持續不斷，就要尋找專業的醫生徹底檢查一下比較好。

促進臀部的血流，去除痠麻與疼痛

## 環跳

【強化肝臟、坐骨神經痛、腰腿痠痛】

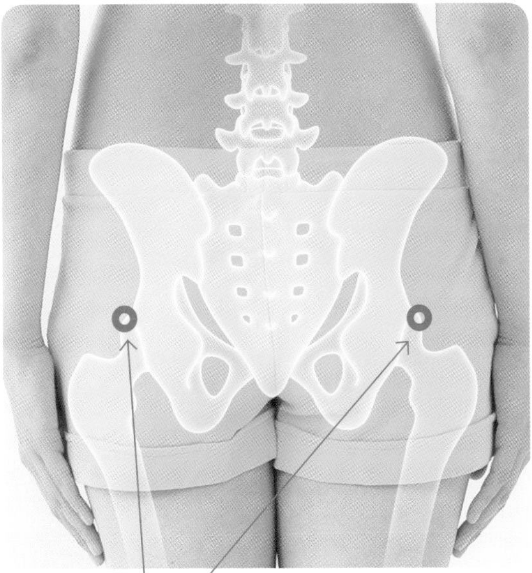

正確穴位 看這裡

從屁股最高的位置開始，稍微往左右外側移動。在所謂屁股的中心，也就是站立時出現會凹陷的地方，就是穴位所在。

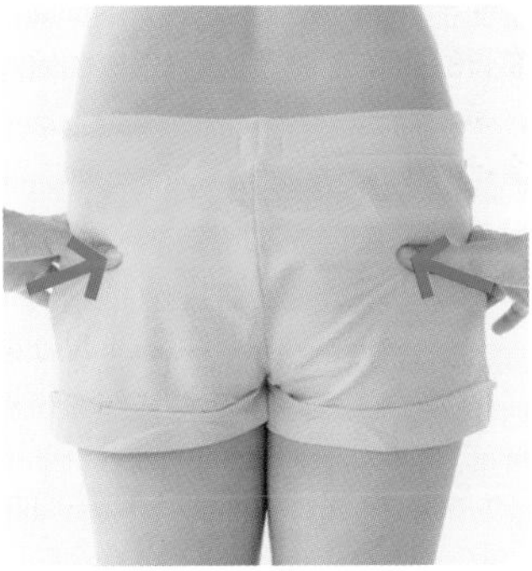

正確穴位 按這裡

兩手拇指的指腹對準穴位，一邊吐氣一邊慢慢按壓，吸氣時再漸漸收力。

重點：左右各6～8次。向身體中心以較強的力道按壓會比較舒服。

# 膝蓋疼痛

## 肌腱的負荷過度時
## 按壓穴位能緩和疼痛

引發膝蓋痛的原因，大多與時間及負重過度，超出了肌腱所能承受的負擔所致。另外，隨著年紀增長，骨頭變形或膝蓋周圍的肌力變弱，就容易出現膝蓋疼痛的症狀。而O型腿、骨盤歪斜或是韌帶及肌肉發炎等，也會產生疼痛的感覺。為了避免膝蓋疼痛，讓腿部肌肉更加強壯，可以支撐住身體的重量很重要。如果想要緩解疼痛症狀，不妨試著按一按「膝眼穴」吧！

### 膝眼

成對的外膝眼與內膝眼穴

【膝關節炎、腿部疼痛】

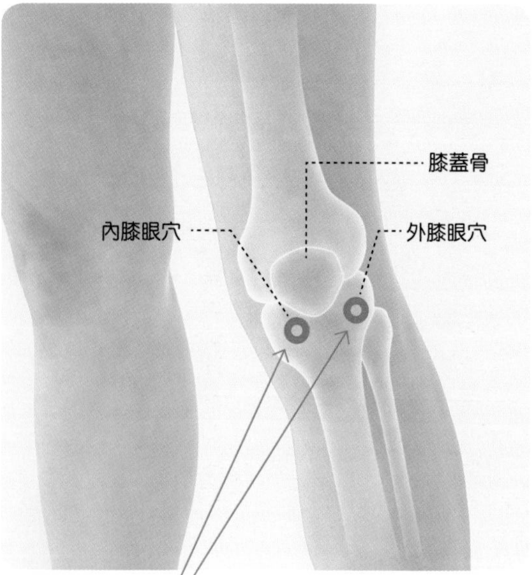


正確穴位 看這裡

膝蓋彎曲，位在膝蓋骨下方、韌帶兩側的凹陷處。內側的凹處是內膝眼穴，外側的凹處是外膝眼穴。

正確穴位 按這裡

兩手抓住膝蓋，左右手的拇指對準內膝眼穴與外膝眼穴，按壓骨頭的邊緣，並搭配自然的呼吸。

重點：稍微用力一點，有一點痛也沒關係。先從痛感較嚴重的那腳開始，接著換邊，左右各6～8次。

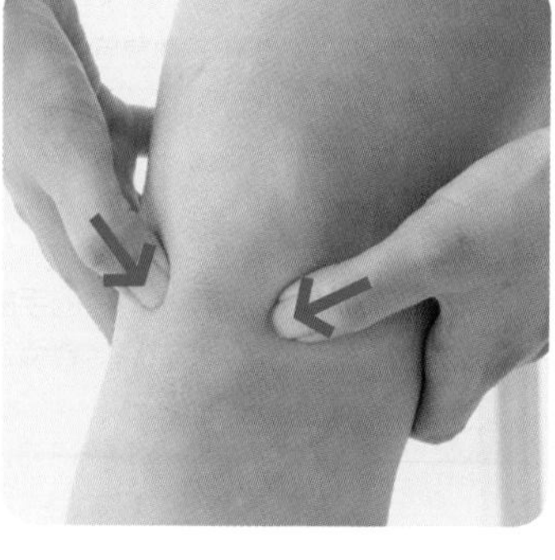

# 手部痠麻・疼痛

## 讓緊繃的肩頸得以舒緩 促進手臂血液循環

人體全身的經絡，都會經過肩頸的經脈，也就是說，都要經過「缺盆穴」。當缺盆穴的氣血通暢，脖子、肩膀到手臂的血液循環就會很好。反之，如果肌肉不夠放鬆、血液循環變差，就容易引發手部的痠麻與疼痛感。平常要避免用脖子夾著電話筒的不良習慣，使用鍵盤、滑鼠時手部位置高度也要擺正確，否則會讓痠痛加劇。按壓「缺盆穴」可以有效舒緩手部的痠痛症狀。

位於鎖骨凹陷處，是全身經絡都會通過的重要穴位

## 缺盆

【咳嗽、氣喘、上肢疼痛】

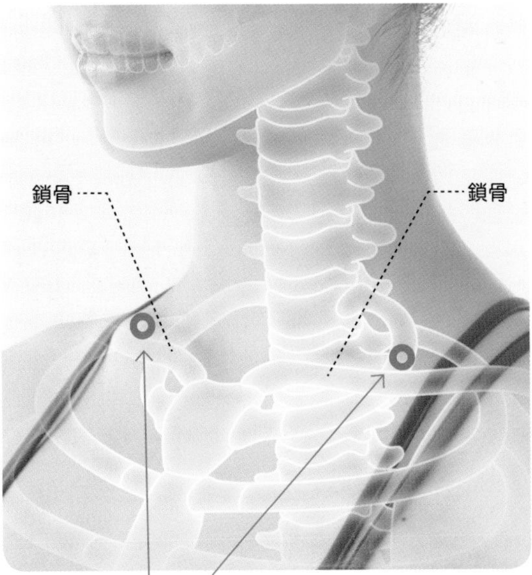


正確穴位 看這裡

位於左右鎖骨上方凹陷處的中央，如果按壓下去時會有痠痛感的地方，就是穴位所在。

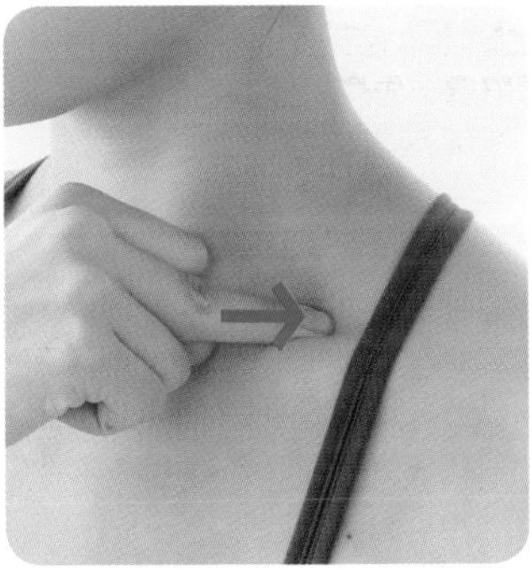

正確穴位 按這裡

用和穴位不同邊的手的中指指腹對準穴位，一邊吐氣一邊慢慢按壓，吸氣時再漸漸收力。

重點：配合呼吸用力按壓，以好像手指要深入鎖骨的感覺。左右各6～8次。

# 胃痛（胃炎・胃食道逆流）

## 恢復胃功能 消除胃痛

通常胃部的疼痛，大多由於胃酸過多，或是胃黏液分泌減少所引起的胃黏膜發炎所致。若是在空腹或飯後感到疼痛，可藉由按壓「中脘穴」來消除痛感或不適症狀，能讓身體變輕鬆。從古至今，中醫的觀點即認為胃下垂會造成內臟受寒，因此是「百病的源頭」，所以在治療上也活用「足三里穴」這個穴位。按壓足三里穴能活化胃部機能，改善消化不良等症狀。

調整胃腸作用，消解胃痛及胃脹氣

## 中脘

【胃痛、腹痛、調節自律神經】

萬能穴位

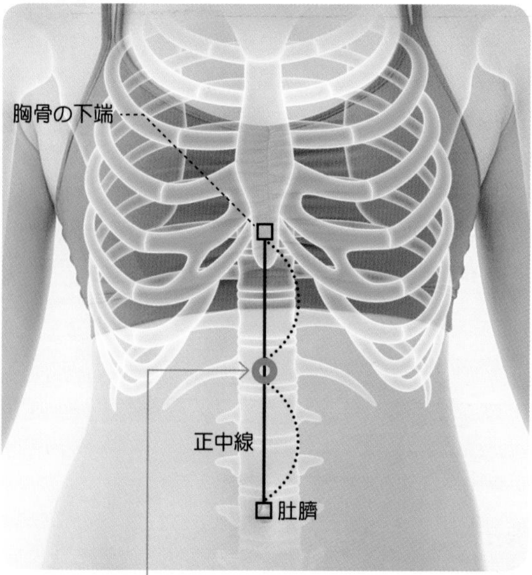


正確穴位 看這裡

穴位位於腹部正中線上，胸骨的下端與肚臍的中間，從肚臍往上四指幅的位置。

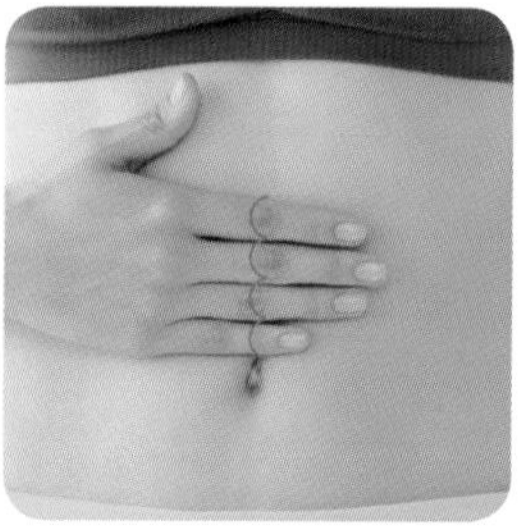

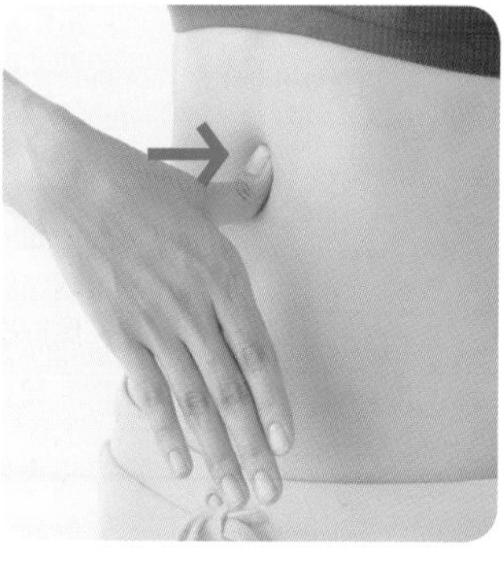

正確穴位 按這裡

以拇指指腹對準穴位，吐氣時按壓，吸氣時慢慢收力。

重點：6～8次。不好施力的話，先一手對準穴位，再疊上另一手的手指進行按壓。

# 足三里

使胃功能恢復正常的重要穴位

【消除疼痛與疲勞、促進血液循環】

萬能穴位

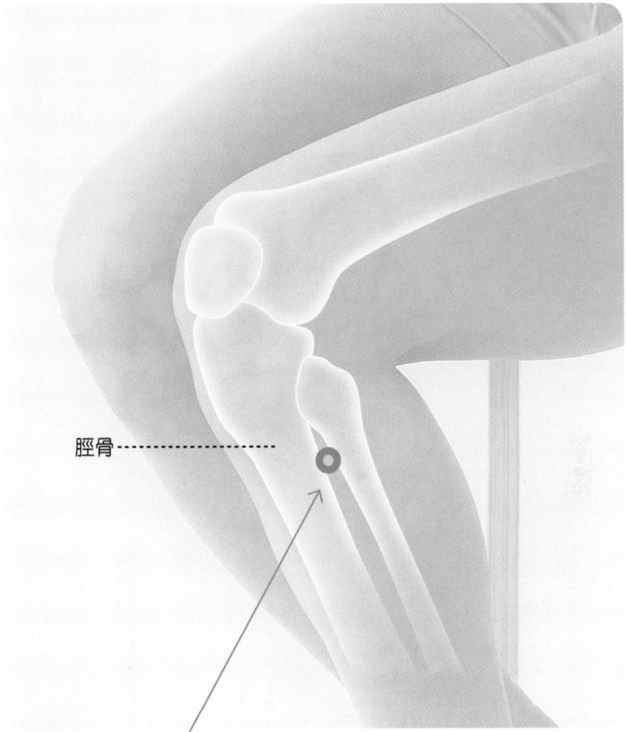


正確穴位 看這裡

在膝蓋骨外側下端的下方有個凹陷處，從這裡開始沿著小腿骨（脛骨）往下四指幅的附近按壓，若有痠麻感的地方就是穴位所在。

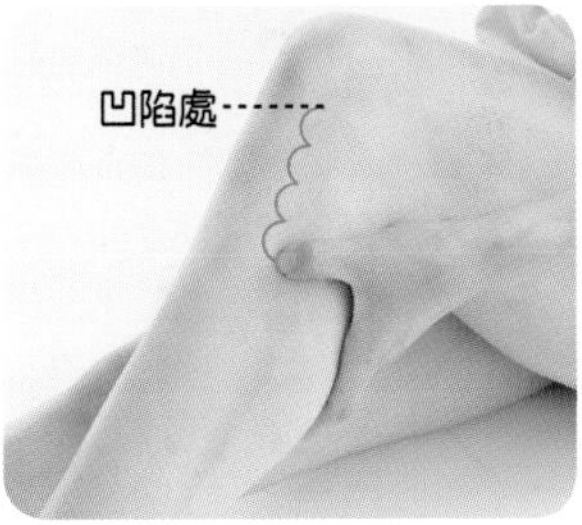


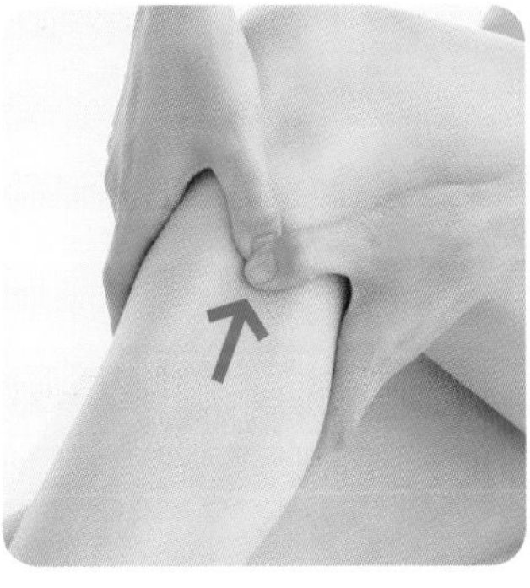

正確穴位 按這裡

兩手拇指對準穴位，吐氣時慢慢地按壓，吸氣時再慢慢收力。

重點：左右各6～8次，像是往膝蓋的方向拉提的感覺，以較強的力道按壓會比較舒服，效果也更好。

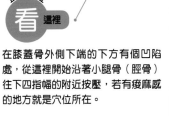

# 脹氣

## 大腸與小腸功能衰弱的警訊

當腸胃裡產生了氣體而讓肚子感覺脹脹時，通常都是因為腸道蠕動不佳所致，也是小腸和大腸過敏、消化功能衰弱的證據。另外，在中醫的觀念裡，「瘀血」滯留的狀態會導致腹部容易發生鼓脹，也是發生婦科疾病的誘因。不要小看這樣的症狀，要盡早想辦法改善，身體才會健康！這時可以利用「天樞穴」來促進肚臍以下的血液循環。按摩天樞穴的作用與好處很多，包含：促進與增強胃動力，治療便秘、治療腹脹、腸鳴、痛經、腎炎等。

提高消化機能，促進整腸效果

## 天樞

【腹痛、腹瀉、便秘】

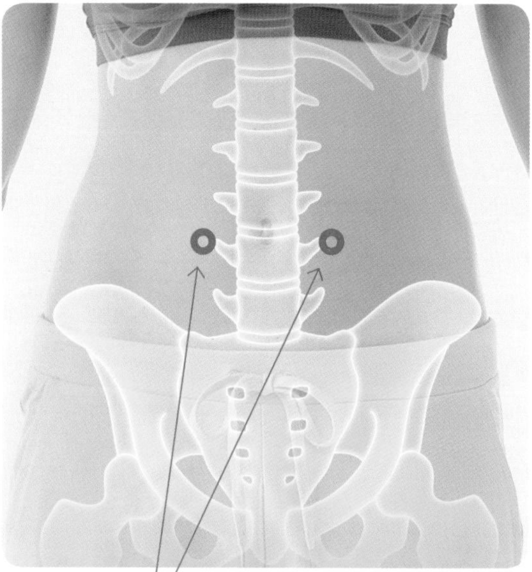

正確穴位 看 這裡

從肚臍開始，往左右各三指幅的距離就是穴位所在。

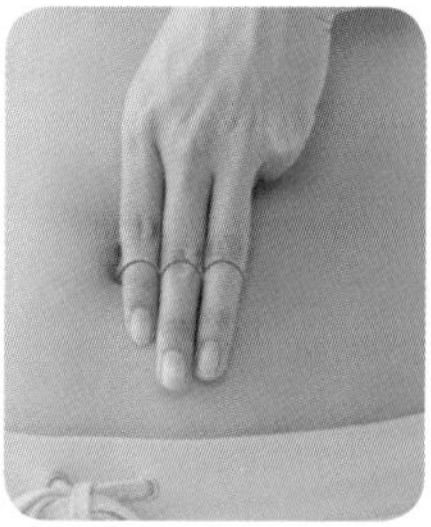

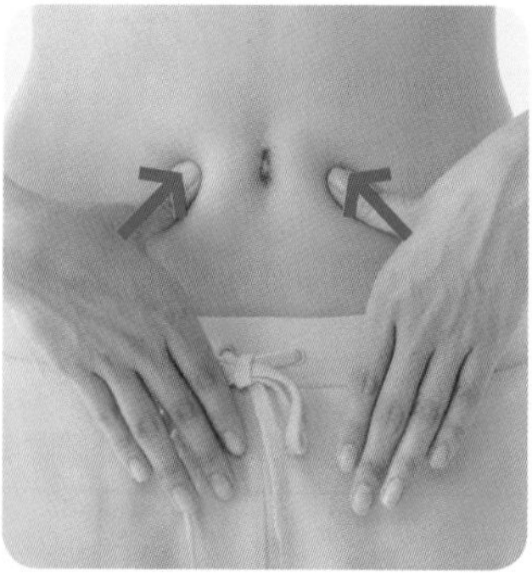

正確穴位 按 這裡

兩手拇指對準左右穴位，一邊吐氣一邊慢慢按壓，吸氣時再慢慢收力。

重點：小力地朝身體中心按壓，以身體感到舒適為主。左右各6～8次。

# 痔瘡疼痛

身體寒冷造成
肛門周邊血液循環障礙

在肛門周圍有許多小靜脈，當這些靜脈因便秘、懷孕、長時間以同樣姿勢久坐、運動不足等等原因導致擴張或變大時，就稱之為痔瘡。與預防或緩解痔瘡相關的穴位是位在小腿上的「承山穴」，多多按壓此穴，能促進肛門周圍的血液流動、緩和痔瘡疼痛，並幫助症狀的改善。此外，避免久站、久坐或久蹲，及坐馬桶時看書報等習慣，並養成多喝水、多吃高纖食物的飲食方式，都能有效預防便秘。

## 承山

【痔瘡、便秘、腿部痠痛】

促進肛門周邊的血流，緩和痔瘡症狀

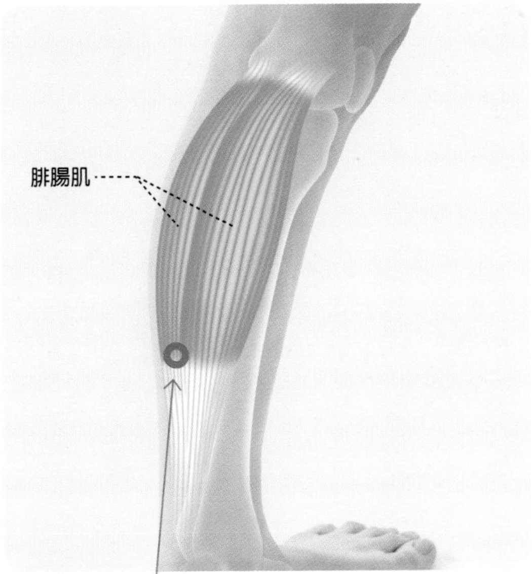


正確穴位 看 這裡

穴位位在小腿中央附近。從隆起的小腿肌（腓腸肌）最凸的地方往下，肌肉弧形下端的附近。

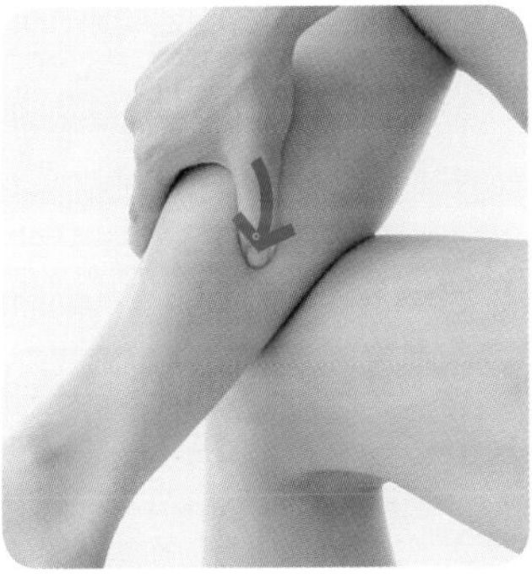

正確穴位 按 這裡

抓住小腿，以拇指對準穴位，一邊吐氣一邊慢慢按壓，吸氣時漸漸收力。
重點：左右各6～8次。用揉的方式按壓會比較有效。

# 生理痛

## 去除體內寒冷 舒緩疼痛

女性的骨盆腔主要由子宮、卵巢、輸卵管這些器官及子宮內膜等構成，生理期時的痛感，也就是發生在這些部位及下腹部。若是骨盆腔功能有異常時，也會導致在經期間發生嚴重疼痛感。預防生理痛的有效方法，是經常讓身體保持在溫暖狀態、驅散寒冷，藉由刺激穴位也可以緩和不適感。其中「中極穴」可以改善體內虛寒、緩和經期的疼痛，可於平時常按這個穴位。而經期間想要消解疼痛及躁鬱時，則可以多用點力按壓「行間穴」。

改善虛寒，減輕月經時的疼痛

### 中極【生理不順、經痛】

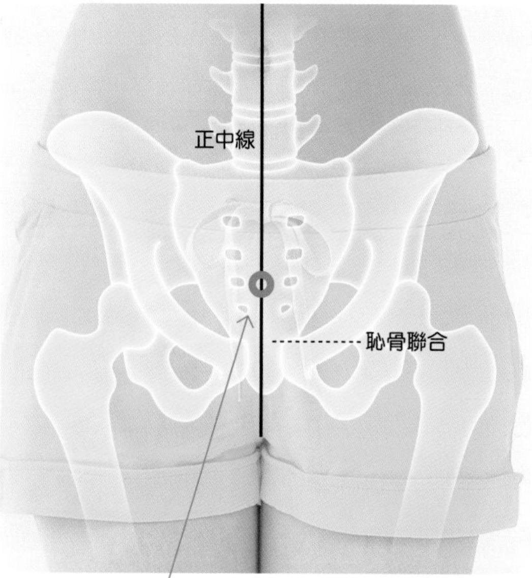


正確穴位 看這裡

位於正中線上，「恥骨聯合」凸起的地方開始，往上一指幅的地方即穴位所在。

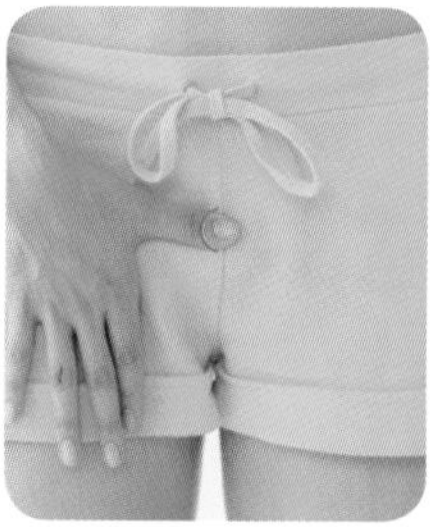

正確穴位 按這裡

拇指對準穴位，一邊吐氣一邊慢慢按壓，吸氣時再漸漸收力。

重點：6～8次。向著身體中心以較強的力道按壓，以身體感到舒適為主。

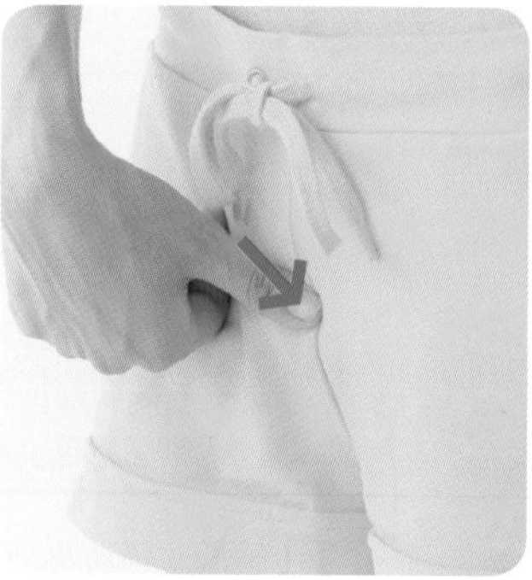

# 行間

抑制經期中的疼痛及躁鬱

【調整氣血、安定情緒】

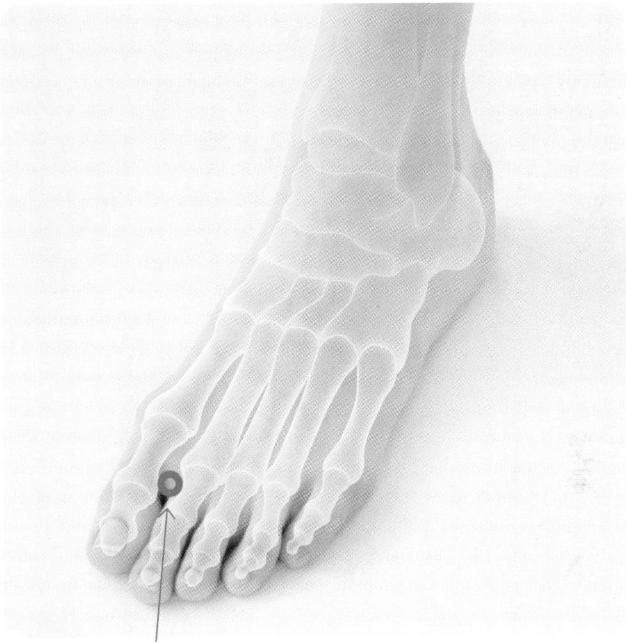

正確穴位 看這裡

位在腳背，大腳趾與第二趾間的趾蹼，凹下去的地方就是穴位所在。

正確穴位 按這裡

用和穴位不同邊的手的拇指對準穴位，一邊吐氣一邊慢慢按壓，吸氣時再漸漸收力。

重點：左右各**6**～**8**次。稍微有痛感的刺激才有效果。

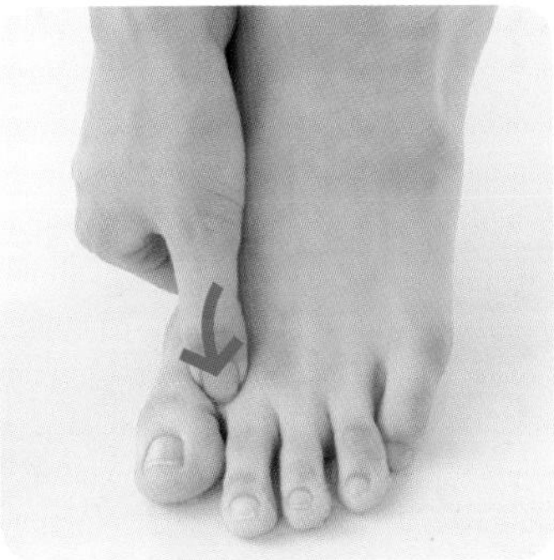

Column

## 如果有異狀時，要儘早就醫檢查

本來生理期間的疼痛幾乎是沒有什麼問題，但如果是痛到無法站立，或是有頭暈想吐的情況，有可能是罹患子宮肌瘤或是子宮內膜異位症，這時就要儘早就醫做檢查！

# 生理不順

## 長期的精神壓力下所引起的症狀

因為荷爾蒙出現紊亂情況，以及自律神經失調、精神壓力等等因素，都會造成月經出現異常或不順。大多的生理不順，都是因為長期的精神壓力導致生理延遲。

中醫認為「肝」與情緒和精神的安定與否有關，而「氣海穴」是能調整生殖系統及肝臟狀況的穴位，所以按壓這個穴位也就有助於消解精神壓力。

消解造成生理不順的精神壓力

## 氣海

【婦科疾病、腰痛】

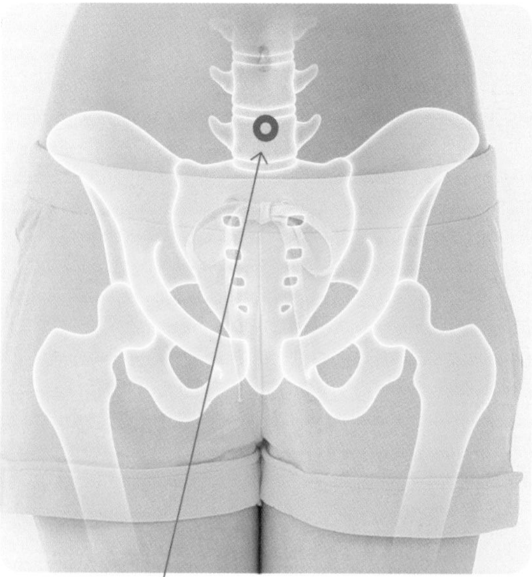

正確穴位 看這裡

從肚臍往下兩指幅的地方就是穴位所在。

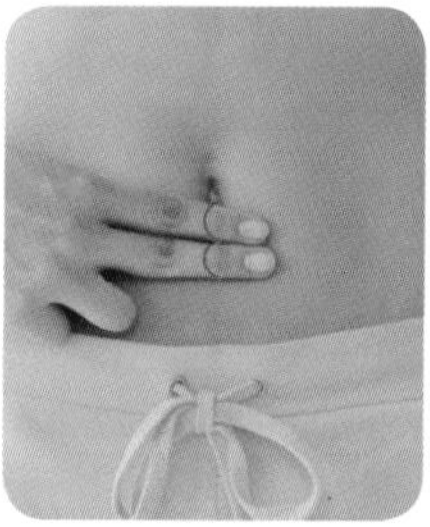

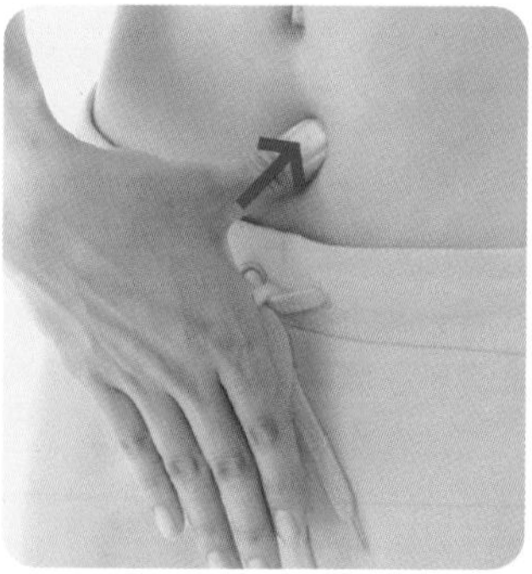

正確穴位 按這裡

拇指指尖對準穴位，一邊吐氣一邊慢慢按壓，吸氣時再漸漸收力。

重點：6～8次。向著身體中心，以輕柔的力量按壓，也可以雙手交疊進行按壓。

# 經前症候群（PMS）

## 調整荷爾蒙平衡 改善經前諸多症狀

月經來臨前，也就是在排卵到經期開始前，許多人會出現心情容易焦躁、抑鬱，同時又會有頭痛、腰痛的現象，且這些症狀在每個月都會反覆出現，統稱為經前症候群（PMS）。「三陰交穴」是「肝經」、「脾經」、「腎經」三條經絡交集的穴位，多多按壓此穴，有促進血液循環、調整荷爾蒙分泌的效果，能夠改善經前症候群的症狀。

有效改善女性特有症狀的重要穴位

## 三陰交

【舒緩婦科症狀、腸胃虛寒、腰痛】

萬能穴位

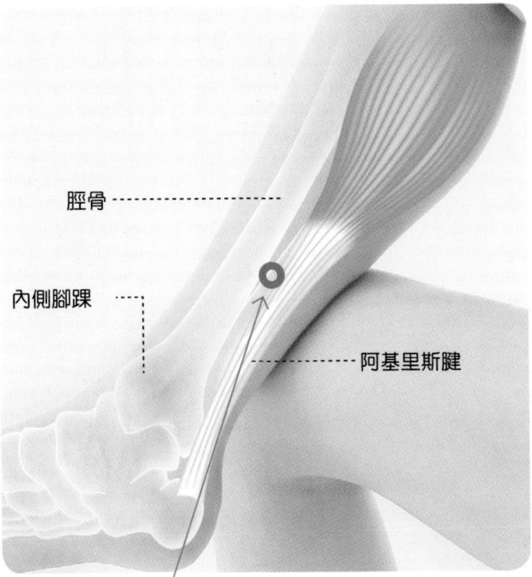


正確穴位 看這裡

從內側腳踝開始，往膝蓋方向約四指幅的位置。小腿骨（脛骨）後側的邊緣就是穴位所在。

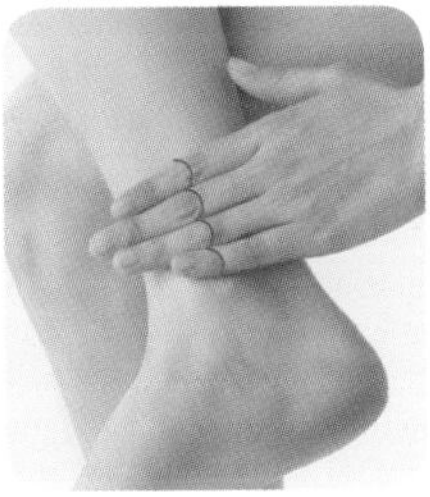

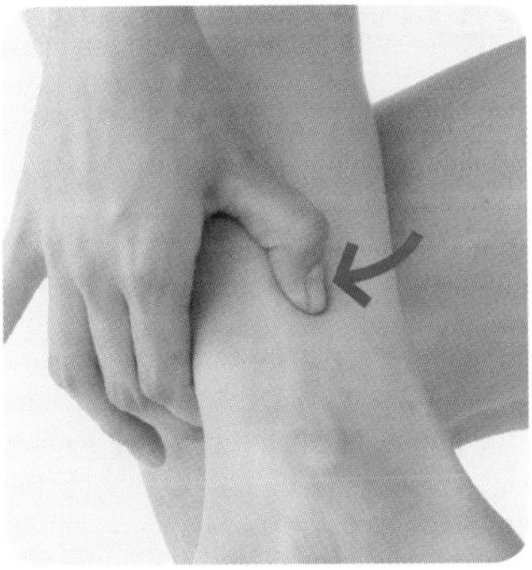

正確穴位 按這裡

抓著腳踝，以拇指對準穴位，吐氣時慢慢按壓，吸氣時慢慢收力。

重點：左右各6～8次。像是要把拇指壓入小腿骨後側深處的感覺來按壓。

# 孕吐

## 適度刺激手腕上的穴位可緩和孕吐症狀

懷孕初期或是即將生產的孕婦，在沒有詢問過醫生之前，千萬不能擅自刺激穴位。等確診完後，除去會壓迫到腹部的穴位，可以活用的是「太陵穴」。太陵穴可緩解嘔吐、食欲不振等症狀，還可以改善胃腸狀況，並減輕反胃的現象，同時也能抑制想吐的感覺。這個穴位屬於「心包經」（參考P154），有讓焦躁及失落的情緒平穩下來的效果。

減輕反胃、想吐的症狀

## 太陵

【反胃、胃痛】

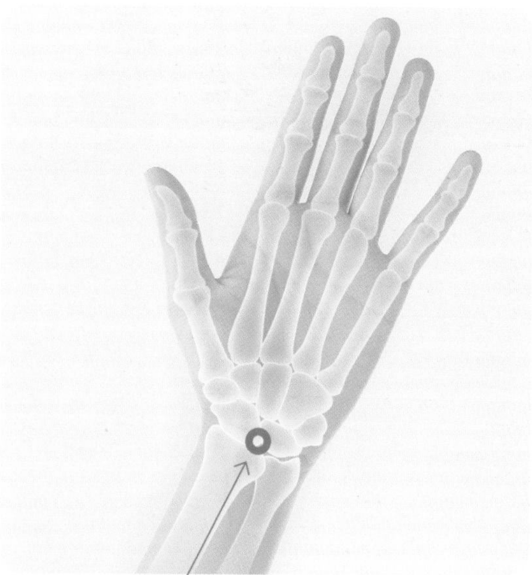

正確穴位 看這裡

穴位位於手腕內側的手腕線中央。

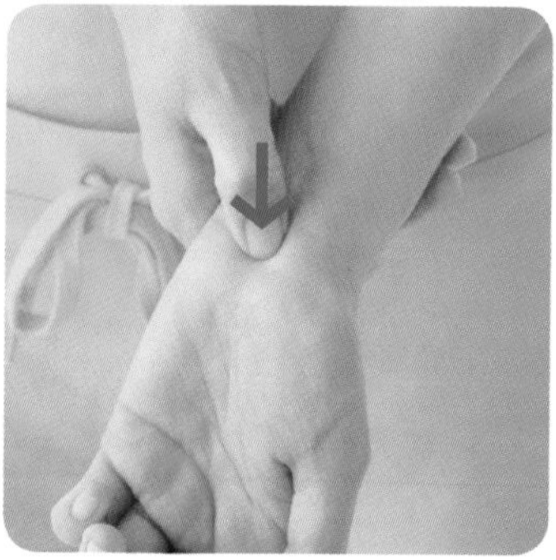

正確穴位 按這裡

抓住手腕，以拇指對準穴位，一邊吐氣一邊慢慢按壓，吸氣時再漸漸收力。

重點：左右各**6**～**8**次。閉上眼睛，一邊靜靜地深呼吸，以身體能感到舒適的力道來按壓。

# 不孕症

## 先去除體內虛寒 就能有效改善體質

在日本擁有悠久歷史的穴位治療手法之一，便是「中條流穴針灸」。想要受孕或是調整胎位不正的時候，就會在「中條流穴」上進行針灸，所以在穴位按壓上也可以利用這個穴位。中醫認為要改善不孕症的情況，去除體內的寒冷是很重要的！而中條流穴能作用在調節體內水分平衡的「腎」（參考P28）上面，改善虛寒，調整成一個容易受孕的體質。

調節體內水分的平衡，並去除虛寒

### 中條流

【調節水分、改善虛寒】

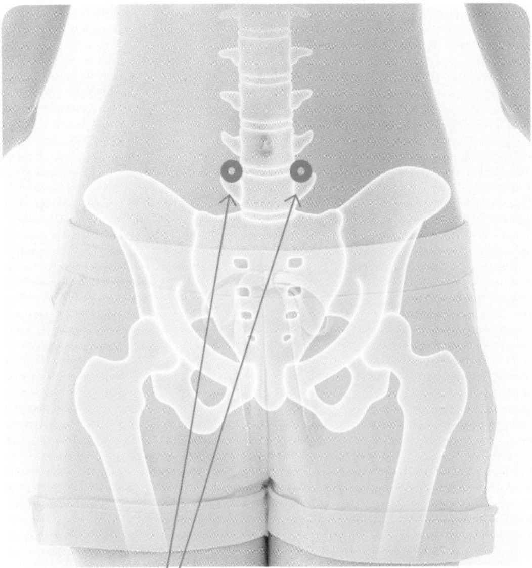

正確穴位 看 這裡

位在腹部上。以肚臍為三角形頂點、三指幅為邊長，做出正三角形，三角形下方兩個頂頭就是穴位所在。

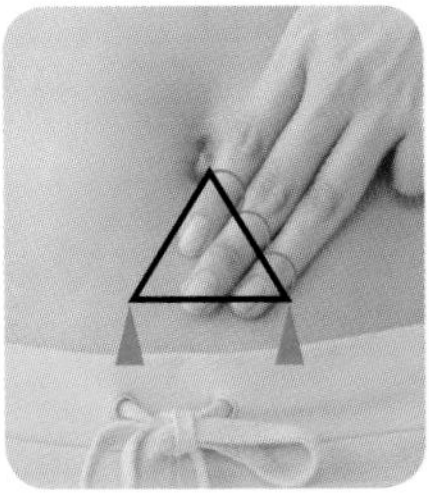

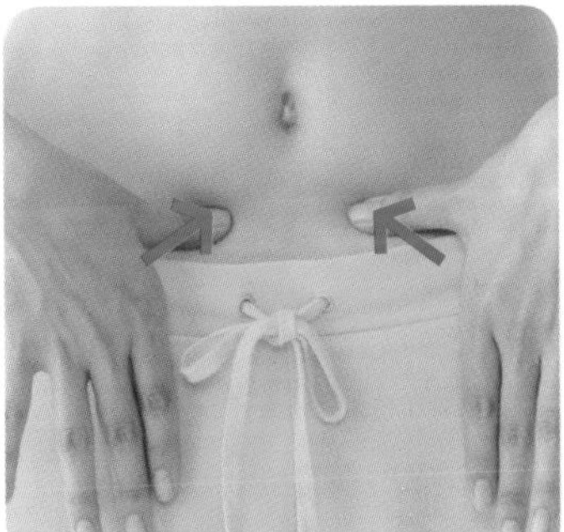

正確穴位 按 這裡

兩手拇指對準左右穴位，一邊吐氣一邊慢慢按壓，吸氣時再漸漸收力。

重點：向著身體中心，以稍強的力道按壓，左右各6～8次，以身體感覺到舒適為主。

# 更年期毛病

## 女性荷爾蒙減少 引起燥熱失眠等擾人症狀

當女性在面對更年期前後出現的問題時，身邊的人是很難了解其中的困擾。而更年期症狀，通常是起因於女性荷爾蒙減少，所以不僅月經會出現異常，也可能會導致臉部燥熱、發紅、上火；有些則是出現發涼、頭痛暈眩、甚至躁鬱、失眠等症狀。「血海穴」能直接作用在子宮及卵巢，促進女性荷爾蒙的分泌；而「陽池穴」則能有效穩定焦躁不安的精神症狀。

調整女性荷爾蒙的平衡

### 血海

【婦科疾病、腹痛、貧血】

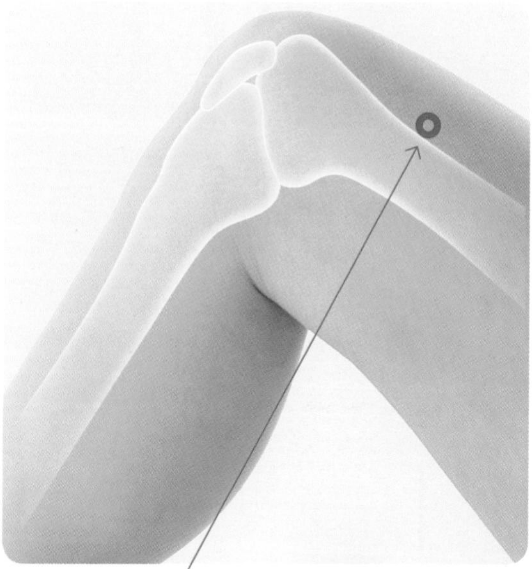

正確穴位 看這裡

穴位位於大腿內側，從內側膝蓋骨的上端開始，往肚臍方向三指幅的地方。

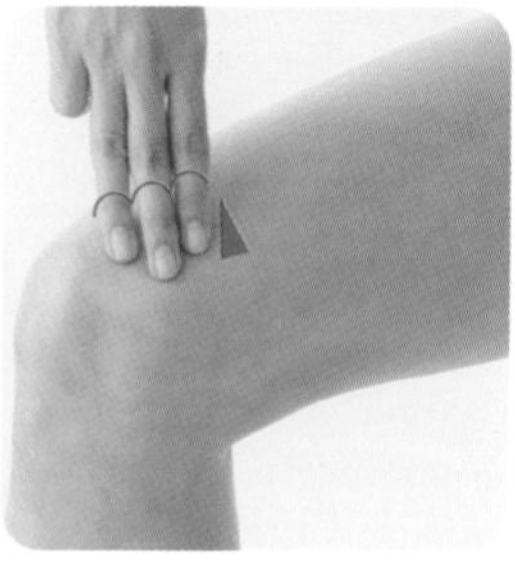

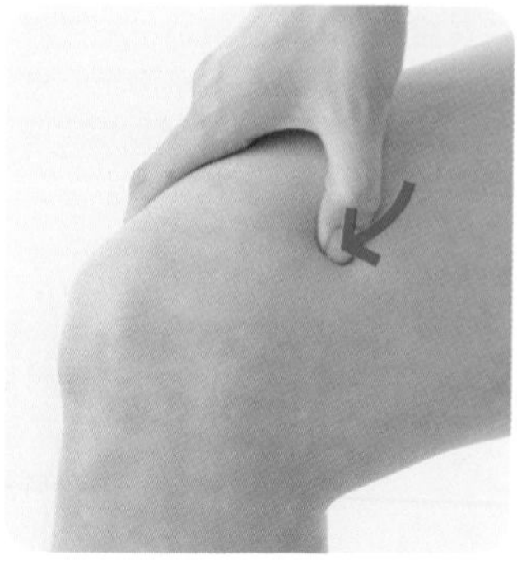

正確穴位 按這裡

用和穴位同側的手的拇指對準穴位，一邊吐氣一邊慢慢按壓，吸氣時再漸漸收力。

重點：左右各6～8次。用較強的力道按壓，會比較舒服，效果也更好。

# 陽池

## 抑制焦躁不安的情緒，安定心神

【安心靜氣、手腕疼痛】

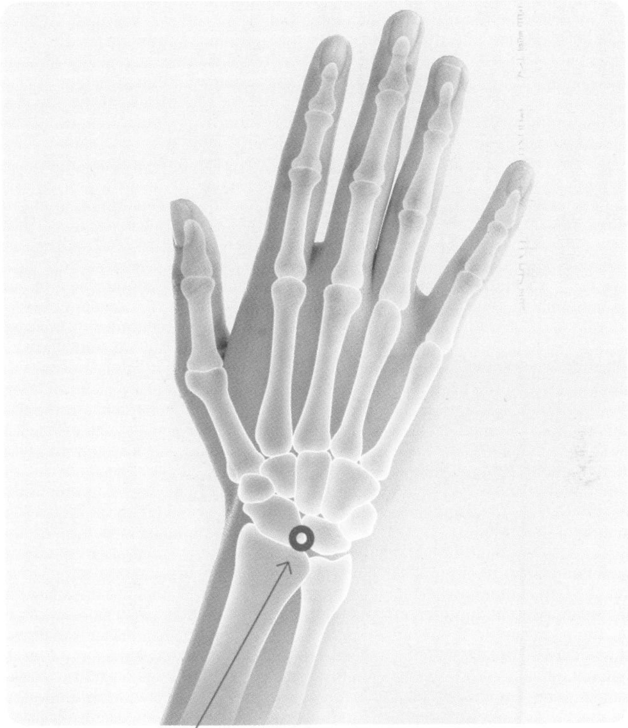

正確穴位 看這裡

反折手腕時出現的橫向皺褶，皺褶的中央就是穴位的位置所在。

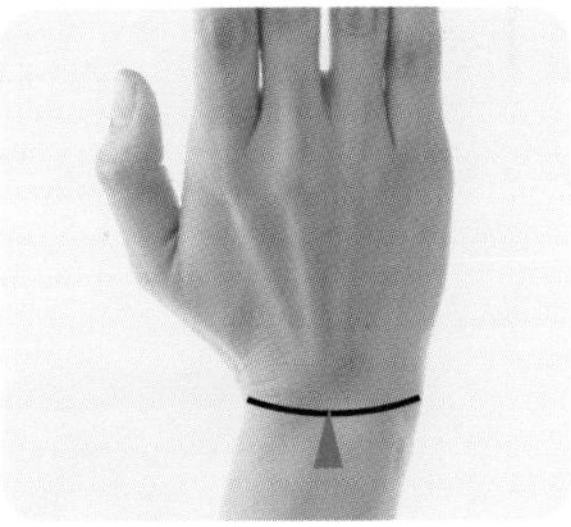

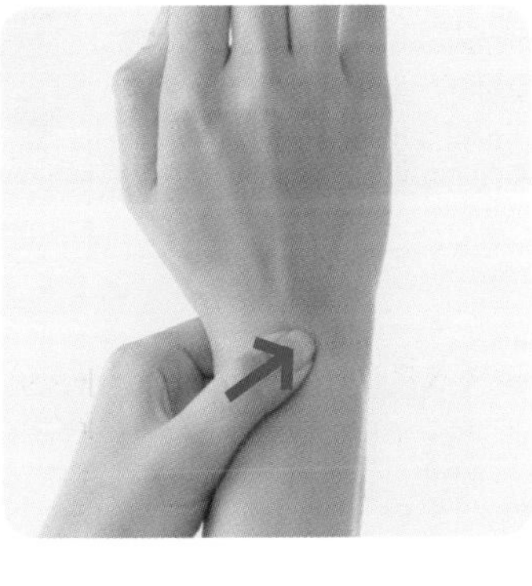

正確穴位 按這裡

抓住手腕，以拇指指尖對準穴位，一邊吐氣一邊慢慢按壓，吸氣時再漸漸收力。

重點：力道要強一點，刺激時有痠麻的感覺才有效果。左右各6～8次。

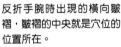

# 皮膚發癢

## 促進副腎皮質荷爾蒙分泌就能有效止癢

用來保護皮膚不受外來刺激的副腎皮質荷爾蒙，只要減少分泌的話，通常皮膚就會有發癢、濕疹等症狀產生，而「聽宮穴」正是促進副腎皮質荷爾蒙分泌的一個穴位。此外，在中醫的觀點裡，有便秘的人，皮膚也容易乾燥，才會有皮膚發癢的現象產生，按壓「曲池穴」不僅能增進大腸機能，消解便秘，同時也能提高皮膚的鎖水能力，這樣症狀就能獲得改善。

調整副腎皮質荷爾蒙的平衡

### 聽宮

【耳鳴、中耳炎、荷爾蒙分泌】

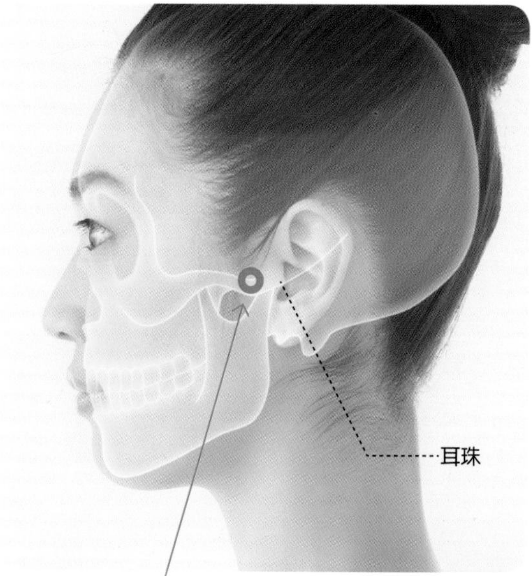


正確穴位 看這裡

耳朵上有個小小軟軟的突起物（耳珠）的前方，嘴巴稍微張開時會形成一個小小的凹陷就是穴位所在。

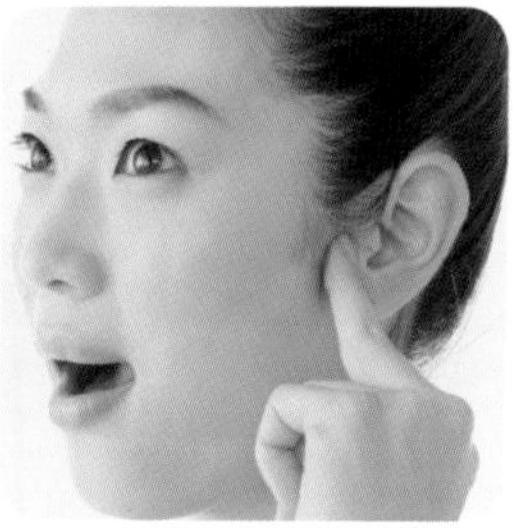

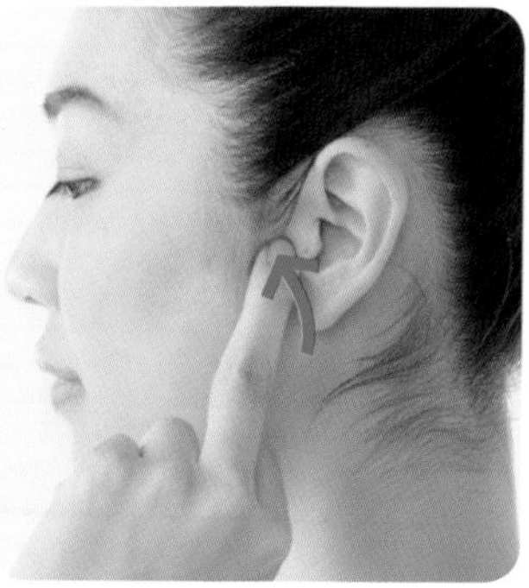

正確穴位 按這裡

中指指尖對準穴位，一邊吐氣一邊慢慢按壓，吸氣時再漸漸收力。

重點：左右各**6**～**8**次。也可以使用原子筆的筆蓋，小力的按壓。

# 曲池

## 促進大腸的功用，改善皮膚乾澀

【高血壓、急性腸胃炎、便秘】

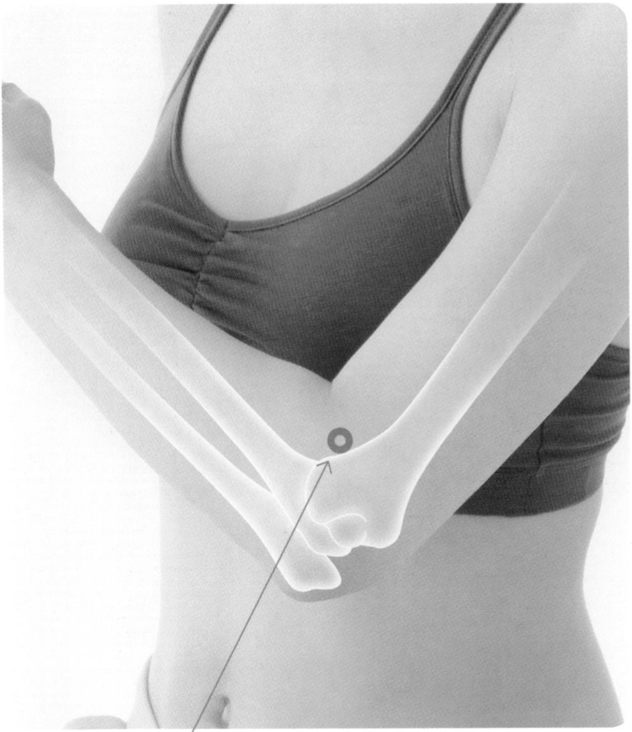

正確穴位 看這裡

穴位位在手肘彎曲時，在外側形成的皺褶上、手肘關節的邊緣就是穴位。

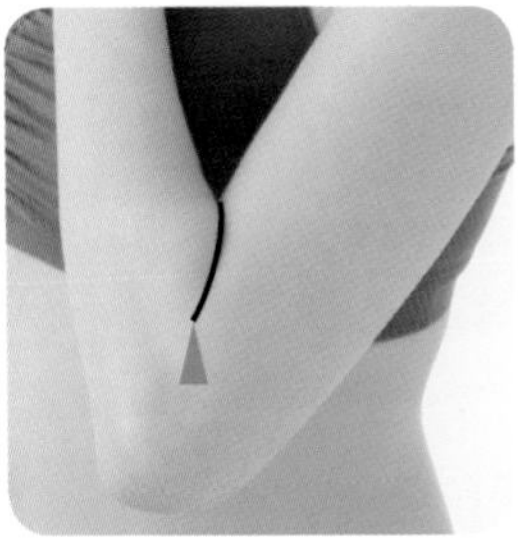

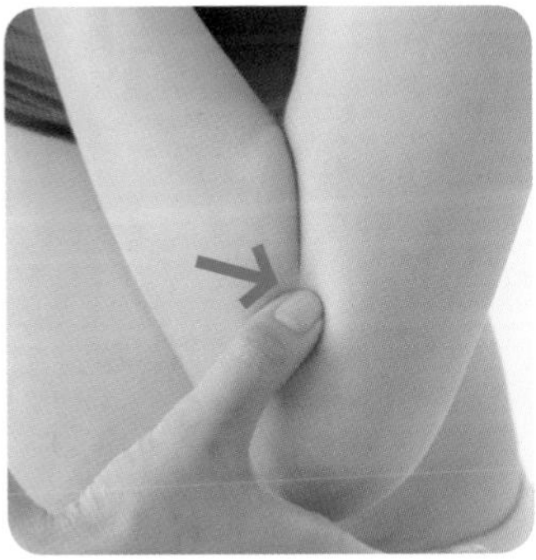

正確穴位 按這裡

用和穴位不同邊的手抓住手肘，以拇指對準穴位，一邊吐氣一邊慢慢按壓，吸氣時再漸漸收力。

重點：左右各6～8次。

# 性慾低落

## 改善血液循環不良 恢復興奮狀態

我們的體力和氣力是否充足、生命力是否強盛，都會和性慾高低有所相關聯。當體力足、生命力強，血液循環就會變快；反之，如果身體冷卻下來，導致血液循環不良，就會難以達到興奮的狀態。這時可先藉由穴位按壓來去除體內虛寒，改善性慾減退的症狀。其中「曲骨穴」及「陰包穴」都是改善血液循環、除去虛寒，使身體恢復興奮狀態以提高性慾的穴位，不管男性還是女性都適用。

活絡性器周邊的血液循環

### 曲骨

【陽痿、月經不順】

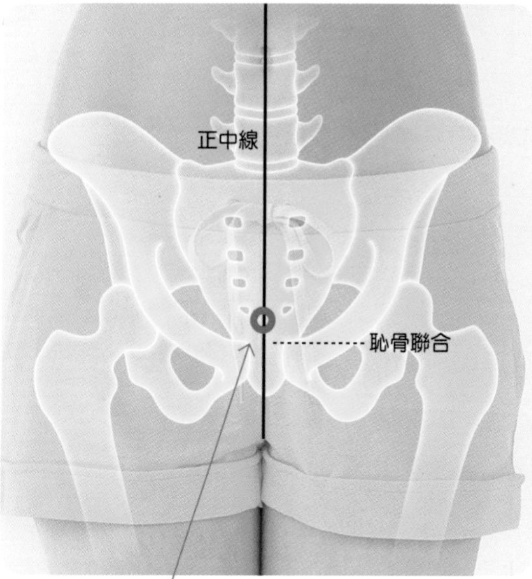


正確穴位 看 這裡

位在正中線上，恥骨聯合處凸起的上方不遠處，即是穴位所在。

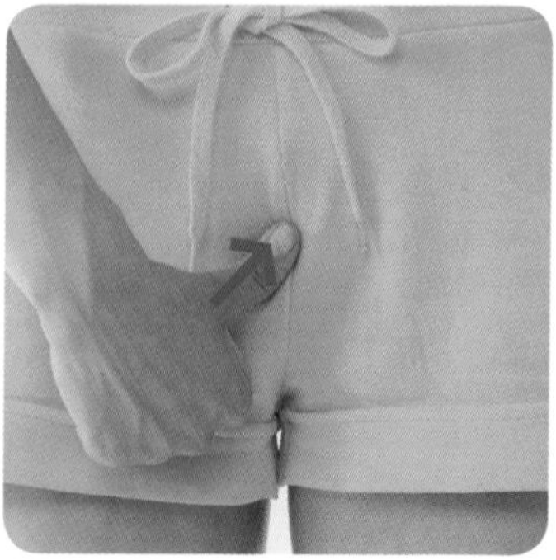

正確穴位 按 這裡

以拇指對準穴位，一邊吐氣一邊慢慢按壓，吸氣時再漸漸收力。

重點：6～8次。以稍強的力道朝著身體中心按壓，以身體感到舒適為主。

# 陰包

促進血液流動，使人更容易興奮

【促進穴位周圍的血液循環、生理不順】

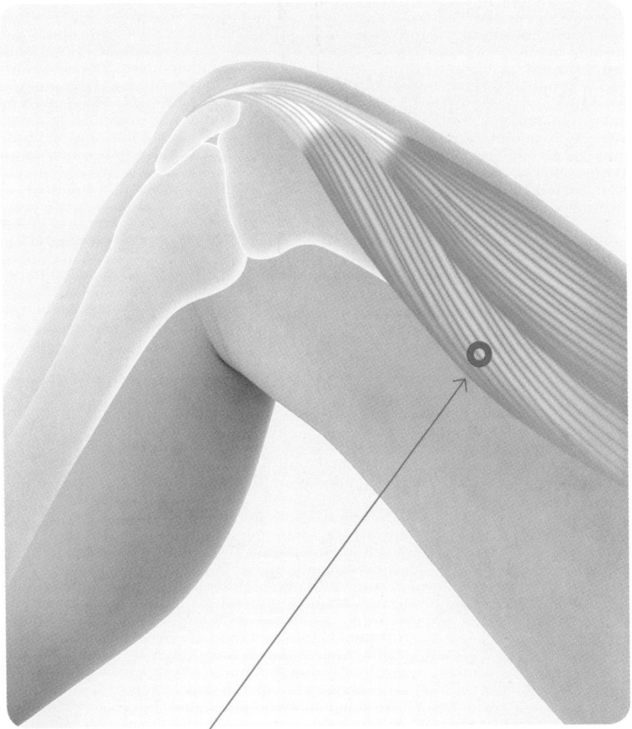

正確穴位 看這裡

穴位位於大腿內側肌肉的上方，從內側膝蓋骨的上端開始，往大腿根部約五指幅的地方。

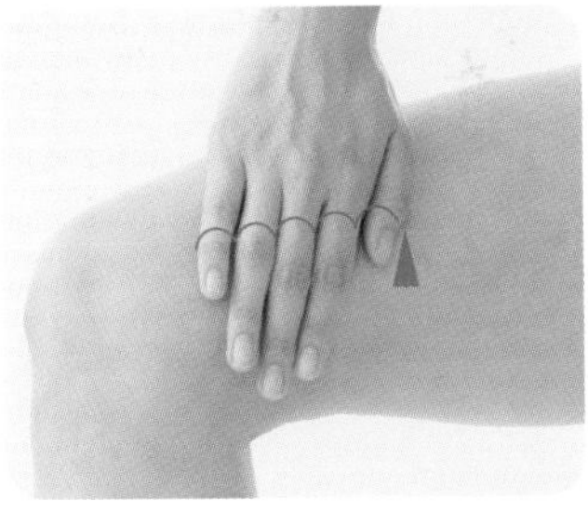

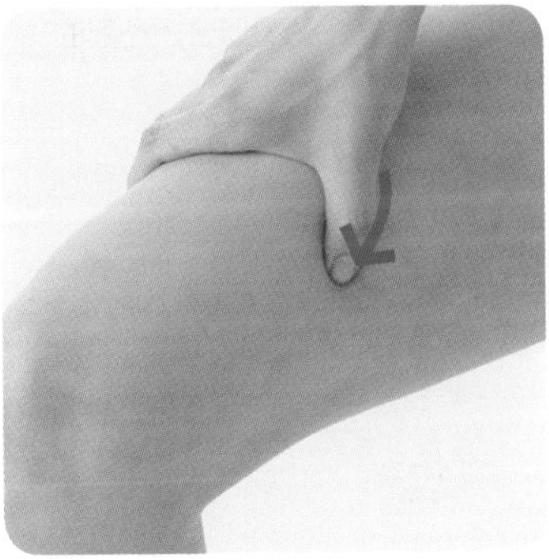

正確穴位 按這裡

用和穴位同側的手的拇指對準穴位，一邊吐氣一邊慢慢按壓，吸氣時漸漸收力。

重點：左右各6～8次。

# 「心・小腸」的經絡與「肺・大腸」的經絡

## 心經・小腸經

心經與「心」有關，是調節心臟功能的經絡。「心」與心經主要的作用在於，像是幫浦般的讓血液能夠在全身循環。再者，「心」做為思考和精神活動的中樞，也掌控了情感調節的部分。

小腸經與「小腸」有關，是調節小腸功能的經絡。「小腸」和小腸經的主要作用是進行消化以及吸收。

如果心經和小腸經的流動停滯，或者出現平衡崩壞，就很容易出現心悸、呼吸急促、脹氣、腹瀉、浮腫等症狀。因為「心」與心靈層面也有很深的牽連，所以一旦心經和小腸經發生問題，便會造成情緒不安定、失眠、焦躁感、注意力和思考能力下降，甚至常常忘東忘西等現象。

## 肺經・大腸經

肺經和「肺」有關，是調節肺功能的經絡。「肺」所指的是以肺為中心的整體呼吸系統。「肺」與肺經主要的作用除了掌控呼吸之外，還有調節體內的「水」（參考P20），以及藉由毛孔的開關及排汗來調節體溫的功能。

大腸經和「大腸」有關，是調節大腸功能的經絡。「大腸」和大腸經主要的作用是幫助營養及水分的消化與吸收。

肺經和大腸經的流動如果出現停滯或平衡崩壞，就容易出現咳嗽、流鼻水、呼吸急促、呼吸困難、氣管黏膜乾燥、異常出汗、皮膚發癢等症狀。此外，肺經、大腸經和憂鬱、悲傷等情緒也有關聯，所以如果變得杞人憂天、容易陷入沮喪的思緒當中，就有可能是這些地方出現問題。

………後續請見P154醫學知識⑤

# 第7章

〔疾病篇〕

## 改善不良體質
# 常見疾病的對症穴位

針對這章節所提到的穴位，每天給予刺激，
長期累積下來就能改善體質。
只要養成習慣，天天按壓這些穴位，
就能讓身體越變越健康，越來越年輕。

Special

# 花粉熱

## 免疫系統反應過激的最具代表性過敏症狀

花粉熱是一種常見的過敏性疾病，又稱為「乾草熱」。空氣中漂浮的花粉、植物或化學物質，以及灰塵粒子等，隨著季節更替，造成有過敏性體質的人出現過敏性症狀，像是結膜炎、打噴嚏、流鼻水、鼻塞、眼睛癢、咳嗽、頭痛、皮膚癢、發燒、臉潮紅等。當開始出現過敏症狀時，可以按壓「印堂穴」，就能暫時緩和症狀。而「太溪穴」屬「腎經」，是可以增進身體抵抗力的穴位，平時多按一下，就能有效改善體質，逐漸減緩過敏症狀。

有效緩和作用在鼻子和眼睛的花粉熱症狀

## 印堂

【過敏、鼻塞、眼睛疲勞痠澀】

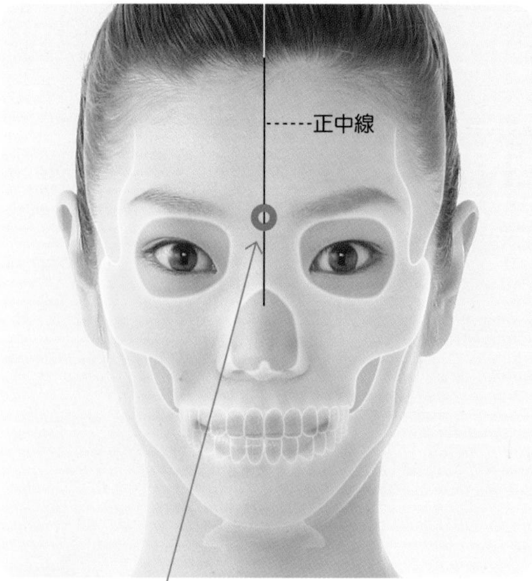


正確穴位 **看** 這裡

位在兩條眉毛的正中間、臉的正中線上。

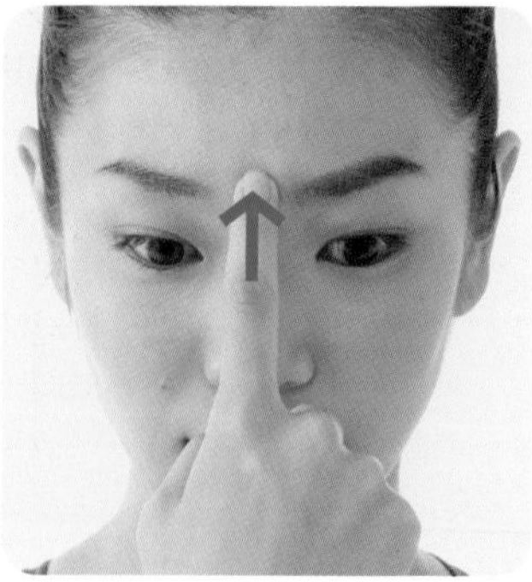

正確穴位 **按** 這裡

用食指指尖對準穴位，一邊吐氣一邊慢慢按壓，吸氣時再收回力道。

重點：**6～8**次。用強一點的力道按壓，以能讓身體感到舒適為主。

改善過敏體質，有效增加身體的抵抗力

# 太溪

【慢性咽喉炎、眩暈、咳嗽、氣喘】

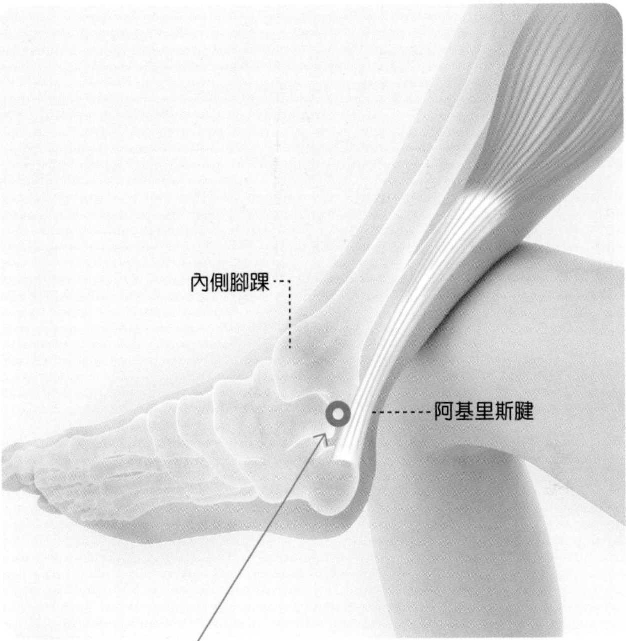


正確穴位 看這裡

內側腳踝與阿基里斯腱之間的凹陷處就是穴位所在。

正確穴位 按這裡

抓住腳踝，以拇指對準穴位，一邊吐氣一邊慢慢按壓，吸氣時再漸漸收力。

重點：左右**6**～**8**次。對著阿基里斯腱以稍強的力道按壓，感覺像是要把手指壓進去般。

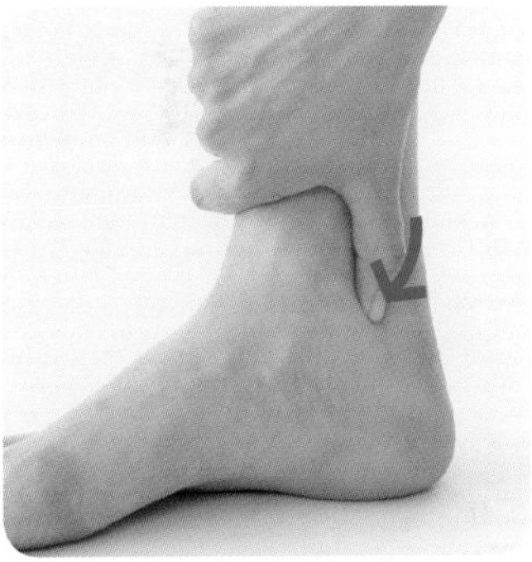

Column

## 回家前仔細除掉身上的花粉，並留意水分是否攝取過量

對付花粉熱的第一步就是，進到家門前先將全身上下的花粉或灰塵粒子清理乾淨；另外，中醫的觀念認為會出現流鼻水，是因為體內有多餘水分沒有順利排出，囤積了水分所造成，所以要注意不要攝取過多的水分。

# 冰冷體質

## 有效調整體內水分的代謝　促進血液循環、預防虛寒

天氣一冷，就有許多人手腳變得冰涼，也就是俗稱的「冷底」。造成冰冷體質的主因是血液循環不良，有時甚至會引起頭痛、肩膀痠痛、暈眩、腹痛、生理痛等症狀。位在下腹部的「關元穴」，是調整水分代謝以及改善症狀的穴位，如果關元穴附近摸起來涼涼的，就是反映內臟正處於寒冷狀態，最好即時給予按壓或熱敷。「太衝穴」則是另一個能溫暖身體的穴位，能對自律神經產生作用，還有消除疲勞的效果。

### 關元

【腸炎、神經衰弱、培補元氣】

促進小腸的吸收功能，使身體更加溫暖

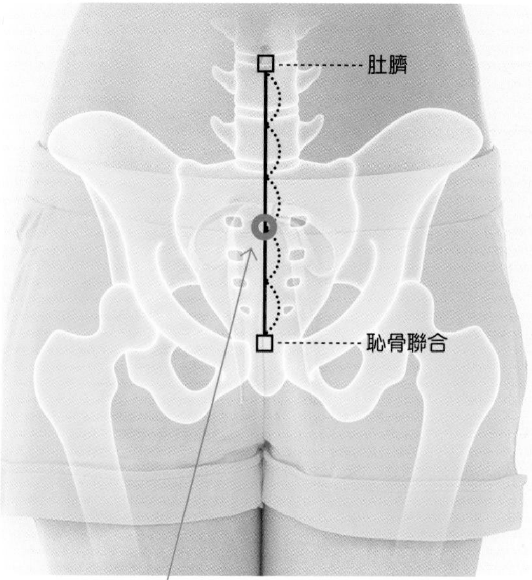


**正確穴位 看這裡**

將從肚臍到恥骨聯合處，連成的直線分成五等分，從肚臍算起約五分之三的位置就是穴位所在。

**正確穴位 按這裡**

以拇指指尖對準穴位，一邊吐氣一邊慢慢按壓，吸氣時再漸漸收力。

重點：**6～8**次。向著身體中心，以溫和的力道按壓，雙手交疊按壓也可以。

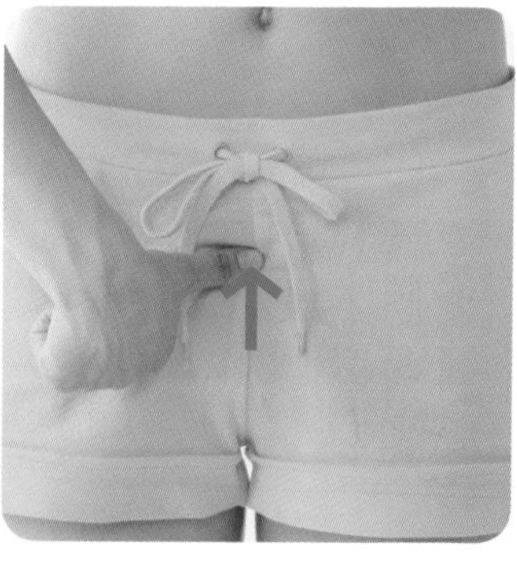

# 太衝

促進下半身血液循環，驅除體內虛寒

【促進肝臟機能、焦慮鬱悶】

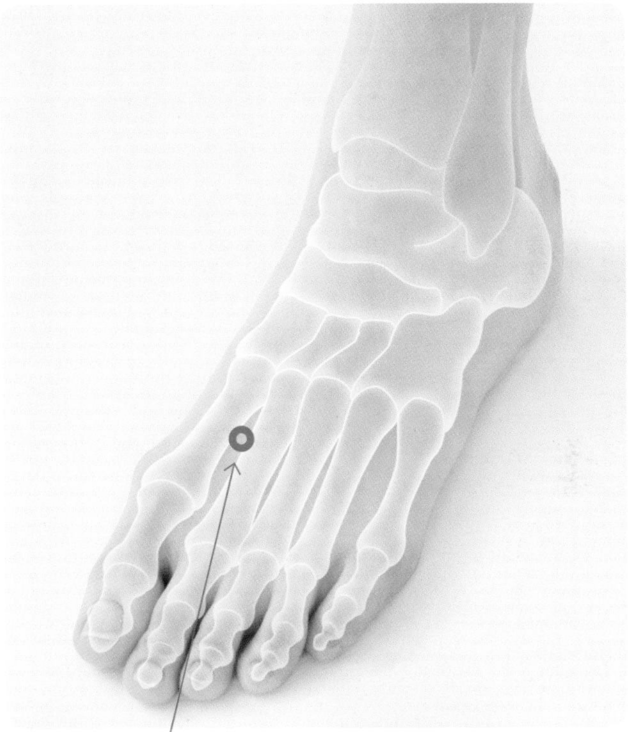

正確穴位 看這裡

位在腳背上，大腳趾與第二趾骨交接的地方。將手指放在大腳趾與第二趾之間，朝著腳踝方向往上摸，會停在骨頭交接前的V字凹陷處，那裡就是穴位所在。

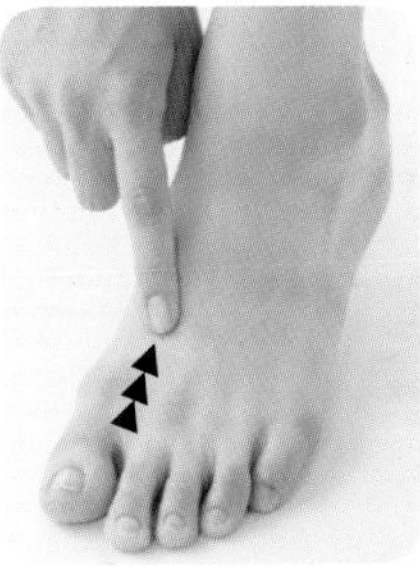

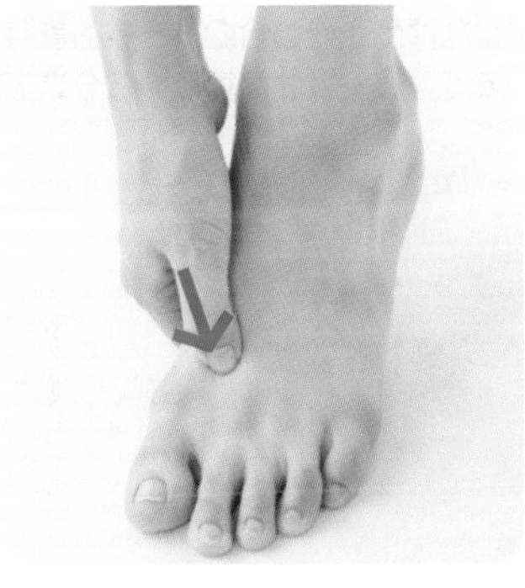

正確穴位 按這裡

用和穴位不同邊的手抓住腳踝，以拇指指尖對準穴位，用好像要往腳踝方向拉的感覺來按壓骨頭邊緣，並搭配自然呼吸。

重點：左右各**6**～**8**次。稍微有痛感的刺激才有效果。

# 提升免疫力

## 讓腎發揮作用 就能強化抗病力

中醫認為要提升免疫力，需要藉由調整「氣」、「血」、「水」（參考P20）的流動，來強化身體原本就已經具備的自癒力。與免疫力有密切關聯的「腎」、「大腸」、「小腸」（參考P28）如果能保持正常運作，除了能提高免疫力，還有預防疾病、養顏美容的效果。按壓「志室穴」對於強化腎臟的效果非常好，而「天樞穴」則能有效調整大腸功能。平時多刺激這兩個穴位，可以提升免疫力。

### 促進「腎」機能，增強免疫力

### 志室

【排除濕氣、提升腎臟功能】

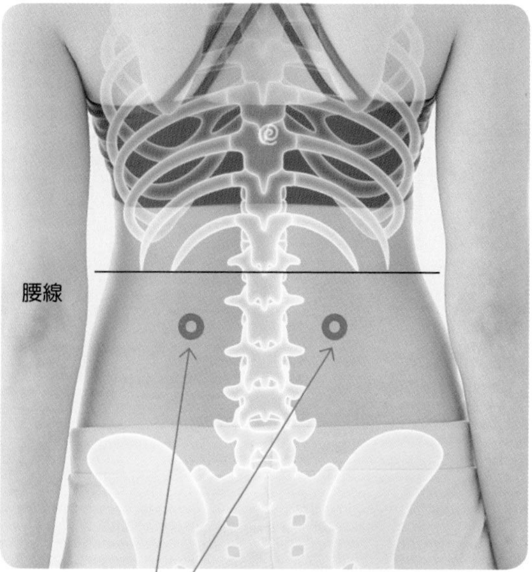


正確穴位 看這裡

位於腰部，從腰線往下兩指幅、以脊椎為中心往左右各三指幅的地方。

正確穴位 按這裡

兩手插腰，兩手拇指對準左右穴位，一邊吐氣一邊慢慢按壓，吸氣時再漸漸收力。

重點：朝向身體中心，以較強的力道按壓，能感到舒適為主。左右各**6～8**次。

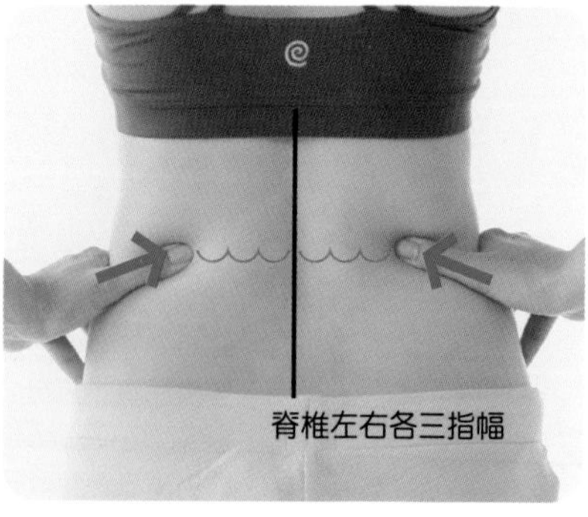

# 天樞

改善腸道黏膜的情況，強化身體自癒力

【腹痛、腹瀉、便秘】

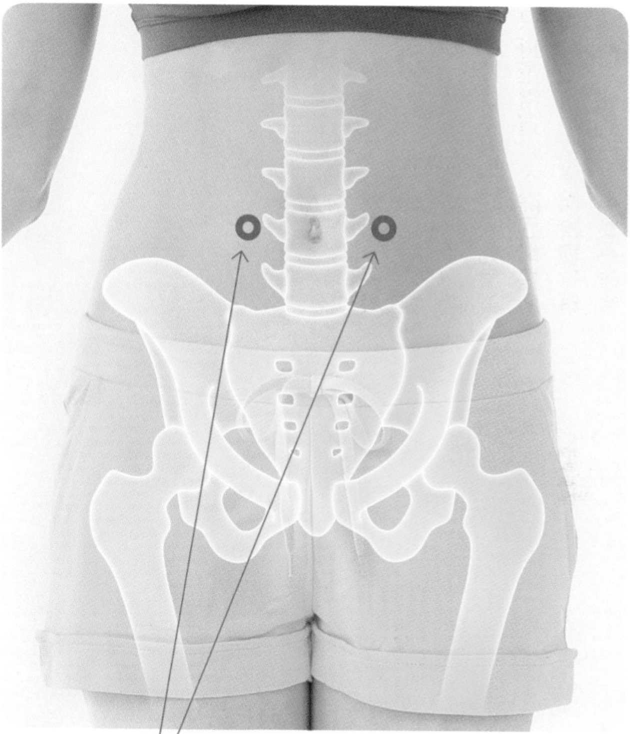

正確穴位 看 這裡

以肚臍為中心，往左右各三指幅的地方，就是穴位所在。

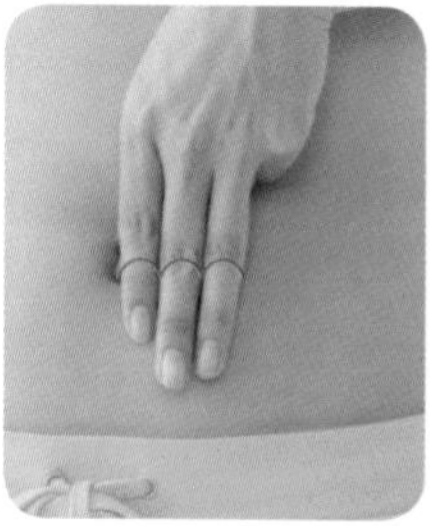

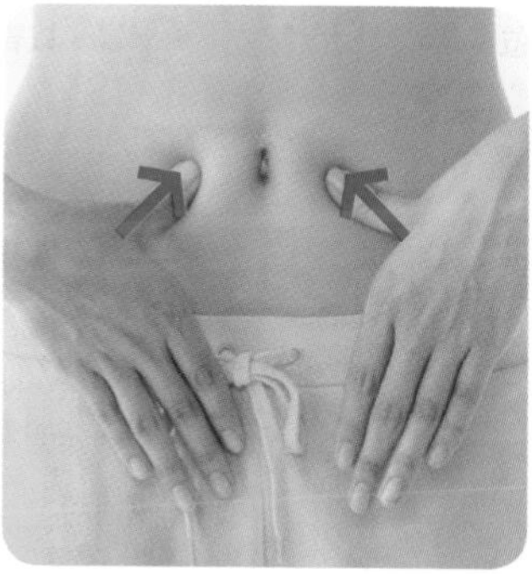

正確穴位 按 這裡

兩手拇指對準左右兩邊的穴位，一邊吐氣一邊慢慢按壓，吸氣時再漸漸收力。

重點：朝向身體中心，用稍弱的力道按壓以身體能感到舒適為主，左右各**6～8**次。

# 提高代謝力

## 強化「腎」與「肺」的機能 讓代謝功能完整提升

一旦身體的代謝功能開始衰弱，除了細胞不易得到營養之外，堆積的老舊廢物容易造成肥胖或水腫等狀況。為了防止這些症狀，可以利用屬於腎經的「復溜穴」（參考P28）來提高代謝功能。「人迎穴」是和甲狀腺相關的穴位，甲狀腺會分泌控制身體代謝的荷爾蒙激素。平時多刺激這兩個穴位，除了能把多餘的脂肪、水分以及老舊廢物排除，達到促進新陳代謝的功效外，還能預防扁桃腺炎、高血壓等症狀。

活化腎臟及肺的功能，提高身體的代謝力

### 復溜

【咳嗽、發冷、腎炎、水腫】

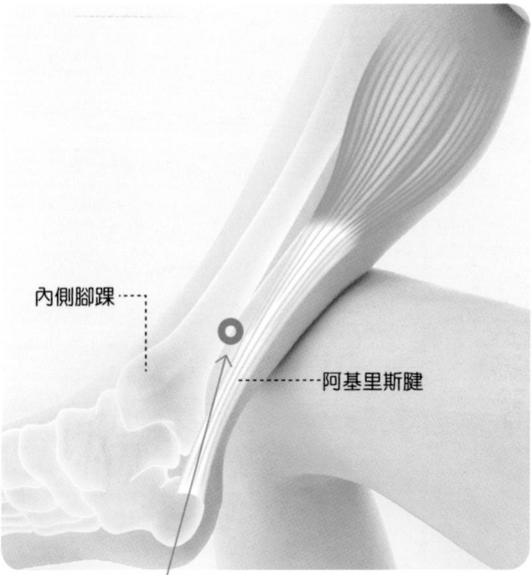


正確穴位 看這裡

從腳踝內側中心往上約兩指幅的地方，也就是在阿基里斯腱的邊緣。

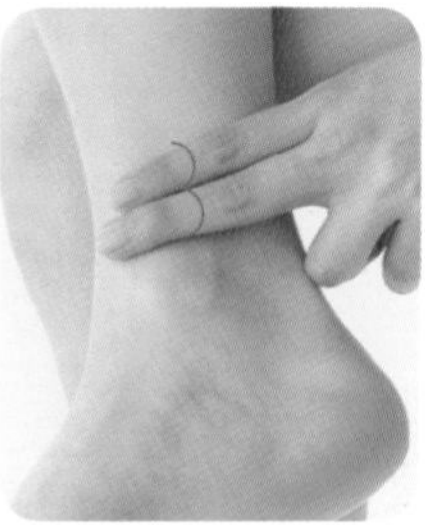

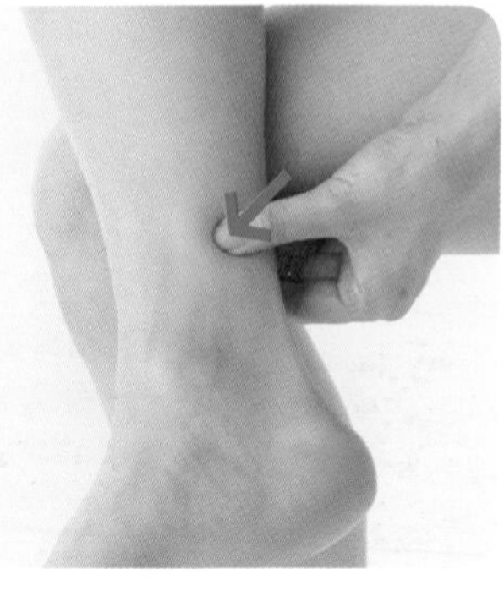

正確穴位 按這裡

抓住阿基里斯腱，以拇指對準穴位，一邊吐氣一邊慢慢按壓，吸氣時再漸漸收力。

重點：讓拇指好像要陷入皮膚一樣，稍微出點力來按壓。左右各**6～8**次。

# 人迎

【咽喉腫痛，高血壓】

排除多餘脂肪、水分及老舊廢物

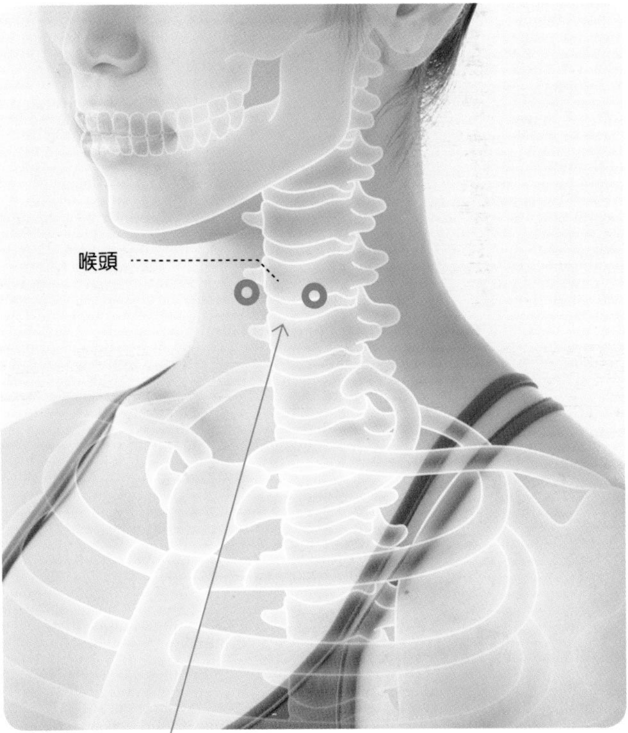


正確穴位 看這裡

穴位位在喉嚨，從喉頭中心往左右各兩指幅，手指觸摸時會感覺到脈動的地方。

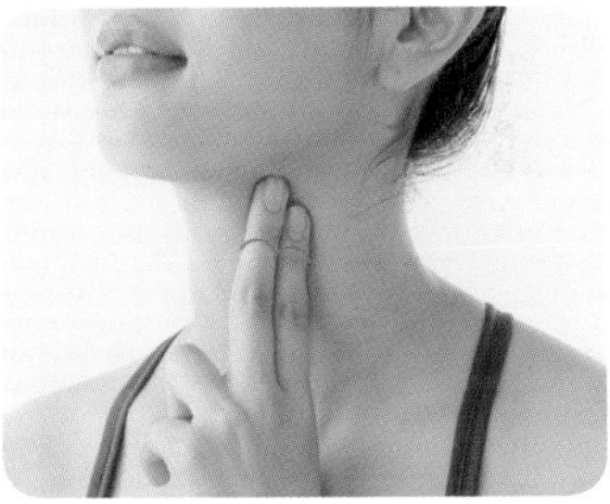

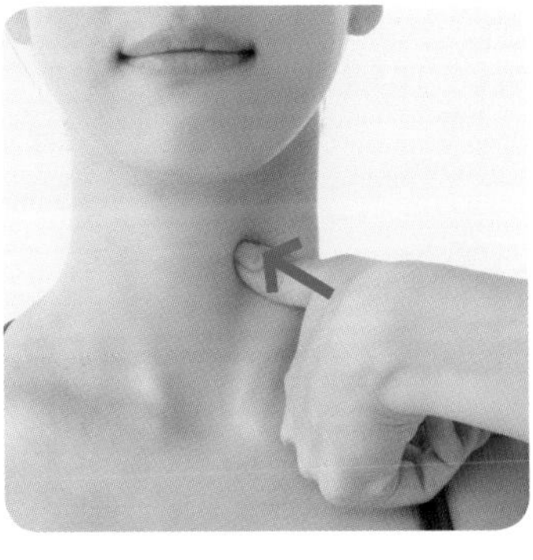

正確穴位 按這裡

用和穴位同側的手的拇指指腹對準穴位，一邊吐氣一邊慢慢按壓，吸氣時再漸漸收力。

重點：注意不要造成呼吸困難，要以較弱的力道溫和按壓。一次一邊，左右各6～8次。

# 排毒

## 淨化大腸及「肝」能排除毒素與廢物

中醫的排毒，主張是要促進「氣」、「血」、「水」（參考P20）的循環，讓身體能自然將體內的毒素（老舊廢物）排除。「肝」（參考P28）是負責排毒的器官，它透過尿液，將血液中的毒素、老舊廢物排出體外。而「期門穴」是肝經、脾經、陰維的交會穴，具有理氣活血的功效，平時可以多多按壓。另外「上巨虛穴」則可以幫助大腸淨化，排便更順暢、不囤積氣體與老舊廢物，體內自然乾淨健康。

## 期門

【胸部疼痛、排毒】

提高「肝」功能，排出老舊廢物

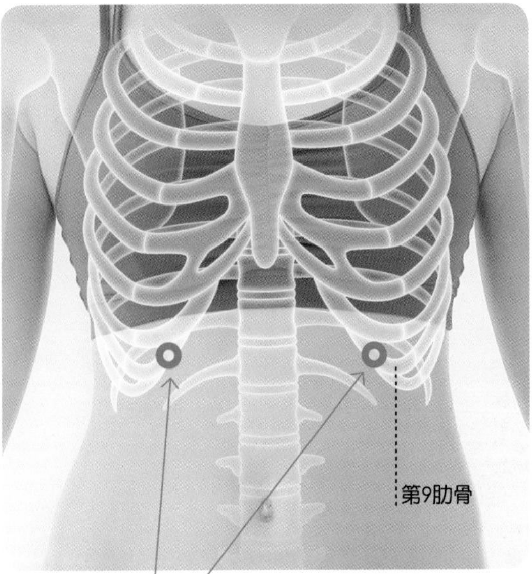


正確穴位 看這裡

穴位位在第9肋骨的邊緣，也就是肋骨的下緣與乳頭正下方延伸線的交會處。

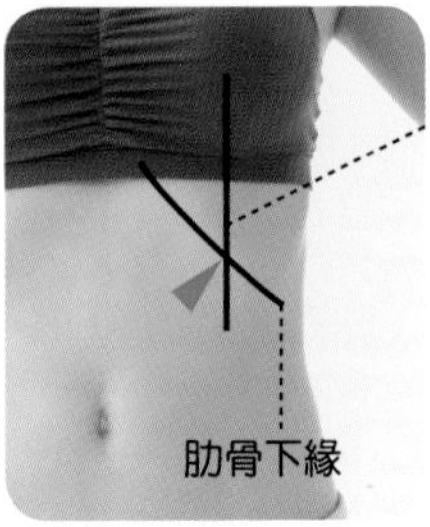


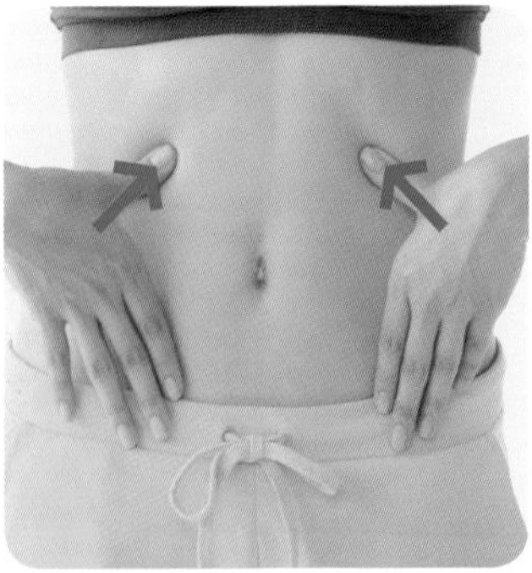

正確穴位 按這裡

兩手拇指對準左右穴位，一邊吐氣一邊慢慢按壓，吸氣時再漸漸收力。

重點：左右各**6～8**次，想像是要把骨頭的邊緣往上頂一樣來按壓。

# 上巨虛

促進排便，讓大腸保持清淨狀態

【腹痛、腹脹、便秘】

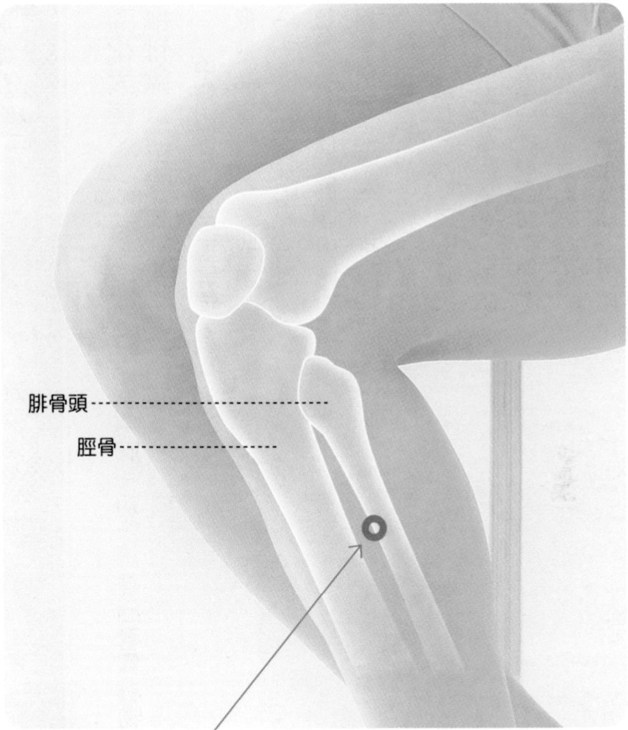


正確穴位 看這裡

位在膝蓋的下方，小腿脛骨的外側，從膝蓋下方骨頭的隆起處（腓骨頭）往下四指幅的地方。

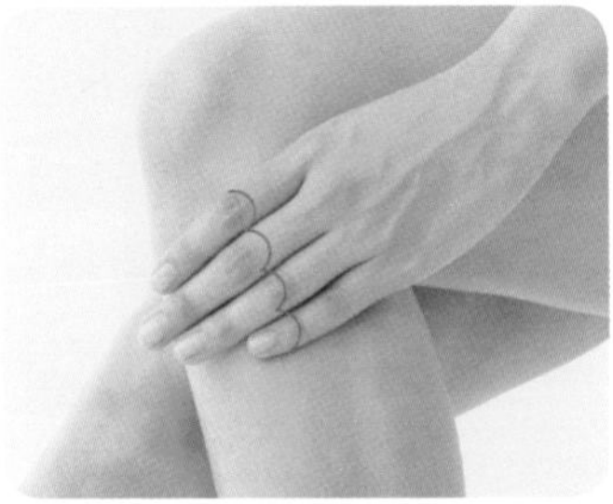

正確穴位 按這裡

抓住小腿，以拇指對準穴位，一邊吐氣一邊慢慢按壓，吸氣時再漸漸收力。

重點：左右各**6**～**8**次。好像拇指要陷入皮膚一樣，稍微施加力道來按壓。

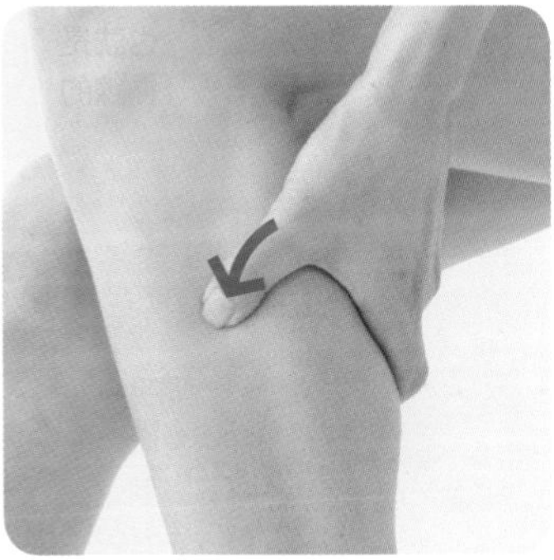

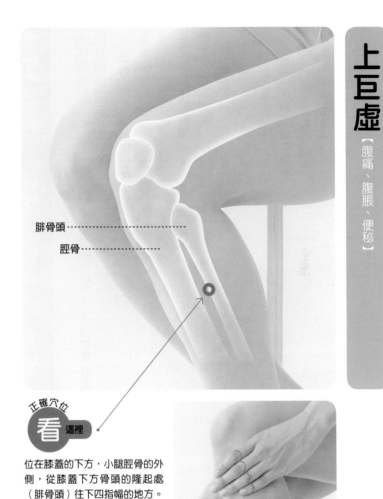

# 貧血・臉色不好

## 促進腸道功能
## 提升鐵質與蛋白質吸收力

急性出血、缺鐵或慢性疾病，都是引發貧血的原因之一。而紅血球中的血紅蛋白是含有鐵質的蛋白質，負責運送氧氣的工作。一旦血紅蛋白不夠，便會造成血液的含氧量不足，而引發貧血。想要改善貧血，最重要的是要調整胃腸狀況，使身體能夠好好吸收鐵質與蛋白質。而「足三里」與「中脘穴」都是調整胃腸功能的代表性穴位。

改善胃腸功能，讓血液能順利循環至全身

## 足三里

【促進血液循環】

萬能穴位

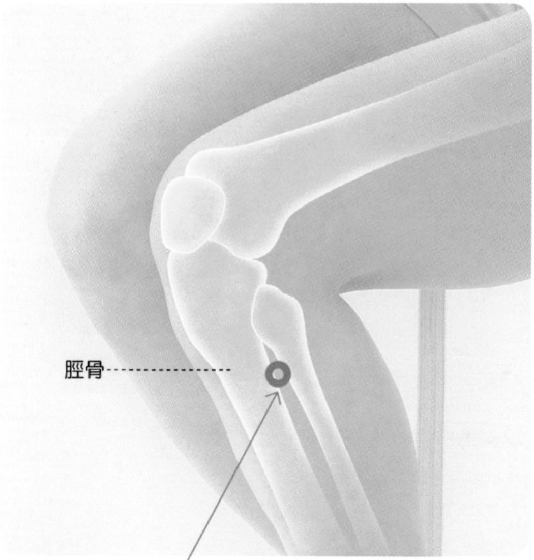


正確穴位 **看**這裡

在膝蓋骨外側下端有個凹陷處，從這裡開始沿著脛骨往下約四指幅的附近，若按壓有痠麻感的地方就是穴位所在。

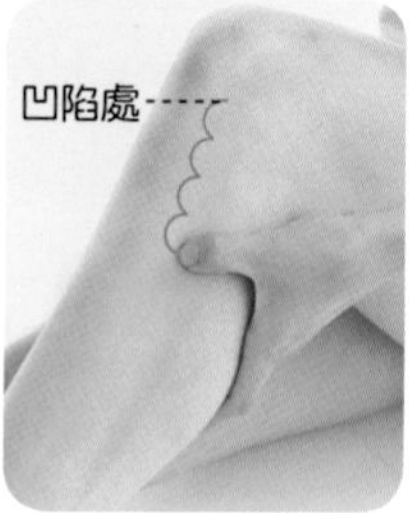


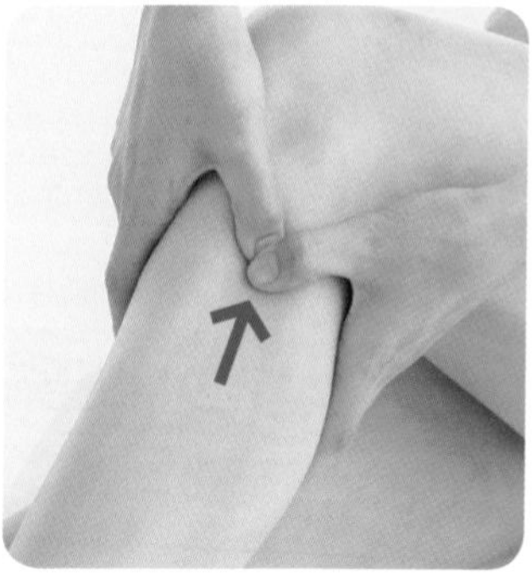

正確穴位 **按**這裡

雙手拇指交疊對準穴位，吐氣時慢慢地按壓，吸氣時再慢慢收力。

重點：左右各**6**～**8**次，感覺像是往膝蓋的方向拉提，以較強的力道按壓會比較舒服，效果會更好。

# 中脘

促進胃腸蠕動，提升鐵質的吸收力

【胃痛、腹痛、調節自律神經】

萬能穴位

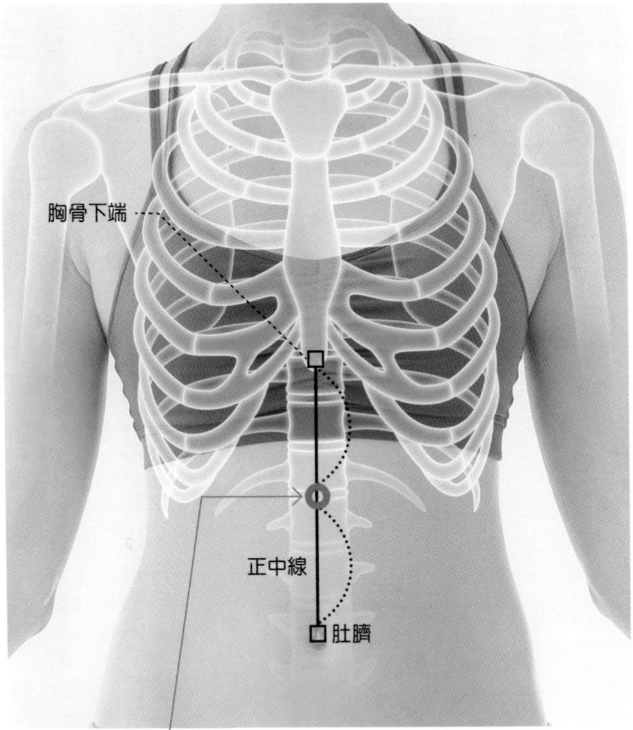


正確穴位 看這裡

位於腹部的正中線上，胸骨的下端與肚臍的中間，從肚臍開始往上四指幅的位置就是穴位所在。

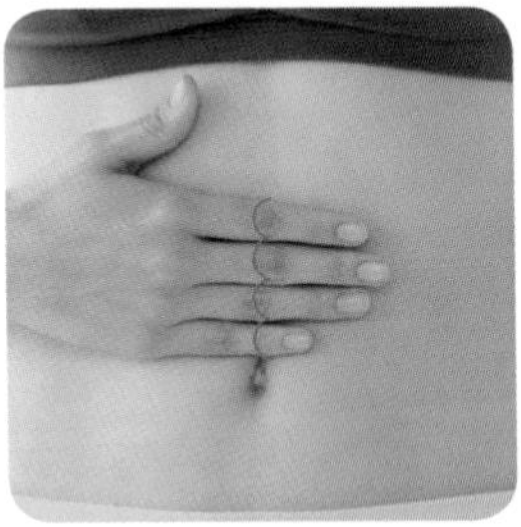

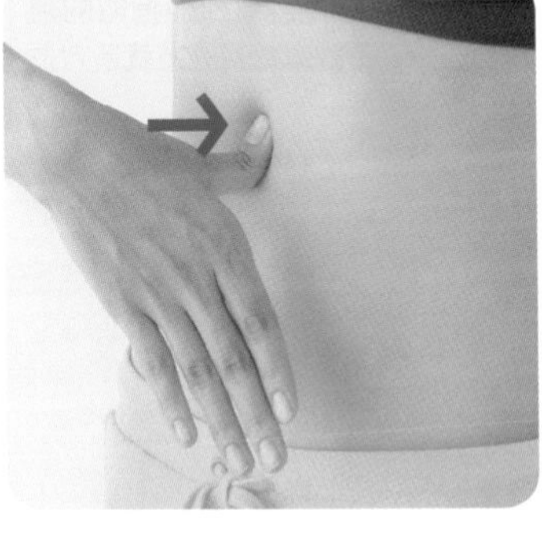

正確穴位 按這裡

以拇指指腹對準穴位，吐氣時按壓，吸氣時慢慢收力。

重點：**6～8**次。不好施力的話，先一手對準穴位，再疊上另一手的手指進行按壓。

# 高血壓

## 提高腎臟功能 有效改善高血壓的症狀

高血壓可以說是現代人最容易罹患且容易掉以輕心的文明病之一。但如果放任血壓過高的情況不予理會，就會誘發動脈硬化、心臟血管疾病等重大疾病。所以在進行減鹽、禁菸、努力減肥和運動的同時，也養成平時多按壓穴位的習慣吧！引起高血壓的原因除了有遺傳及環境的因素外，還有慢性腎炎等疾病的影響，所以好好調整腎臟的功能是很重要的，這時就可以利用「大鐘穴」來改善症狀。

活化腎臟機能，控制血壓、保持健康

## 大鐘

【高血壓、腎炎、手腳冰冷】

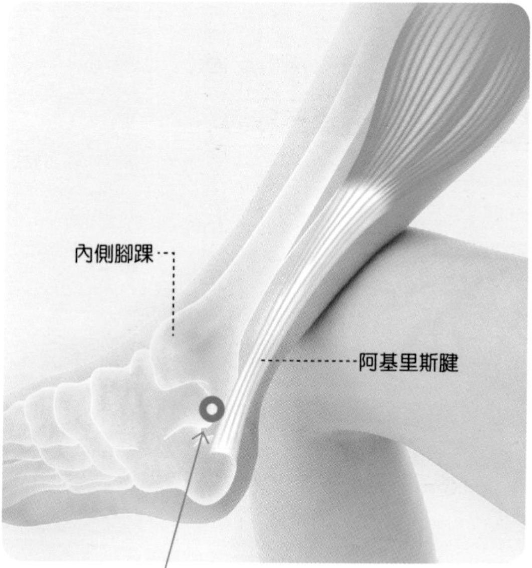


正確穴位 看這裡

腳踝內側與阿基里斯腱之間的凹陷處下方，腳跟的骨頭邊緣就是穴位所在。

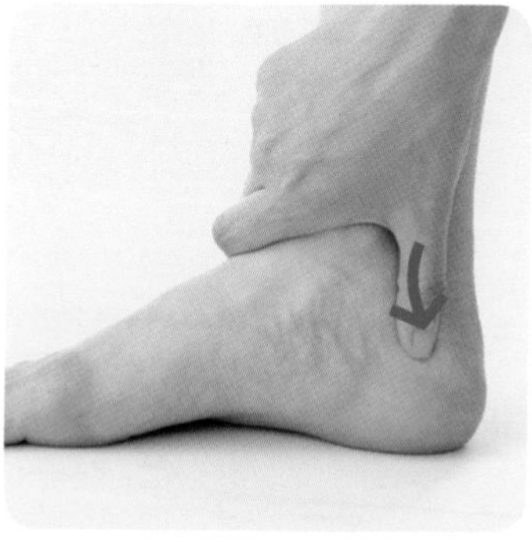

正確穴位 按這裡

抓住腳踝，以拇指對準穴位，朝向腳跟的骨頭按壓，並搭配自然的呼吸一起進行。

重點：左右各6～8次。稍微有痛感的刺激才有效果。

# 低血壓

## 身體的「氣」與「血」不足就會造成低血壓的情況

中醫學認為低血壓和起身時頭暈目眩，是因為「氣」與「血」不足所引起的，人只要提升「氣」，就能改善低血壓的情況。此外，血液循環不佳，或一直處在必要能量不足的狀態下，就容易產生頭痛、暈眩、注意力低下等症狀。平時要多按壓「石門穴」來改善身體能量不足的問題！

去除體內虛寒，提高消化功能、恢復元氣

### 石門【腹脹、水腫】

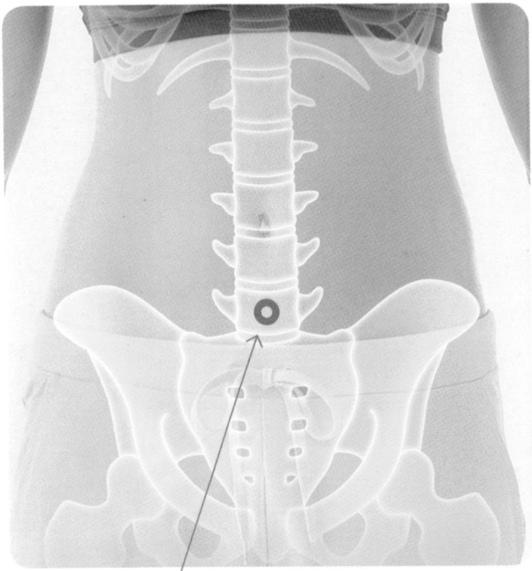

正確穴位 看這裡

從肚臍往下方三指幅的地方就是穴位。

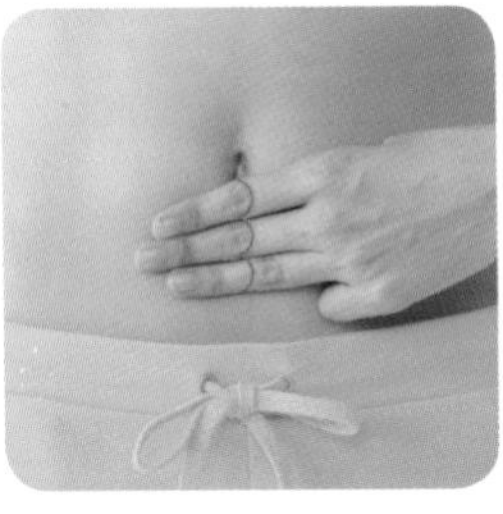

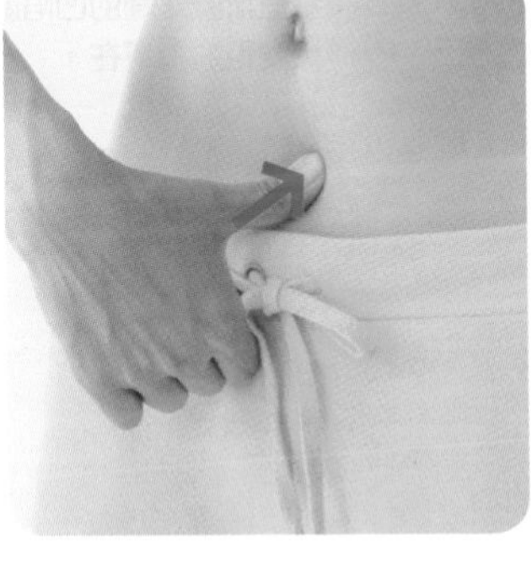

正確穴位 按這裡

以拇指指尖對準穴位，一邊吐氣一邊慢慢按壓，吸氣時再漸漸收力。

重點：6～8次。朝向身體的中心，用稍弱的力道按壓，以身體能感到舒適為主。

# 便秘

## 促進胃腸蠕動 幫助排便

若沒有定時排便，糞便在體內囤積後便會腐敗、產生毒素，身體吸收了這些毒素，就會使身體狀況變差。便秘不僅會使心情不暢快，同時也是造成皮膚乾澀及肥胖的原因，情況惡化的話還會誘發頭痛等症狀，引起慢性疾病。除了注意飲食和生活習慣，也要養成定時排便的習慣。利用能夠活化大腸機能的「大巨穴」，以及位在手腕、有促進排便效果的「神門穴」，可以有效對付便秘。

活化大腸機能，解決便秘的重要穴位

### 大巨

【腹痛、便秘】

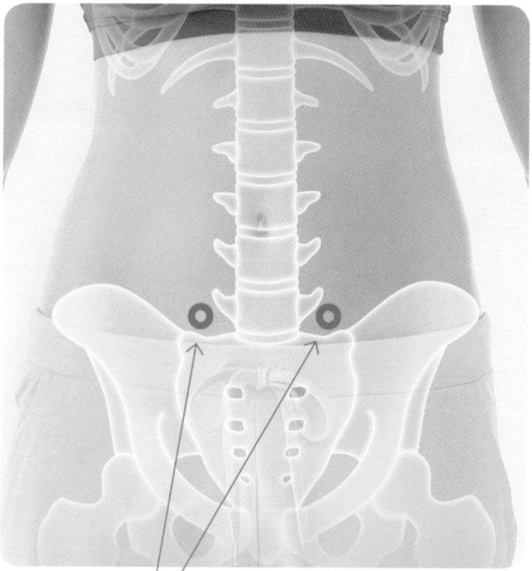

正確穴位 看這裡

位在肚臍的斜下方，從肚臍開始先往左右各移三指幅，再順著往下四指幅的地方就是穴位所在。

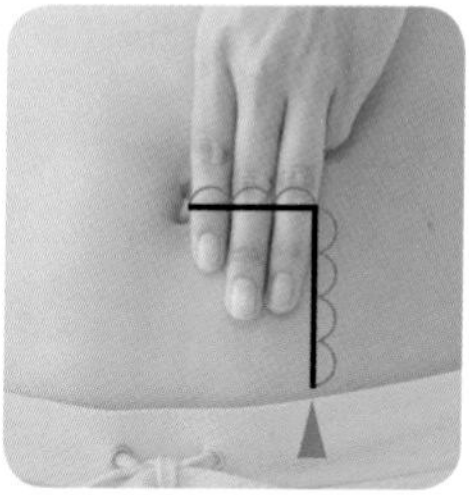

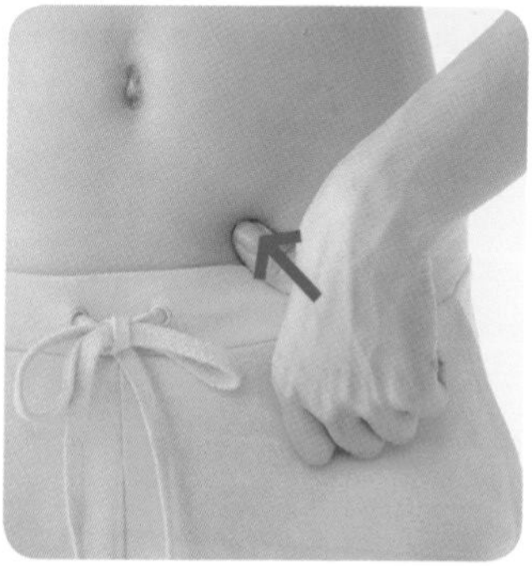

正確穴位 按這裡

以拇指對準穴位，一邊吐氣一邊慢慢按壓，吸氣時再漸漸收力。

重點：朝向身體中央，用較強的力道按壓，以身體能感到舒適為主，左右各6～8次。

# 神門

【便秘、安神】

作用在自律神經上，讓腸胃功能恢復正常

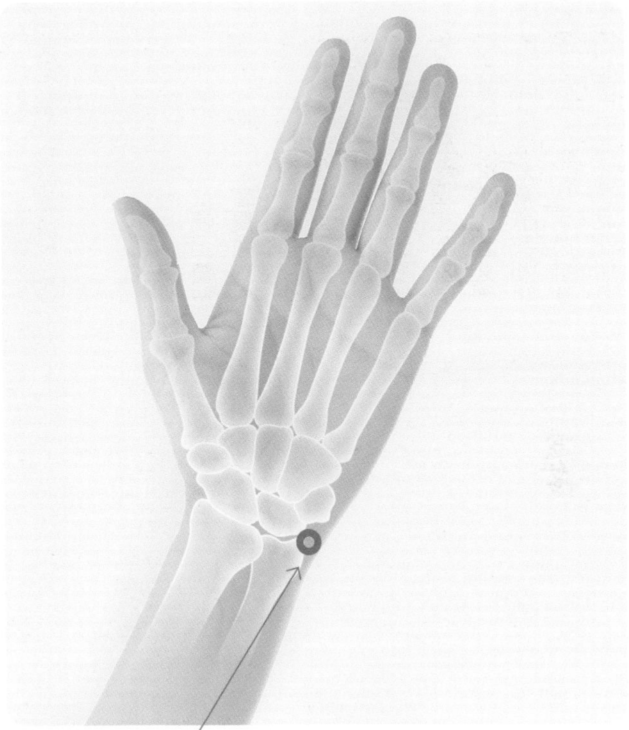

正確穴位 看這裡

位在手腕內側的手腕線上，內側凹陷處就是穴位所在。

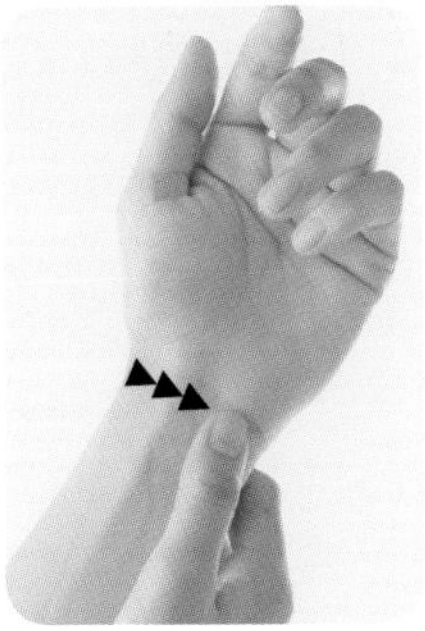

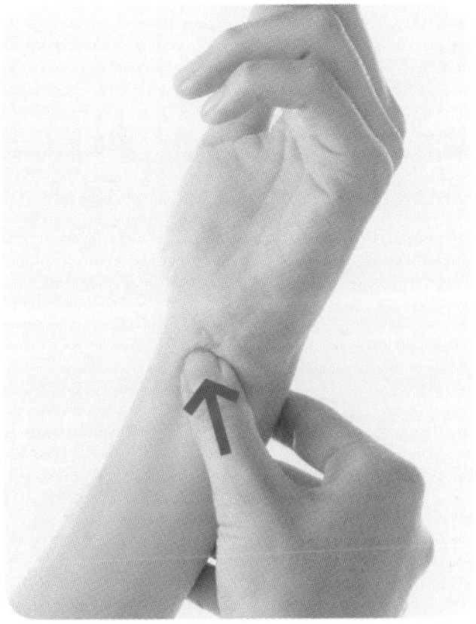

正確穴位 按這裡

抓住手腕以拇指對準穴位，一邊吐氣一邊慢慢按壓，吸氣時再漸漸收力。

重點：左右各**6**～**8**次。

# 腹瀉

## 腹瀉常會造成身體虛寒 這時要先讓腹部暖和起來

有各式各樣的原因會造成腹瀉，像是吃錯東西、暴飲暴食、感冒或是細菌感染等，胃腸狀態虛弱以及壓力過大也會導致慢性腹瀉的發生。要治療腹瀉就必須對症下藥，而腹瀉時最糟糕的症狀就是虛寒！所以，第一步要做的就是用溫熱的手按壓肚子上的「神闕穴」，再來，利用「上巨虛穴」來調整大腸的機能，減緩腹瀉的症狀。

### 神闕【腹痛、腹瀉、水腫】

位於身體中心的重要穴位

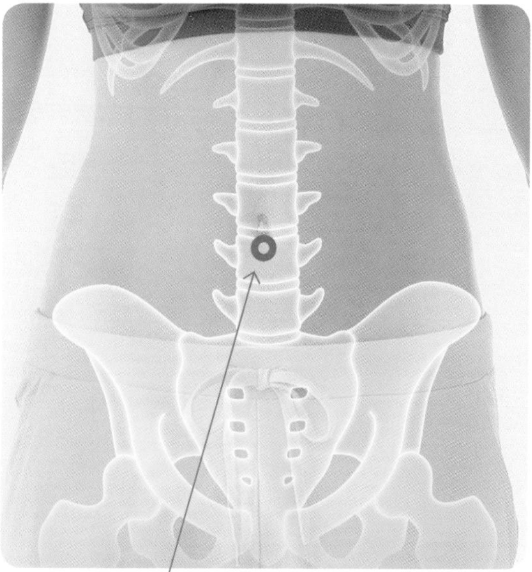

正確穴位 看這裡

神闕穴的位置其實就是肚臍，肚臍的中心即是穴位。

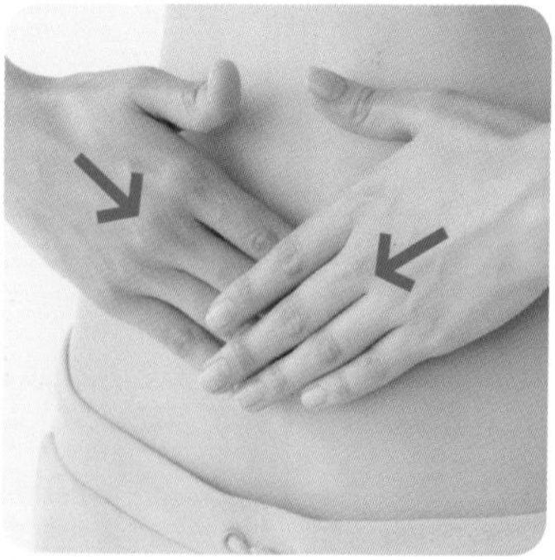

正確穴位 按這裡

先將雙手弄熱後，手心交疊在肚臍上，一邊吐氣一邊慢慢地按壓，吸氣時再漸漸收力。

重點：6～8次。小心，如果過度接觸、按壓肚臍，反而會有不舒服的現象發生。

促進排便，讓大腸保持清淨狀態

# 上巨虛

【腹痛、腹脹、便秘】

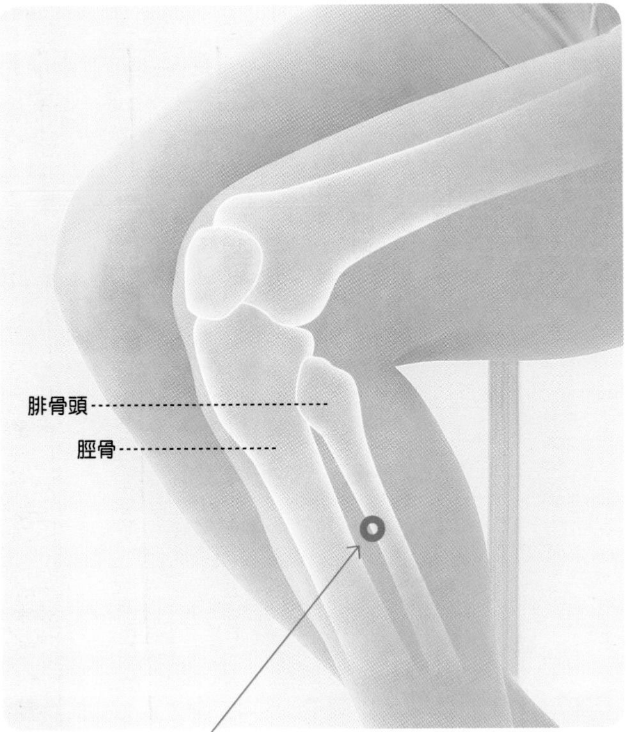


正確穴位 看這裡

位在膝蓋的下方、脛骨的外側，從膝蓋下方骨頭的隆起處（腓骨頭）往下四指幅的地方。

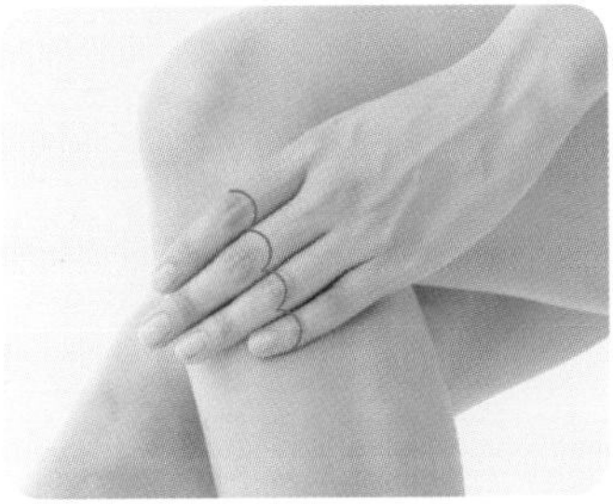

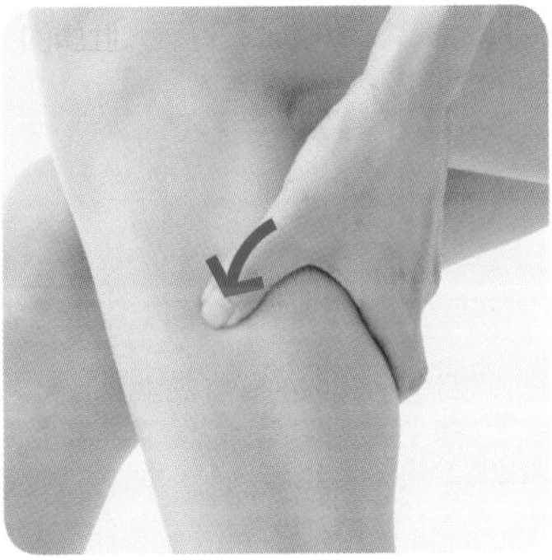

正確穴位 按這裡

抓住小腿，以拇指對準穴位，一邊吐氣一邊慢慢按壓，吸氣時再漸漸收力。

重點：左右各6～8次。好像拇指要陷入皮膚一樣，稍微施加力道來按壓。

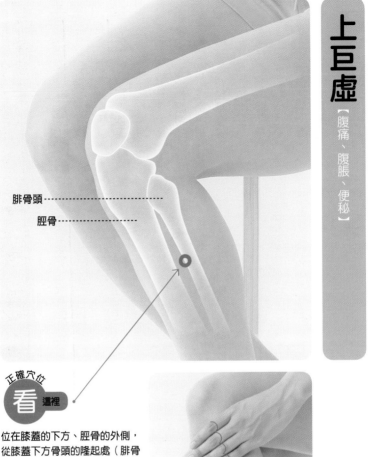

# 頻尿

## 頻尿是「腎」功能低下導致下半身寒冷所致

明明才剛去過廁所，不久後又想再去，應該有不少人對於這樣的症狀感到困擾。中醫學認為，「腎」（參考P28）功能較弱的人常會有頻尿的現象。一般來說年紀漸長，腎的功能作用會降低，下半身也容易冰冷，而頻繁的尿意正是寒冷所引起的。「中極穴」是對應「腎」的穴道，按壓後可以使排尿的次數恢復正常，對於尿量過多也有不錯的改善效果。

### 減緩下腹部寒冷，恢復正常的排尿次數

### 中極

【頻尿、尿急、生理不順、經痛】

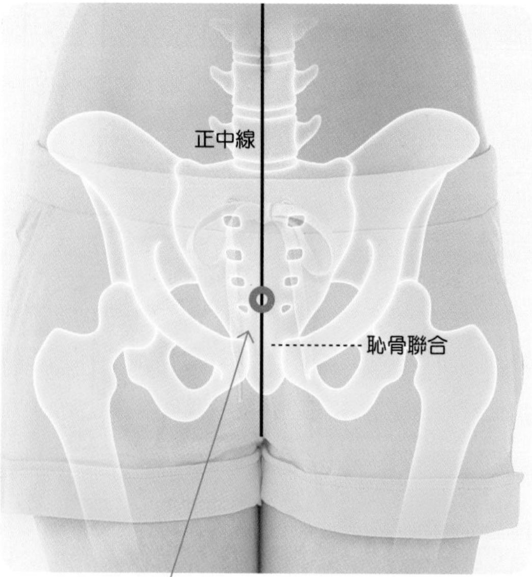


正確穴位 看 這裡

位於正中線上，從「恥骨聯合」凸起的地方往上一指幅的地方。

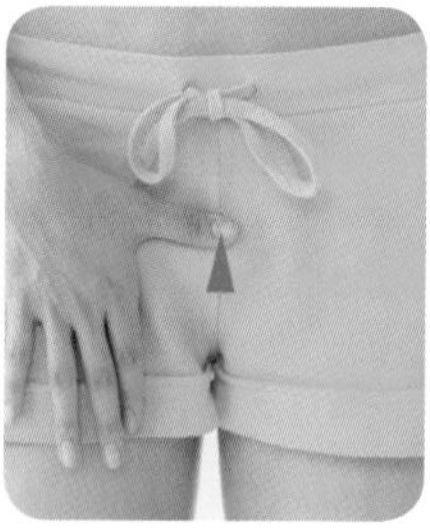

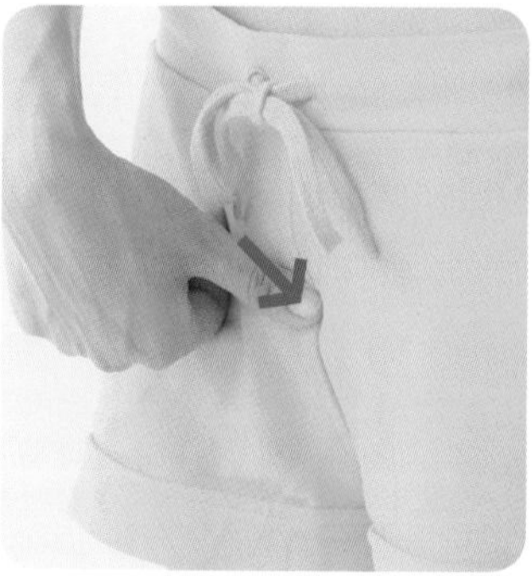

正確穴位 按 這裡

拇指對準穴位，一邊吐氣一邊慢慢按壓，吸氣時再漸漸收力。

重點：6～8次。向著身體中心，用較強的力道按壓，以身體感到舒適為主。

# 第8章

〔心靈篇〕

## 可以消解煩惱，讓心情變暢快！
# 對心靈很有幫助的解憂穴位

生活在充滿壓力的社會，心中總有著煩惱以及不安。每當這個時候，就利用穴位來穩定思緒，療癒疲憊的身心吧！

Mental

# 焦躁・憤怒・不快

肝臟、氣力、肌肉、眼睛的健康和「肝經」的運作有關

在中醫學裡，「肝經」（P28）也與精神活動有關，可以控制幹勁以及氣力。如果環繞在「肝」周圍的「氣」（生命能量）過剩，會使人易怒、焦躁難耐。當感覺自己比平常還要難靜下心、容易為小事動怒時，可以按一按「氣海穴」及「蠡溝穴」這兩個穴位，有助於讓環繞在「肝」周圍的「氣」沉靜下來，心靈回歸平靜。

鎮靜過剩的能量，讓心安定下來

## 氣海

【婦科疾病、腰痛】

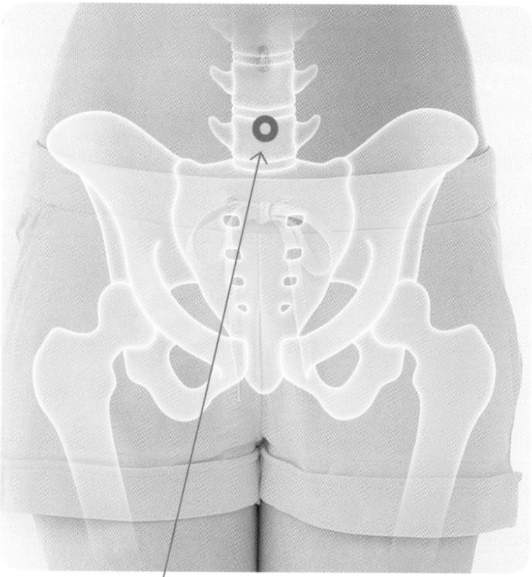

正確穴位 看這裡

肚臍往下兩指幅的地方就是穴位。

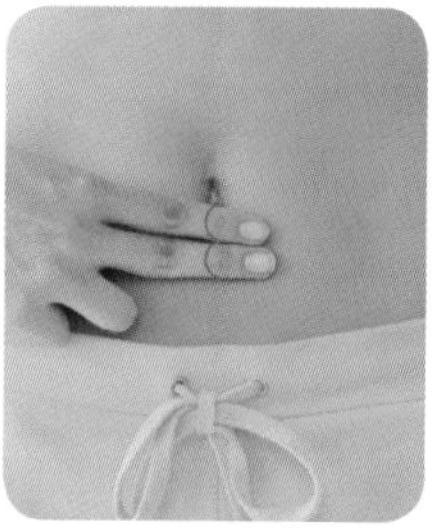

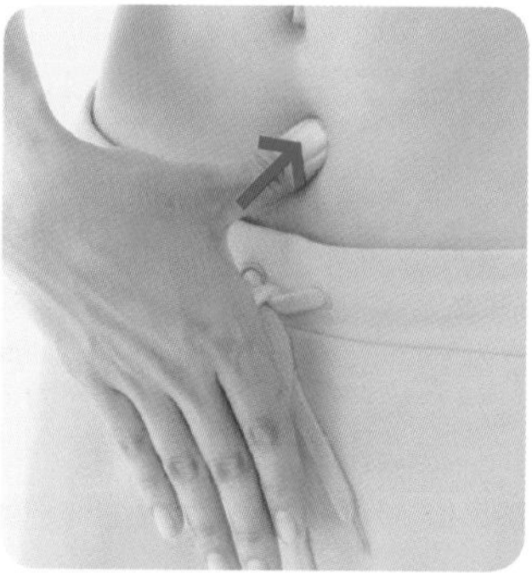

正確穴位 按這裡

以拇指指尖對準穴位，一邊吐氣一邊慢慢按壓，吸氣時再漸漸收力。

重點：朝向身體中心，用溫和的力道按壓6～8次，也可以雙手拇指交疊後對準穴位按壓。

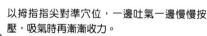

強化肝臟功能，控制氣的循環

# 蠡溝

【舒肝理氣、精神疾病、生理不順】

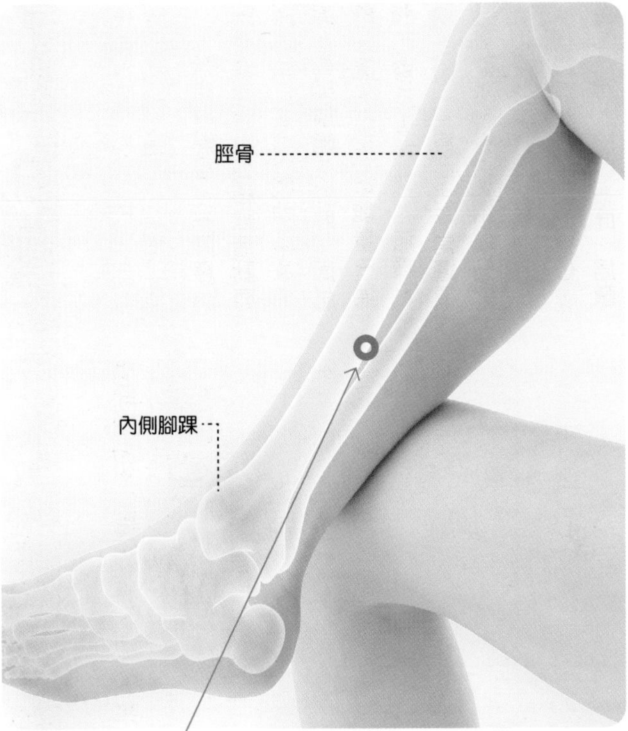


正確穴位 看這裡

從腳踝內側中心往膝蓋方向五指幅的位置，小腿骨（脛骨）後側的邊緣就是穴位。

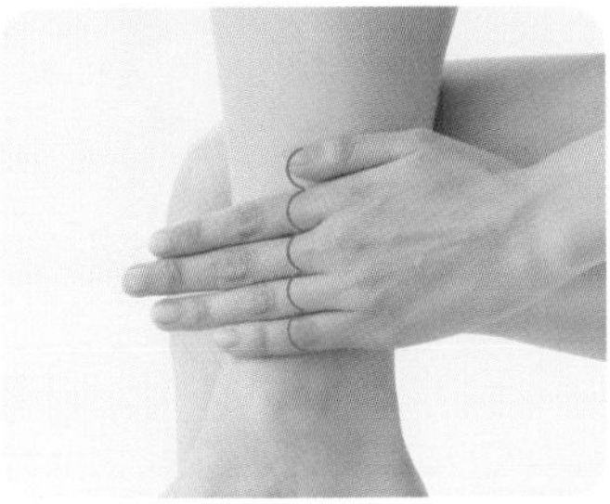

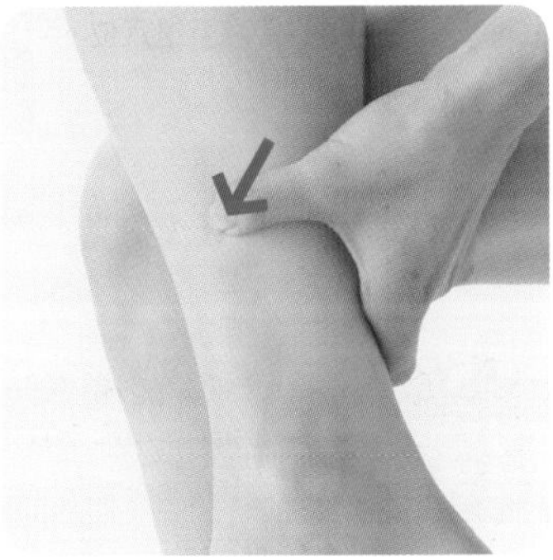

正確穴位 按這裡

抓住腳踝以拇指對準穴位，一邊吐氣一邊慢慢按壓，吸氣時再漸漸收力。

重點：左右各6～8次。好像要把手指戳進小腿骨後側的感覺來按壓。

# 壓力・緊張・興奮

消除壓力，沉澱心靈

## 膻中

【緊張、心煩、心悸】

### 切換自律神經開關 鎮定興奮情緒

自律神經由交感神經與副交感神經組成，交感神經在活動及緊張時會起作用，副交感神經則是睡眠及休息時才開始作用。人會無意識地切換這兩條神經的開關，但是當人承受著某些壓力時，可能會無法順利切換。當你正處在壓力之下，因為交感神經一直啟動而緊張興奮不已時，可以利用「膻中穴」及「內關穴」將開關切換到副交感神經，以鎮定緊張與興奮的情緒。

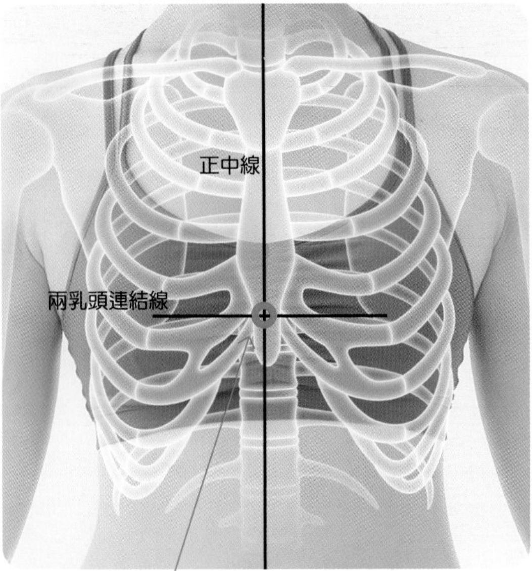


正確穴位 看這裡

胸部的正中線與兩乳頭的連結線交會處即是穴位。

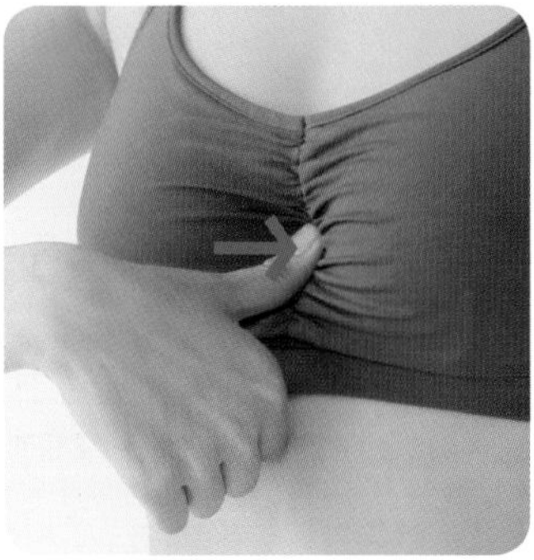

正確穴位 按這裡

以拇指指尖對準穴位，一邊吐氣一邊慢慢按壓，吸氣時再漸漸收力。

重點：6～8次。用力一點，稍微有痛感的刺激才有效果。

# 內關

【心悸、失眠】

恢復自律神經的平衡，安定內心的焦慮

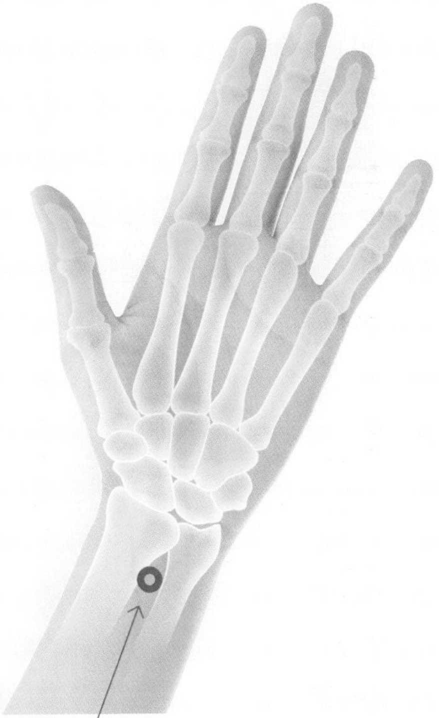

正確穴位
看這裡

從手腕內側的手腕線中央往手臂方向兩指幅的地方就是穴位。

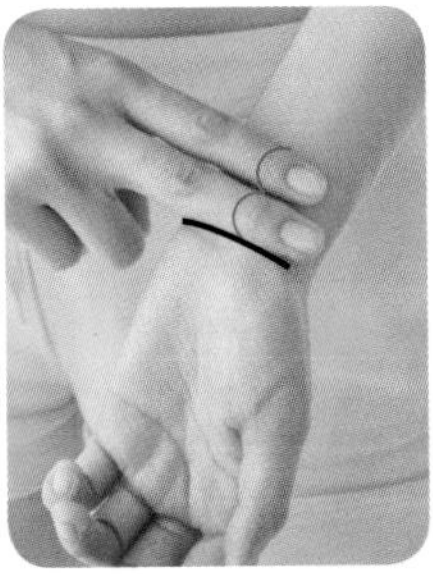

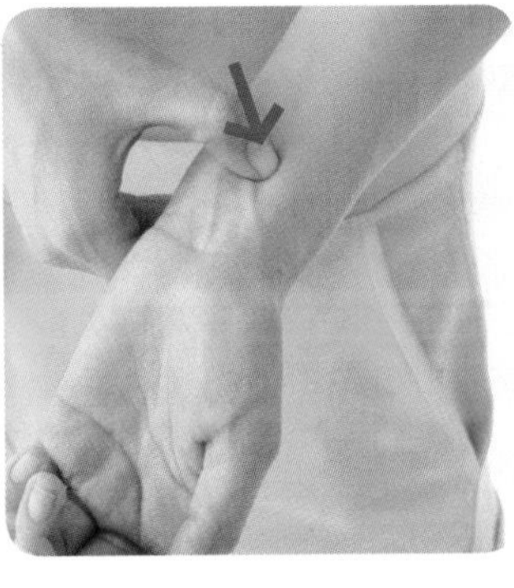

正確穴位
按這裡

抓住手腕，以拇指對準穴位，一邊吐氣一邊慢慢按壓，吸氣時再漸漸收力。

重點：左右各**6**～**8**次。

# 擔憂・不安・恐懼

「脾」功能衰弱時
心情容易低落

在中醫學裡，「脾」（參考P28）除了幫助消化與吸收，還控制精神層面的活動，一旦「脾」衰弱，人就會感到不安並陷入失落的情緒當中。不僅如此，因為脾跟心與身體密切連結，身處在失落的心情中時，會導致血液循環不良、身體容易冰冷、胃腸作用變差等狀況。我們可以藉由刺激「太白穴」來強化「脾」的功能，去除內心的擔憂、不安及恐懼，恢復元氣、重新振作精神。

加強「脾」功能，掃除不安思緒

## 太白

【嘔吐、腹瀉、調控氣血】

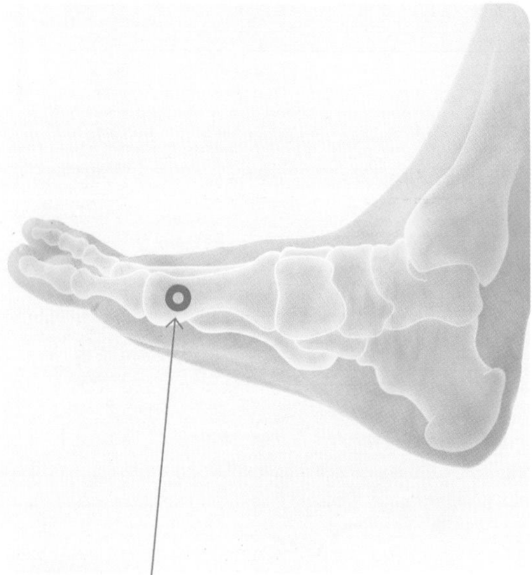

正確穴位 看這裡

在大腳趾根部有塊突出來的圓骨，
而圓骨內側有個凹陷處就是穴位。

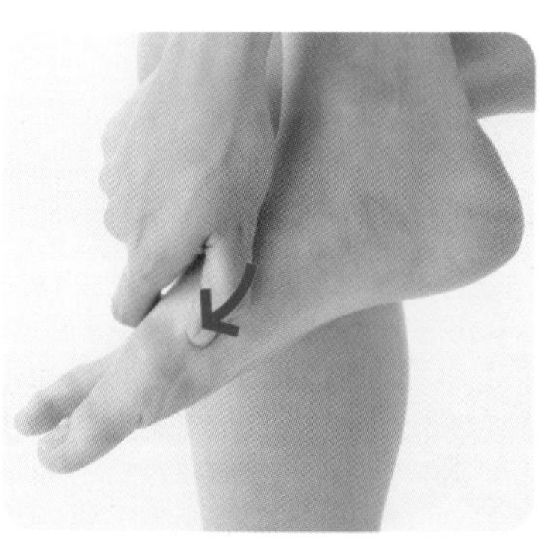

正確穴位 按這裡

抓住腳背，以拇指指尖對準穴位，往腳趾的方向壓骨頭邊緣，並搭配自然的呼吸來進行。

重點：左右各**6～8**次。

# 負面思緒

## 去除心靈疲憊
## 使心情正面開朗

內心一旦感到疲倦，負面的想法也會油然而生。在中醫學中，心靈的疲憊與「心」（參考P28）有著密切的關係，做為精神活動中樞的「心」如果衰疲，那胸口便會被不安感壓迫，思緒也會變得消極灰暗。「少海穴」是可以提高「心」機能的穴位，刺激它可以為心靈消除疲勞，讓心情開朗，改善自身的負面思緒。

作用於「心」，使心情明朗

### 少海【神經衰弱、心痛】

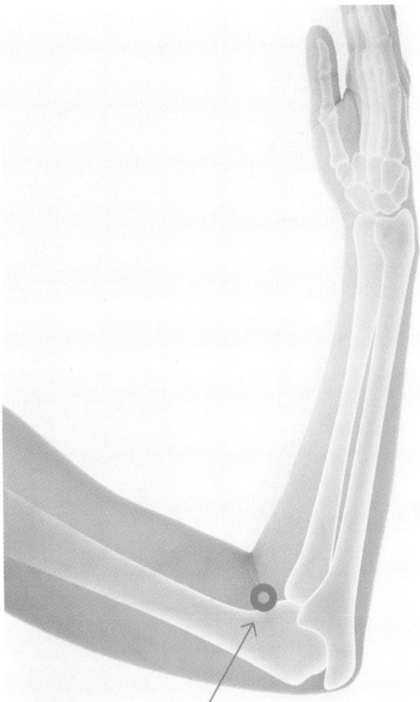

正確穴位 看這裡

彎曲手肘時形成的皺褶上，內側有個凹陷的地方就是穴位。

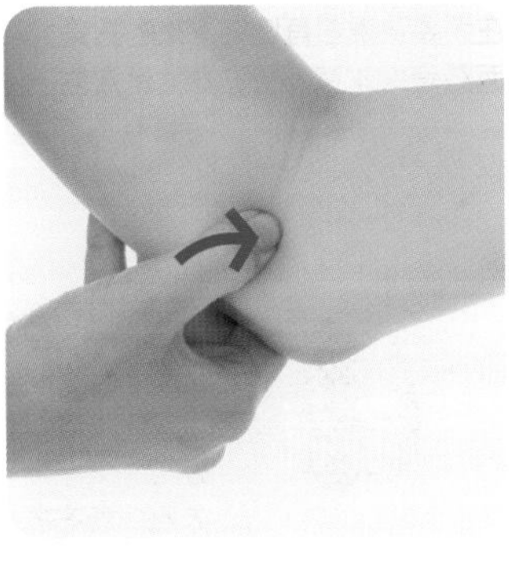

正確穴位 按這裡

以拇指指尖對準穴位，一邊吐氣一邊慢慢按壓，吸氣時再漸漸收力。

重點：左右各**6**～**8**次。多施點力按壓，好像拇指要戳入皮膚裡的感覺。

# 無力・輕微憂鬱

## 先安定紊亂的心神 放鬆後就能重拾幹勁

在中醫學裡，精神的安定與「心包」（參考P28）有所關聯，「心包」是包覆心臟的東西，如果心包機能衰退，會使精神層面的平衡也會跟著紊亂，讓人心情沮喪、沒有精神。「勞宮穴」是活化「心包」的穴位，而讓腦袋放鬆並減輕壓力的穴位則是「身柱穴」，這兩個穴位同樣都是可以讓人提起幹勁的穴位，所以請搭配使用。

去除不安，安定心神

### 勞宮

【安定心神、強化心臟功能】

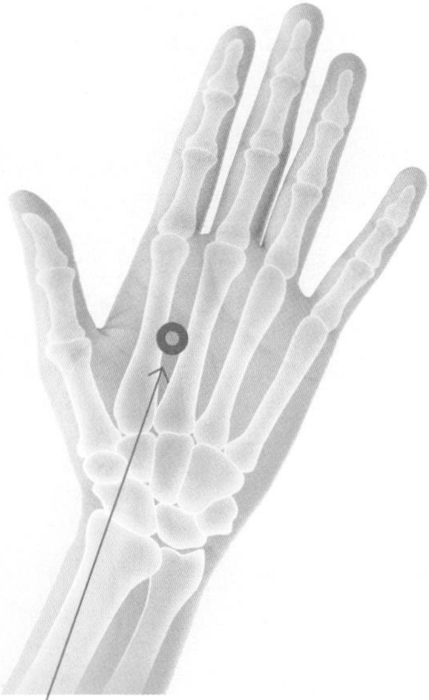

正確穴位 看這裡

手掌中央靠近拇指有一凹陷處即是穴位所在；或是食指與中指之間的延伸線與生命線交集的地方。

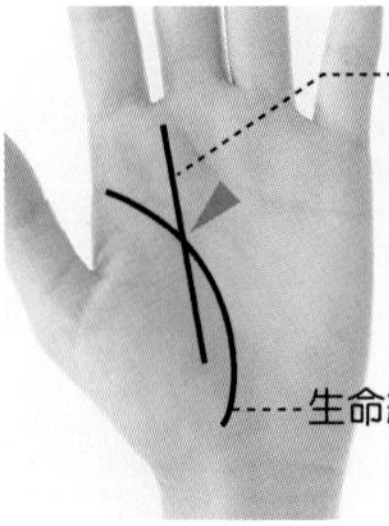


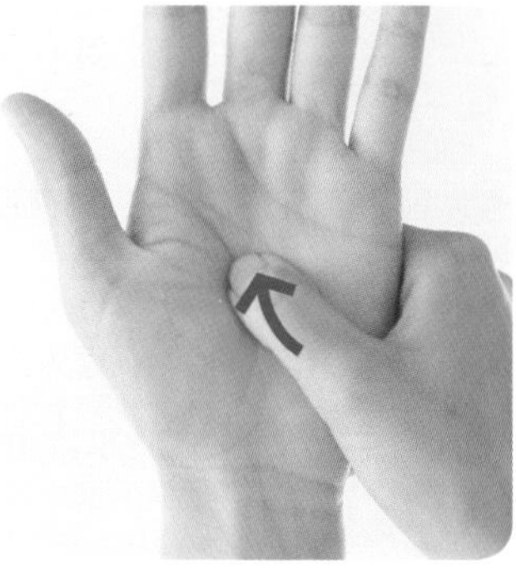

正確穴位 按這裡

以拇指指尖對準穴位，一邊吐氣一邊慢慢按壓，吸氣時再漸漸收力。

重點：左右各6～8次。稍微有痛感的刺激才有效果。

# 身柱

## 使緊繃的腦部放鬆，提升幹勁

【放鬆腦部、安定神智、預防神經衰弱】

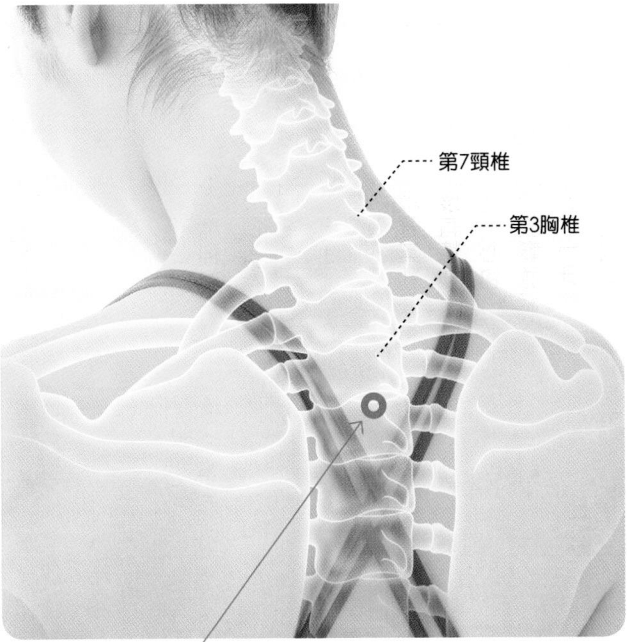


**正確穴位 看 這裡**

從低頭時會突起的骨頭（第7頸椎）開始，往下三節有個突起的地方（第3胸椎），其下方的凹陷處就是穴位。

**正確穴位 按 這裡**

將手繞到背後，以中指對準穴位，一邊吐氣一邊慢慢按壓，吸氣時再漸漸收力。

重點：**6**～**8**次。循序加強力道，不要一下子就大力按壓。

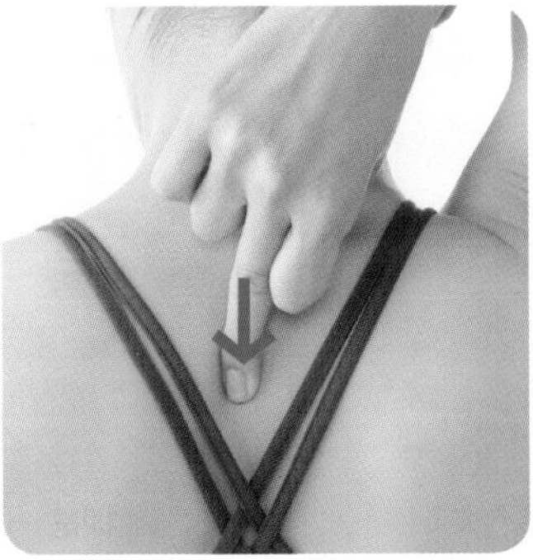

**Column**

### 不要操之過急，適度休息是必要的

遭逢失戀或是失敗後，任誰都會喪失幹勁；受到精神上的打擊時，沒有必要勉強自己馬上振作。按一按穴位喘口氣放鬆一下，力氣也能隨之湧現，就可以繼續加油。

# 因壓力而食欲不振

## 活化胃腸機能 改善食欲不振

遭遇壓力、煩惱時，會造成心理上的食欲不振。而「豐隆穴」屬於「胃經」（參考P84）上的穴位，可以活化胃腸的消化與吸收機能，改善因壓力所造成的食欲低下的狀態。此外，「魚際穴」屬於「肺經」（參考P120），在中醫學裡，「肺」與憂煩及傷悲相關，當有煩惱和難過的事情而沒有食欲時，可以利用這個穴位來改善。

促進胃腸的消化與吸收

## 豐隆

【安寧心神、刺激消化吸收功能】

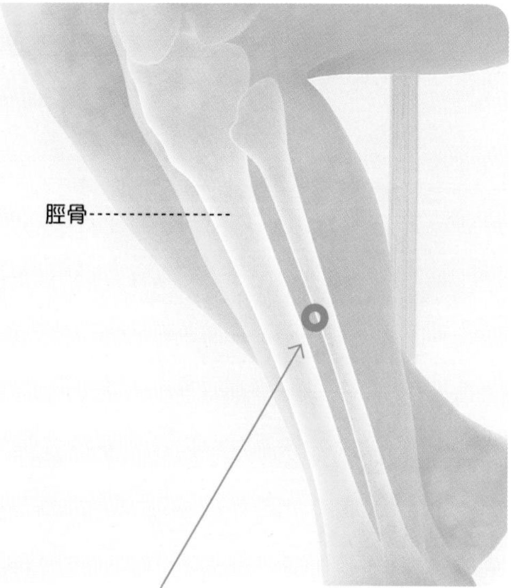


正確穴位 看這裡

小腿骨（脛骨）的外側，膝蓋與腳踝之間的中央附近。

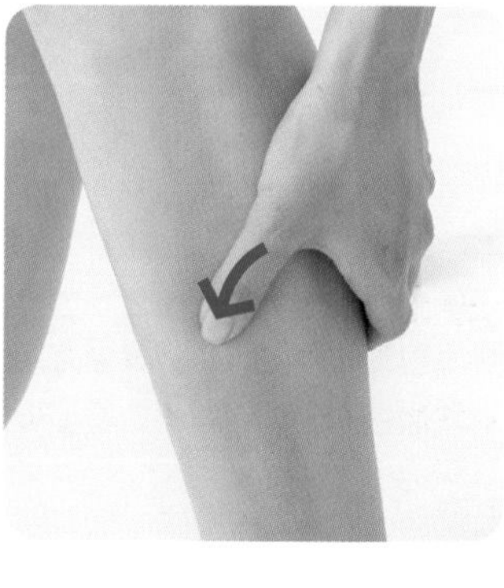

正確穴位 按這裡

拇指對準穴位，一邊吐氣一邊慢慢按壓，吸氣時再漸漸收力。

重點：左右各**6～8**次，多施點力按壓，好像拇指要陷入皮膚的感覺。

# 魚際

舒緩悲傷情緒，恢復元氣與食欲

【消解煩惱、增加食欲】

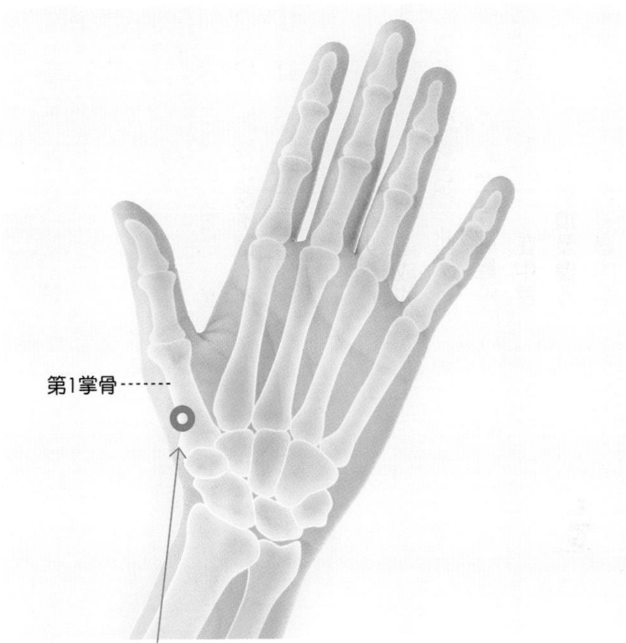


正確穴位 看這裡

位在手掌拇指根部的鼓起部分，拇指骨頭（第1掌骨）的下端外側有一凹陷處即是穴位。

正確穴位 按這裡

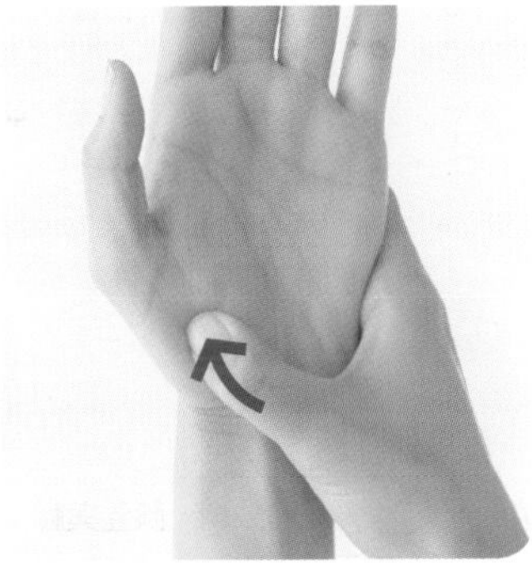

抓住手腕，以拇指對準穴位，一邊吐氣一邊慢慢按壓，吸氣時再漸漸收力。

重點：左右各**6～8**次。用稍微強一點的力道，有痛感的刺激才有效果。

Column

## 多多攝取維他命C與蛋白質

當腦部感到有壓力時，腎上腺就會開始分泌對抗壓力的荷爾蒙，而維他命C與蛋白質正是製造出副腎皮質荷爾蒙的必要物質。平時盡量多食用蔬菜、肉類以及蛋類吧！

# 失眠

## 活化「肝」功能 提高睡眠品質

淺眠、睡眠品質不好，常常睡沒有多久就醒來，這樣一直持續的無法熟睡狀態就是失眠的症狀。引發失眠的原因有各式各樣，在中醫學的觀念裡，睡眠與「肝」（參考P28）有很深的關係，肝功能衰退的話就會變得淺眠。「期門穴」的作用在於「肝」，能引導人進入深層的睡眠；而「安眠穴」從以前就是用來改善失眠症的特效穴位，可以促進血液循環、提升睡眠品質。

### 使身心放鬆，幫助熟睡

## 期門

【活化肝功能、改善睡眠品質】

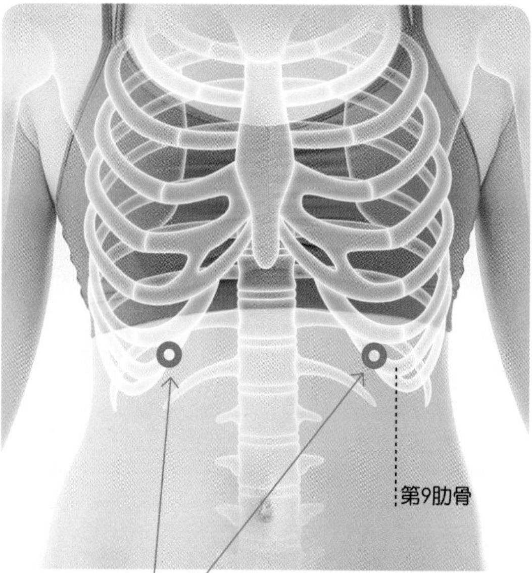


正確穴位 **看**這裡

穴位位在第9肋骨的邊緣，也就是在肋骨的下緣與乳頭正下方延伸線的交會處。

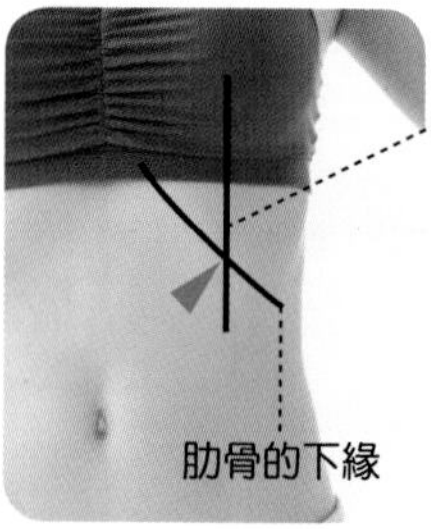


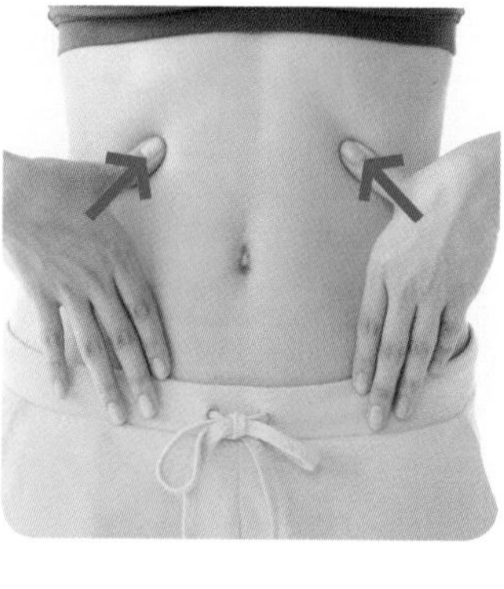

正確穴位 **按**這裡

兩手拇指對準左右穴位，一邊吐氣一邊慢慢按壓，吸氣時再漸漸收力。

重點：左右各**6～8**次。像要把骨頭的邊緣往上頂一樣來按壓。

# 安眠

【失眠、消除煩躁不安】

引人進入熟睡狀態，改善失眠症的特效穴位

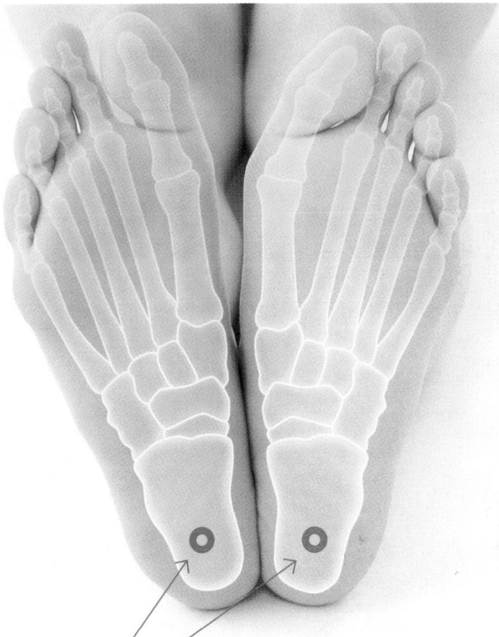

正確穴位 看 這裡

穴位位在腳跟鼓起處的中央。

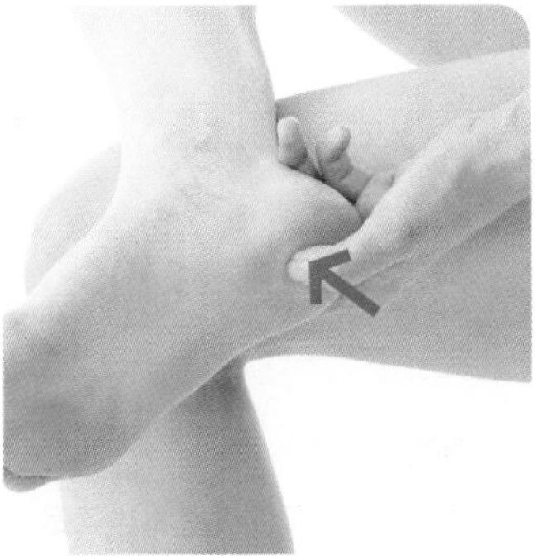

正確穴位 按 這裡

**以拇指對準穴位，一邊吐氣一邊慢慢按壓，吸氣時再漸漸收力。**

重點：左右各**6～8**次。較強的刺激會比較有效果，也可以使用指壓棒或是筆來按壓。

Column

## 選擇一個適合自己的枕頭才會有健康的睡眠

如果用了不適合的枕頭睡覺，不僅無法熟睡，早上起來時肩膀和脖子都會感到疼痛。最理想的枕頭是當你仰躺在上面時，能讓你脖子到背部的曲線保持和站立時相同的狀態，所以重新評估一次自己枕頭的高度和素材吧！

# 「腎·膀胱」的經絡與「心包·三焦」的經絡

## 腎經·膀胱經

腎經和「腎」有關，是調節腎功能的經絡。「腎」指的是以腎臟為中心的泌尿器官及生殖器官，「腎」與腎經主要的作用是負責體內「水」（參考P20）的代謝與調節，並把不必要的水分製成尿意後排泄掉。此外，「腎」也是蓄藏「精」（精氣、精神及氣力）的臟器，司管生殖機能並促進成長與發育，還有維持思考力、判斷力、集中力的作用。

膀胱經和「膀胱」有關，是調節膀胱功能的經絡。「膀胱」與膀胱經主要的作用在於淨化血液及體液，並促進尿液的排泄。

腎經及膀胱經的流動如果阻塞而導致平衡崩壞，容易出現呼吸急促、浮腫、頻尿、眼睛和皮膚乾澀、腰痛、膝蓋痛、性欲低下、不孕等症狀，沒有耐性、容易感到恐慌、受驚等傾向也會加劇。

## 心包經·三焦經

心包經和「心包」有關，是調節心包機能的經絡。「心包」並不是擁有實體的臟器，而是像膜一樣包覆著重要的心臟。「心包」與心包經主要的作用是保護「心」不受疾病直接侵擾，並協助「心」的血液循環。

三焦經和「三焦」有關，是調節三焦機能的經絡。「三焦」也不是擁有實體的臟器，它的功用在於統合「氣」「血」「水」（參考P20），並將其他臟器各自的機能串連起來；而「三焦」與三焦經主要是維持我們的體溫，還有調整荷爾蒙的分泌以及自律神經的平衡。

如果心包經、三焦經的流動阻塞，會容易出現頭昏腦脹、心悸、胸悶、血壓異常、腹痛、憂鬱、無法放鬆等症狀。

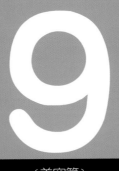

# 第9章

〔美容篇〕

## 越按越美麗！
# 改善臉部瑕疵的美肌穴位

調理身體就從體內開始！
每天按壓穴位，可以改善肌膚皺紋及斑點問題，
永保肌膚青春美麗！

Beauty

# 皺紋・鬆弛

## 提升代謝循環
## 恢復肌膚緊緻彈性

臉上小細紋及表情紋產生的原因，主要就是代謝太差。而毛孔粗大、法令紋及雙下巴鬆弛也同樣是代謝循環不佳造成，所以我們可以藉由按壓穴位來促進血液及淋巴的循環，提高代謝率後，便可阻止皮膚生成皺紋或鬆弛情形再繼續惡化。

「顴髎穴」可以活絡血液循環，提供肌膚所需的營養及水分，並讓肌膚恢復彈性。

「頭維穴」則有將皮膚往上拉提的效果，對改善抬頭紋及魚尾紋特別有幫助。

保持小腸清淨，恢復肌膚彈性

### 顴髎

【促進臉部血液循環、保持肌膚彈性】

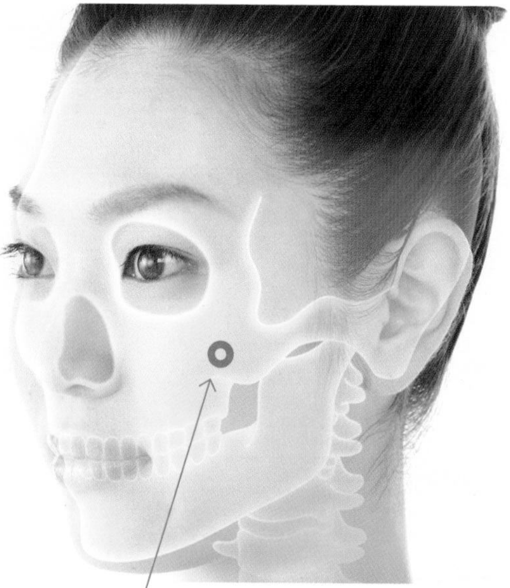

正確穴位 看 這裡

位在隆起的顴骨下方，手指從眼尾開始往下沿著臉頰的骨頭比較容易找到。

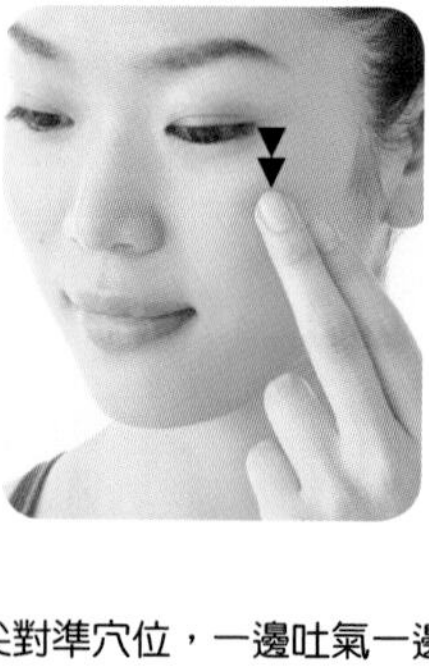

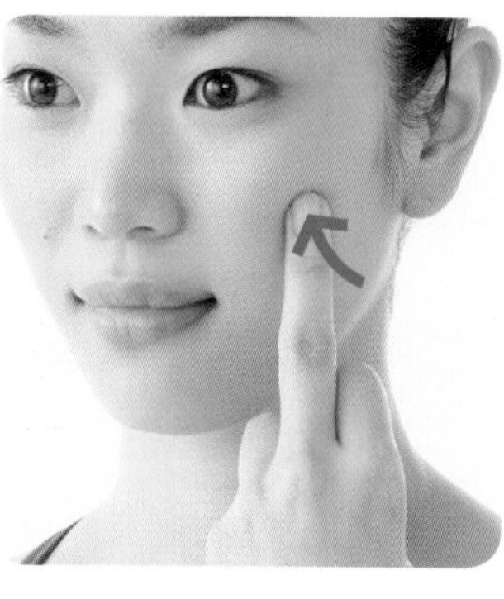

正確穴位 按 這裡

**以中指指尖對準穴位，一邊吐氣一邊慢慢按壓，吸氣時再漸漸收力。**

重點：左右各**6～8**次。朝向隆起的臉頰骨施力，好像要把肌膚往上提一樣來按壓，效果更好！

## 拉提下垂的臉部肌肉

# 頭維

【維護腦部健康、調整頭部血液循環】

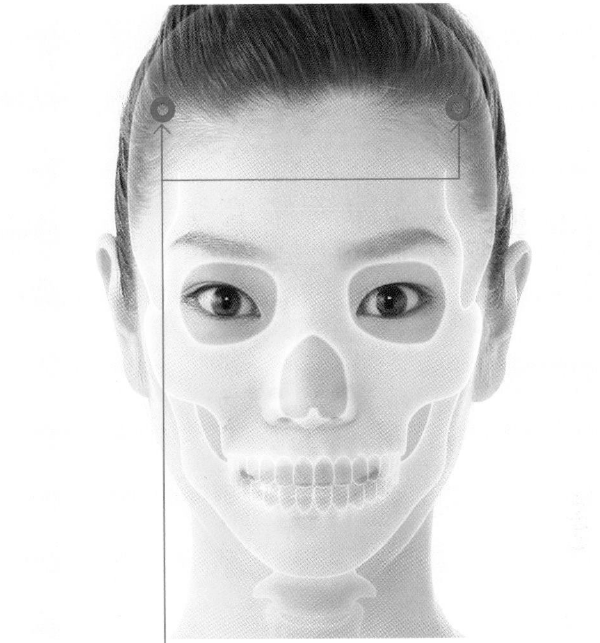

正確穴位 看這裡

位在額頭左右兩側。從眼尾往上，直到髮際處的邊緣，再往上約半拇指指幅的位置就是穴位。

正確穴位 按這裡

兩手中指對準左右穴位，按壓的同時往上拉提，並搭配自然的呼吸。

重點：左右各**6**～**8**次。用強一點的力道按壓也沒關係，以身體能感到舒適為主。

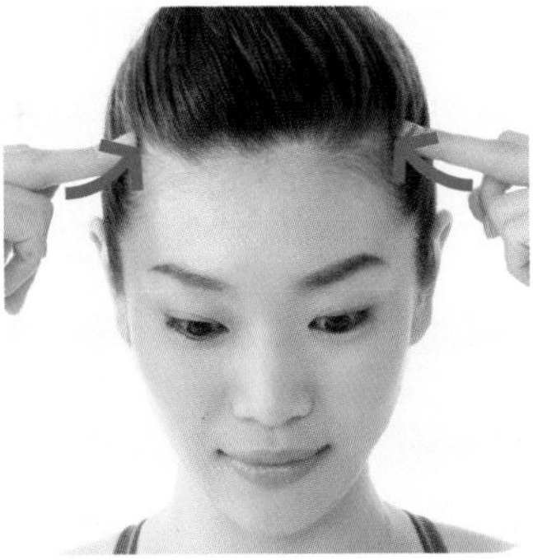

Column

### 預防細紋與鬆弛，需要保濕與肌肉鍛鍊雙管齊下

一旦臉部開始乾燥，就會使細紋更加明顯，所以肌膚的保濕是非常重要的。此外，利用發音動作讓嘴巴張大、動一動臉部肌肉，藉此多加鍛鍊臉部肌肉也能預防法令紋及雙下巴的產生。

# 黑斑・黑眼圈・皮膚暗沉

可以恢復眼睛的機能，也能改善臉部的血流狀況

## 陽白

【活化臉部血液循環、眼部疾病】

### 活絡臉部循環 改善血流停滯狀況

肌膚黑斑、黑眼圈、皮膚暗沉的症狀，只要促進皮下組織的微血管進行充沛的血液循環，就能得到改善。

正如「陽白穴」與「四白穴」，如同字面上都有個「白」字之意，都是能幫助肌膚美白的穴位。刺激這兩個穴位可以使臉部的循環變好，為肌膚帶來滿滿的新鮮氧氣與營養，同時排除老舊廢物，讓代謝變好之餘，還能帶來有效改善黑斑、黑眼圈以及預防暗沉生成的加乘效果。

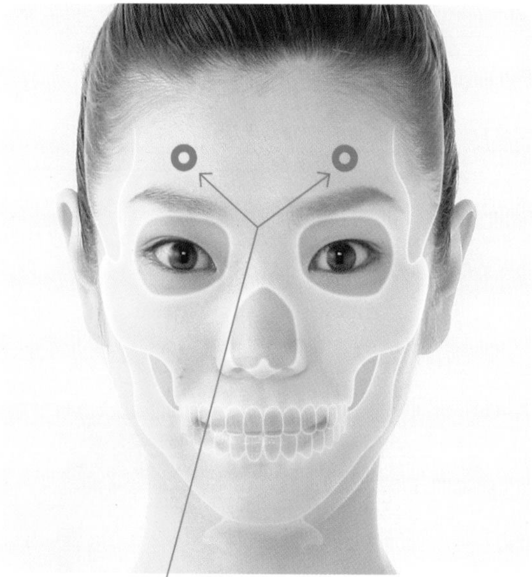

正確穴位 看這裡

穴位位在黑眼珠的正上方；從眉毛上端開始往上一指幅的位置。

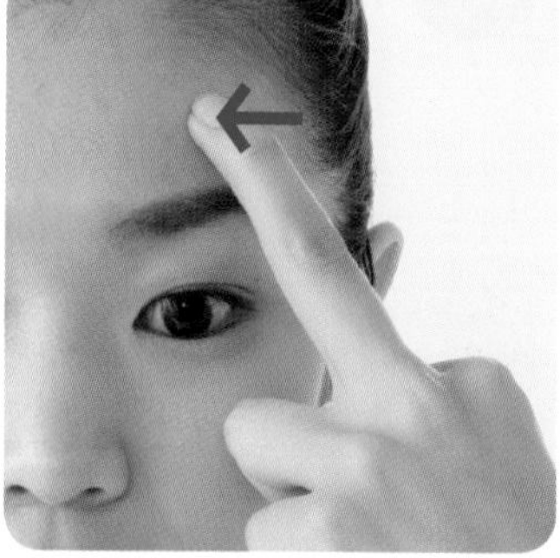

正確穴位 按這裡

中指指尖對準穴位，一邊吐氣一邊慢慢按壓，吸氣時再漸漸收力。

重點：左右各6～8次。由於眼睛周圍比較敏感，所以力道要放輕一點，以身體感到舒適為主。

# 四白

改善臉部血流狀況，同時促進胃腸作用

【眼睛乾澀、眼部周圍血液循環】

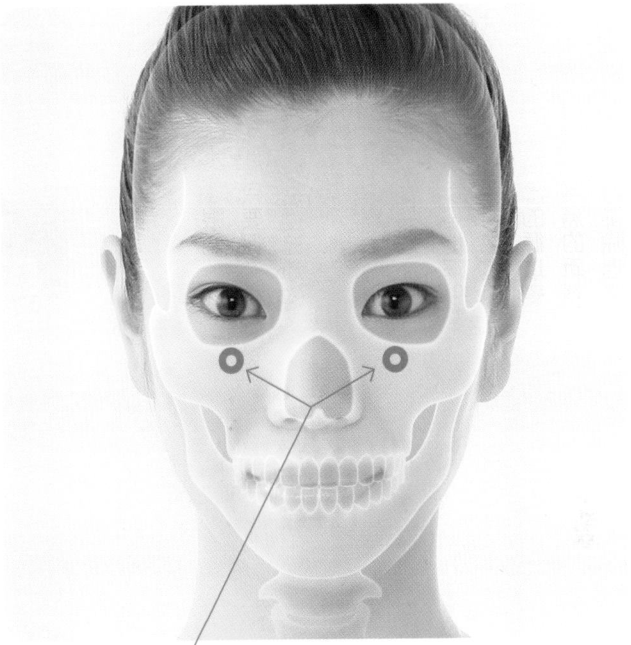

正確穴位 看這裡

穴位位在黑眼珠的正下方；從眼袋下端開始往下約一指幅的位置。

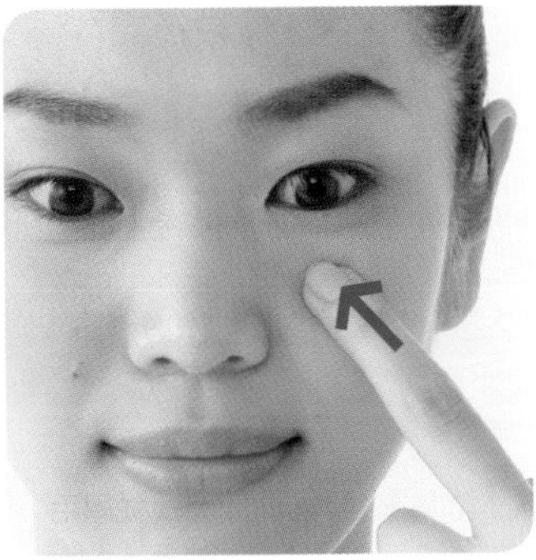

正確穴位 按這裡

以中指指尖對準穴位，一邊吐氣一邊慢慢按壓，吸氣時再漸漸收力。

重點：以較弱的力道溫和按壓，左右各6～8次。

Column

## 充分攝取維他命C可預防黑斑

要預防黑斑生成，保護肌膚遠離紫外線是很重要的！不僅如此，黑色素的沉澱也是產生黑斑的原因之一，所以要充分補充維他命C來抑制黑色素的生成並加以淡化。

# 成人痘

## 荷爾蒙失調、免疫力下降所造成的成人問題

二十歲以後長的痘痘都稱為「成人痘」，近年來有這樣毛病的人數正在大幅增加。成人痘和青春期時所長的痘痘不同，比較容易出現在下巴附近，是荷爾蒙失調以及免疫力下降所造成的。

「承漿穴」可以改善臉部的血流狀況，調整荷爾蒙的平衡；「復溜穴」則是「腎」（參考P28）的穴位，它能調整副腎皮質荷爾蒙的分泌，提高免疫力進而改善成人痘。

**促進下巴血液循環，抑制痘痘的生成**

### 承漿

【促進血液循環、口唇疾病】

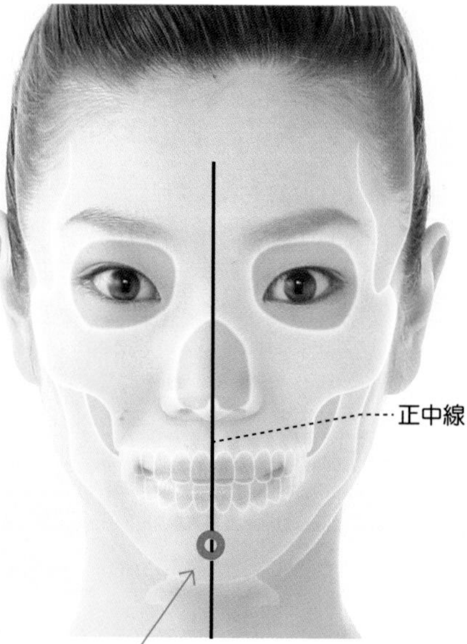


正確穴位 看這裡

穴位位在臉部的正中線上，下唇下端與下巴的中間。

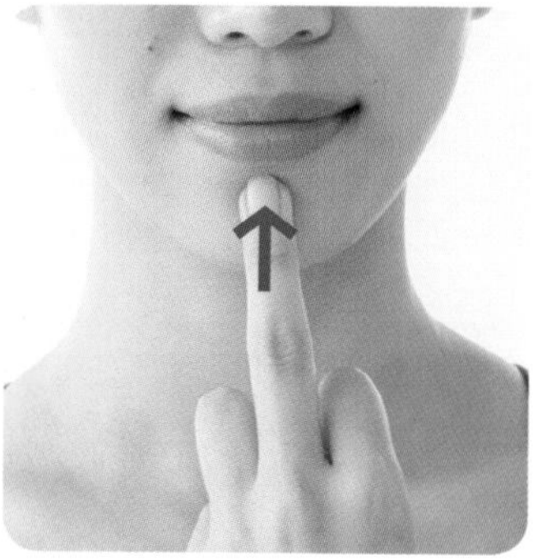

正確穴位 按這裡

以中指指尖對準穴位，一邊吐氣一邊慢慢按壓，吸氣時再漸漸收力。

重點：**6～8**次，按壓的力道以產生痠麻感為佳，比較有效。＊如果穴位上有長痘痘的話，請不要按壓。

# 復溜

調整副腎皮質荷爾蒙的分泌，提高免疫力

【咳嗽、發冷、腎炎、水腫】

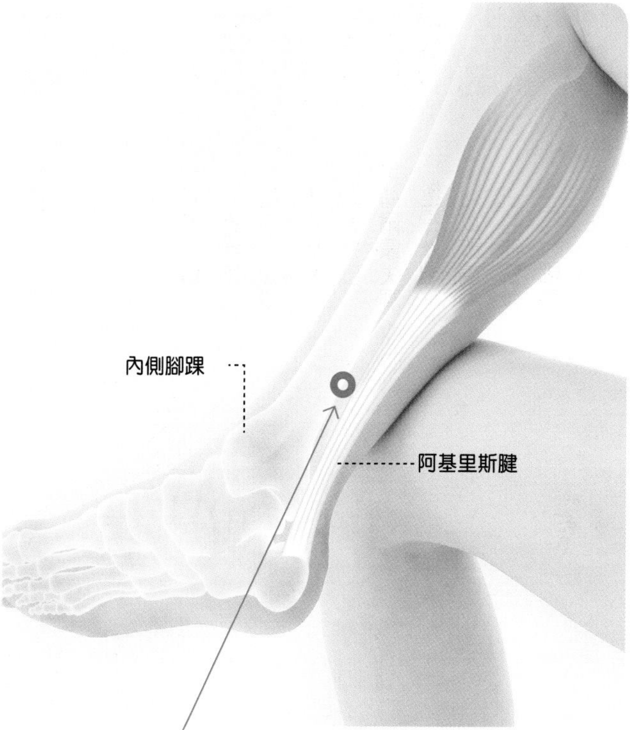


正確穴位 看這裡

從腳踝內側中心往上兩指幅的地方；阿基里斯腱的邊緣就是穴位。

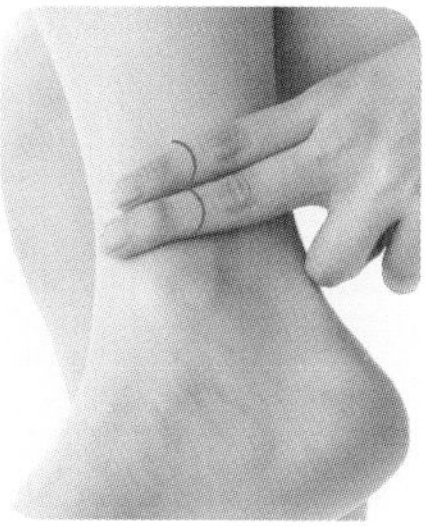

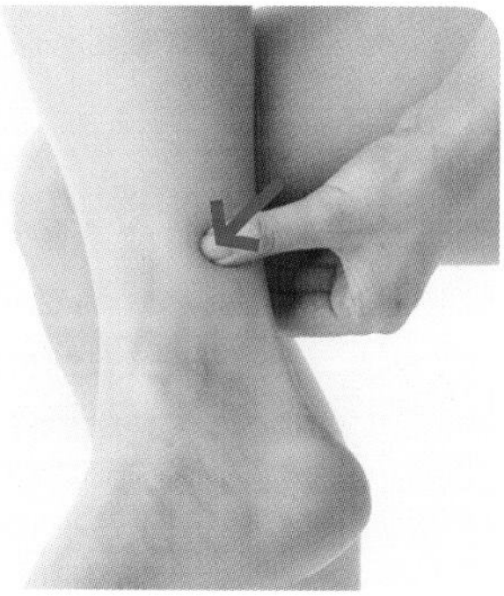

正確穴位 按這裡

抓住阿基里斯腱，以拇指對準穴位，一邊吐氣一邊慢慢按壓，吸氣時再漸漸收力。

重點：好像拇指要陷入皮膚一樣，稍微出點力來按壓。左右各6～8次。

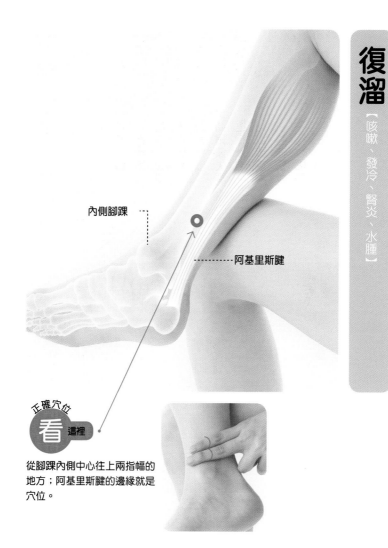

# 掉髮・白髮

促進血液循環
充分供應頭皮養分

年紀越大就越在意出現白髮、頭髮喪失光澤等頭髮衰老的現象，但不僅是年長者，近年來因為壓力的因素，也越來越多人有掉髮的困擾。「健腦穴」正是能改善掉髮及白髮的特效穴位，它位在後腦杓下方、脖子上面，刺激這個地方可以使頭部的血流旺盛、循環順暢，頭皮的營養狀態好轉便能改善掉髮等症狀。養成按壓穴位的習慣，維持頭皮的健康才能保有美麗的秀髮哦！

讓頭部血流旺盛，養成健康的頭皮

## 健腦

【促進頭部血液循環，改善掉髮問題】

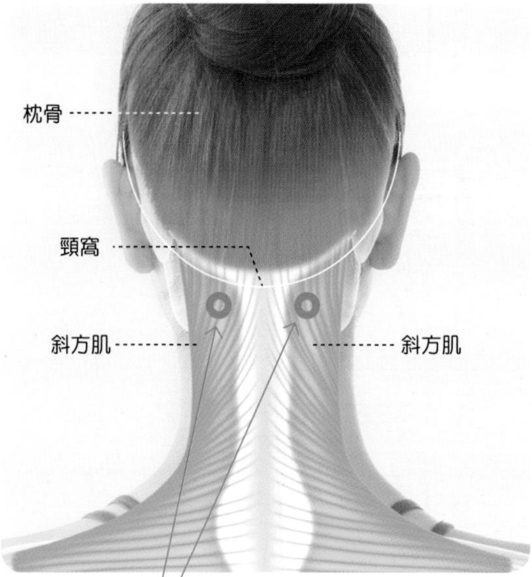


正確穴位 看這裡

枕骨下緣（髮際邊緣附近）的正中央，有一個稱為「頸窩」凹陷處。從那裡各往左右移動兩指幅，再從兩條粗肌肉（斜方肌）的上端，往下一指幅的地方就是穴位所在。

正確穴位 按這裡

以拇指指腹對準穴位，朝向頭部中心、往上按壓，並搭配自然的呼吸進行。

重點：以較強的力道按壓，左右各6～8次。

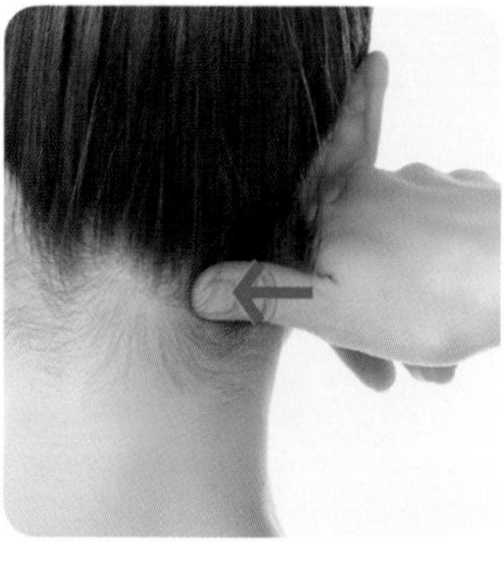

第10章

〔美體篇〕

# 打造理想體態！瘦身的穴位

「運動」、「飲食」是瘦身的基本，
再加上穴位按壓調整身體狀況，
更能逐漸改善那些令人介意的身體部位。

Beauty

# 燃燒脂肪

## 提高代謝 燃燒多餘脂肪

中醫學裡的瘦身觀念是「將身體改變成易瘦的體質」，藉由調整身體的機能、改變體質後，就能提高脂肪的燃燒率。「膏肓穴」位在肩胛骨的內側，那裡的棕色脂肪細胞可以幫助燃燒多餘的脂肪，所以刺激這個地方能使機能活化，便可提高新陳代謝，促進脂肪的燃燒；「然谷穴」可以改善腎臟的機能，進而促進代謝，將人體導向易瘦的體質。

有很多棕色脂肪細胞位在肩胛骨內側的穴位

### 膏肓

【肩背肌肉僵硬、提高新陳代謝】

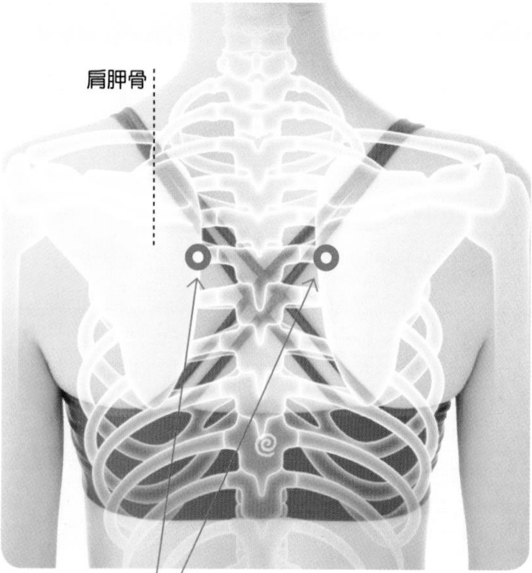


正確穴位 看 這裡

穴位位於肩胛骨內側中央的附近。

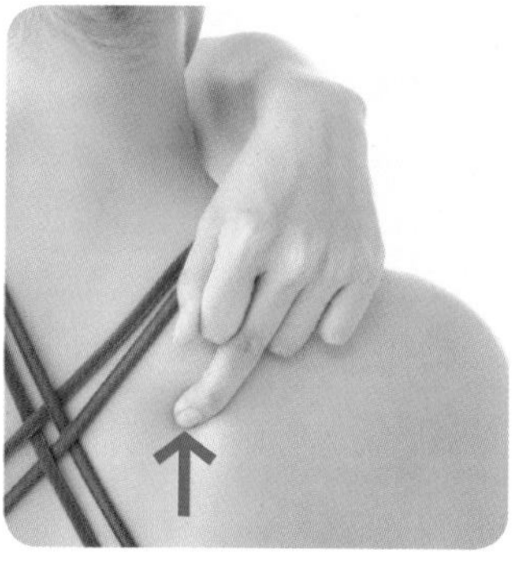

正確穴位 按 這裡

將手繞到背後，以中指對準穴位，像是要將肩胛骨內側的邊緣往上拉提的感覺來按壓，並搭配自然的呼吸。

重點：左右各6～8次。

## 提高腎機能，打造易瘦體質

# 然谷

【改善腎臟機能】

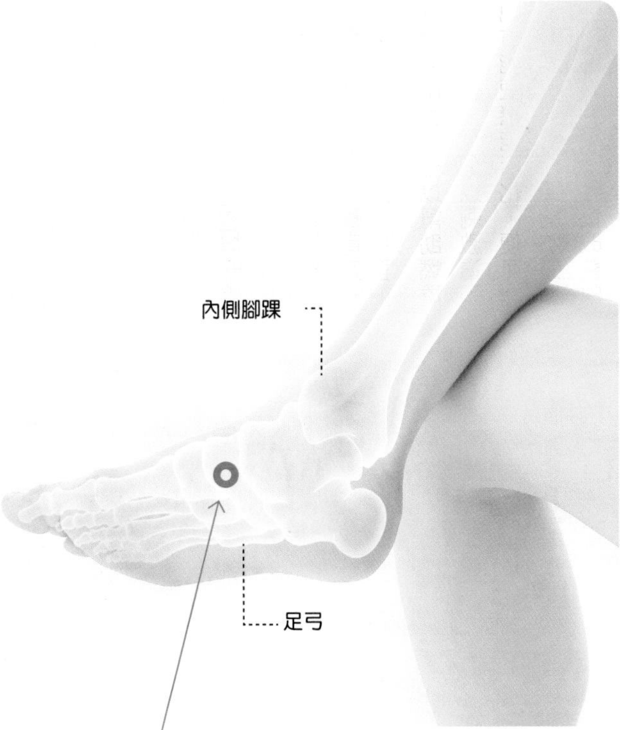


正確穴位 **看**這裡

手指從腳踝內側往足弓的方向移動，在隆起的骨頭下方邊緣有一凹陷處，那裡就是穴位。

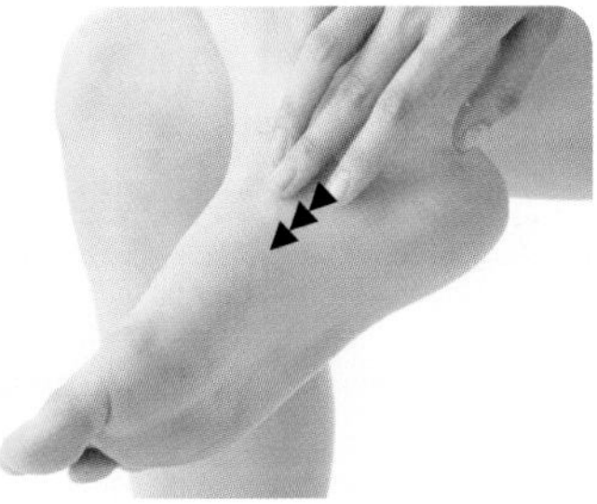

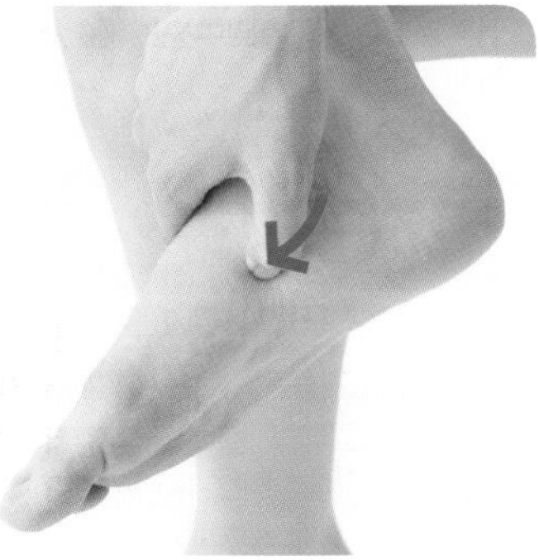

正確穴位 **按**這裡

抓住腳踝，以拇指對準穴位，朝向凹陷的骨頭邊緣按壓，並搭配自然的呼吸進行。

重點：以稍微能有痛感的力道按壓，左右各6～8次。

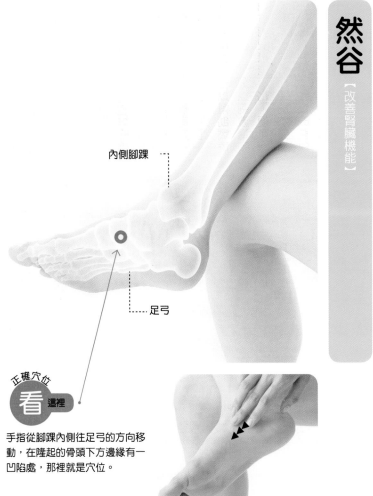

# 抑制食欲

## 飯前按壓穴位可以防止過度飲食

雖然在瘦身的過程中必須注意飲食的狀況，但過於焦急、給自己太多壓力之下，反而會過度飲食，或是忍不住吃了甜食等等，穴位按壓正可以有效抑制，這明知不可為卻又無法抑制的難纏食欲。「石門穴」可以調整胃腸機能，抑制食欲；「陰谷穴」則是對「腎」產生作用，讓消化及吸收維持在健全的狀態以控制食欲。在飯前按壓這兩個穴位，可以防止自己過度飲食。

### 調整胃腸機能，控制食欲

### 石門

【調整腸胃機能、水腫】

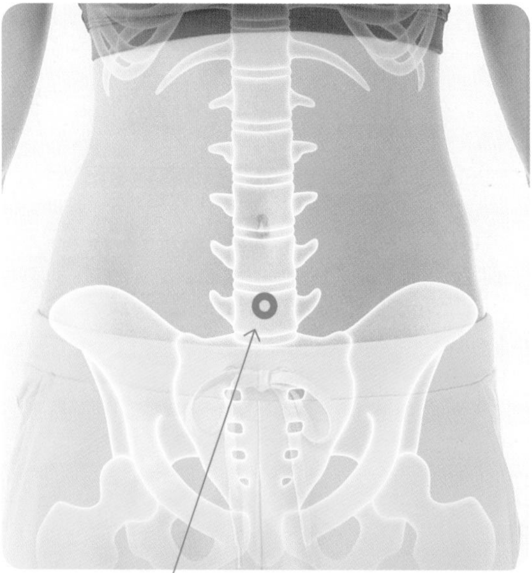

正確穴位 看這裡

從肚臍開始，往下三指幅的地方就是穴位。

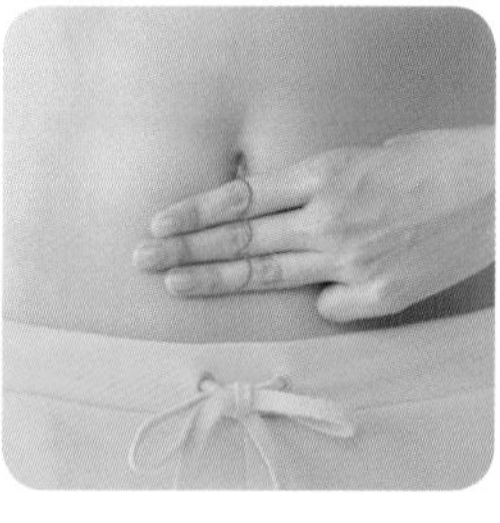

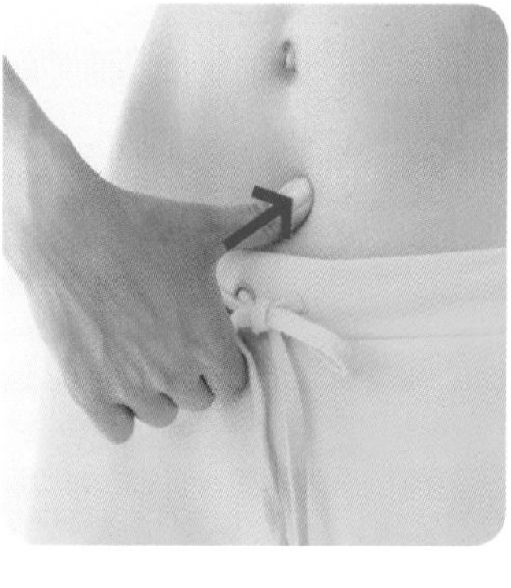

正確穴位 按這裡

以拇指指尖對準穴位，一邊吐氣一邊慢慢按壓，吸氣時再漸漸收力。

重點：6～8次。朝向身體中心，以較弱、但身體仍能感到舒適的力道來按壓。

# 陰谷

【調整腎機能】

使腎機能維持在健全狀態，預防過度飲食

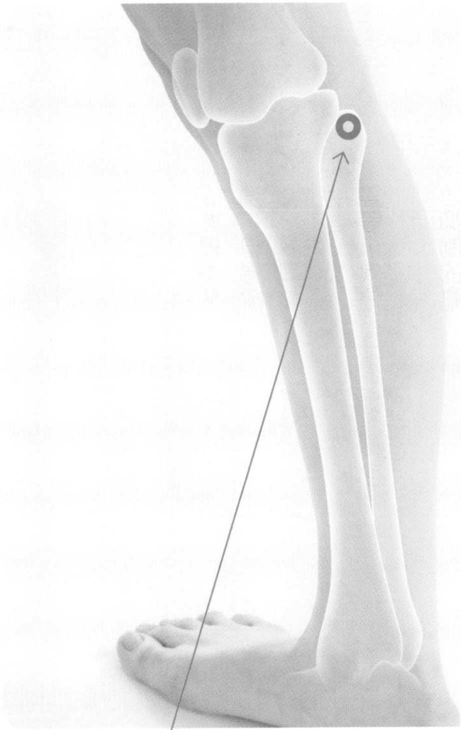

正確穴位 看這裡

穴位位於膝蓋內側，膝蓋彎曲時形成的皺褶上。

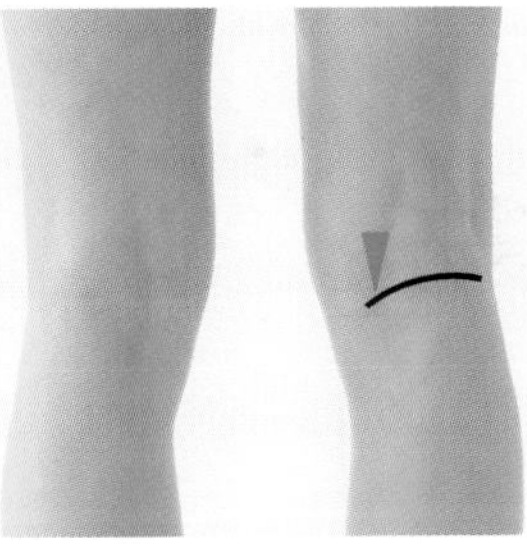

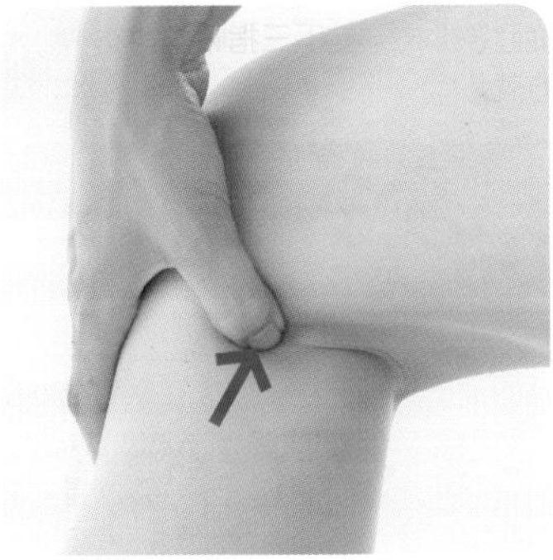

正確穴位 按這裡

將腳彎曲，以拇指對準穴位，一邊吐氣一邊慢慢按壓，吸氣時再漸漸收力。

重點：左右各6～8次。以較強、身體能感到舒適的力道來按壓。

# 瘦小腹

排出聚積在腹部的水分並消解便秘

明明體重不重，小腹卻圓滾滾的……，從中醫學觀點來看，這是水腫。腹部與下半身呈現發福的狀態，是體質容易浮腫或是說水分充胖類型的特徵，「水道穴」可以幫助促進水分的代謝，將聚積在腹部的多餘水分排出。此外，若是便秘造成腹部凸出的話，就可以按壓「梁丘穴」來促進大腸的蠕動來改善。

排出多餘的水分及老舊廢物

## 水道

【水腫、消脹】

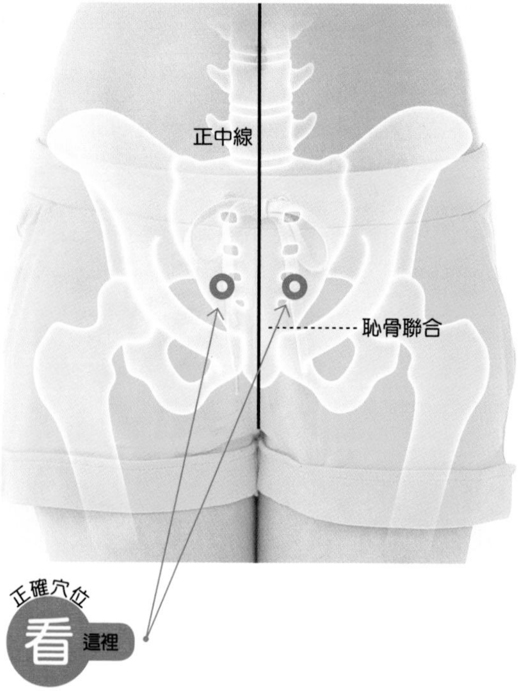


正確穴位 看這裡

從恥骨聯合凸起的地方往上一指幅，再以正中線為基準向左右各移動兩指幅的位置就是穴位。

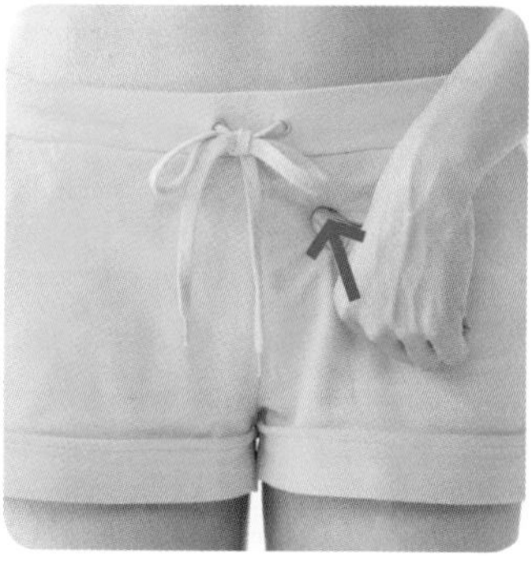

正確穴位 按這裡

以拇指對準穴位，一邊吐氣一邊慢慢按壓，吸氣時再漸漸收力。

重點：左右各6～8次。

# 梁丘

【便秘、腹瀉】

提高大腸蠕動機能，改善便秘症狀

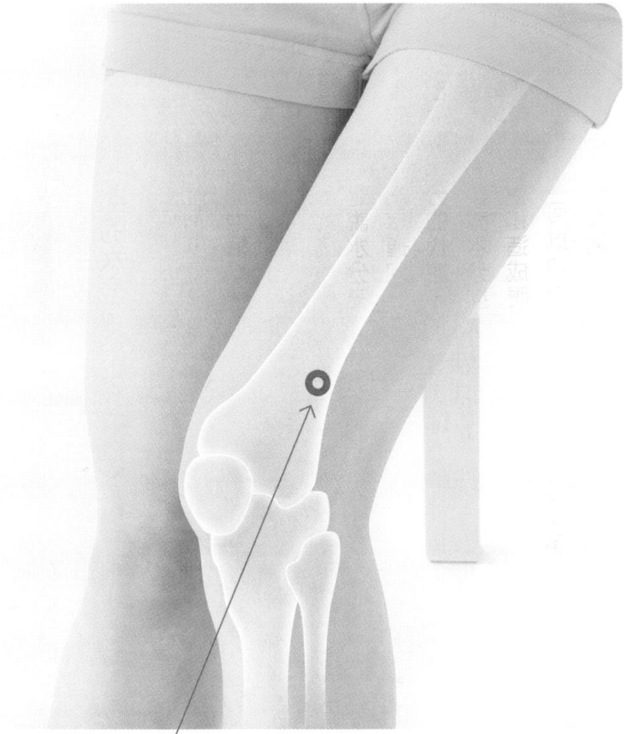

正確穴位
看這裡

連結腰骨與膝蓋骨的外側上端的假想線上，從膝蓋骨的外側上端開始往上兩指幅的位置即是穴位。

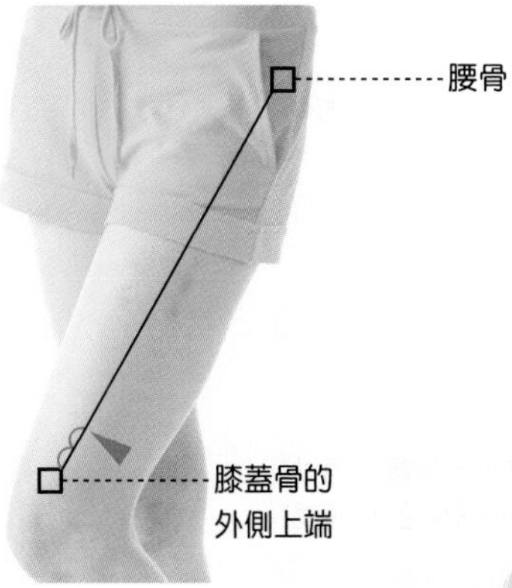


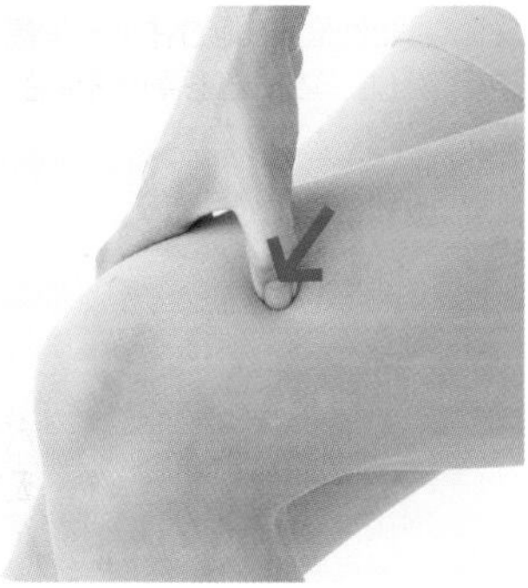

正確穴位
按這裡

用和穴位不同邊的手抓住大腿，以拇指對準穴位，一邊吐氣一邊慢慢按壓，吸氣時再漸漸收力。

重點：左右各**6**～**8**次。以較強並讓身體感到舒適的力道來按壓。

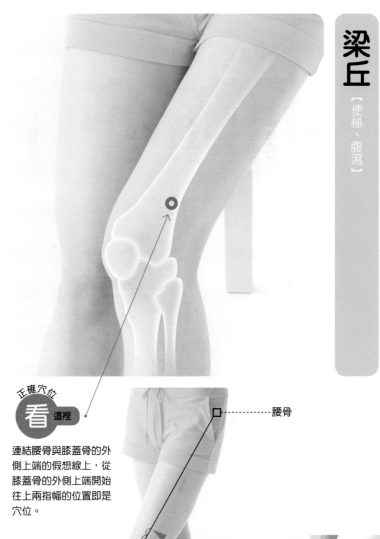

# 雕塑腰身

## 調整荷爾蒙的分泌 縮緊腰身

腰圍尺寸應該是大部分女性朋友的煩惱吧？其實造成腰圍變粗有許多原因，像是大腸機能低下、荷爾蒙分泌減少、腹斜肌等腰部肌肉退化、骨盤橫向擴張等等。按壓「帶脈穴」能促進荷爾蒙分泌，可以幫助大家縮緊腰身，而且這個穴位位在側腹，直接刺激還能促進血液循環，脂肪更容易燃燒。

### 促進血液循環，更容易燃燒脂肪

## 帶脈

【促進血液循環、婦科疾病、腰痛】

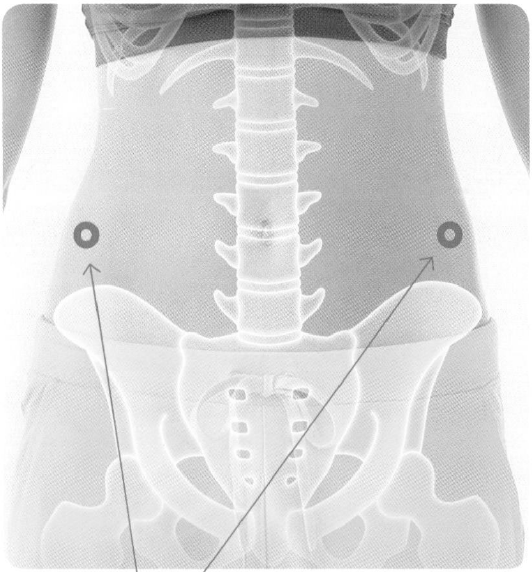

正確穴位 看這裡

穴位位在腹部左右兩側，大致與肚臍同高，腹部與背部的交界處偏腹部這一側。

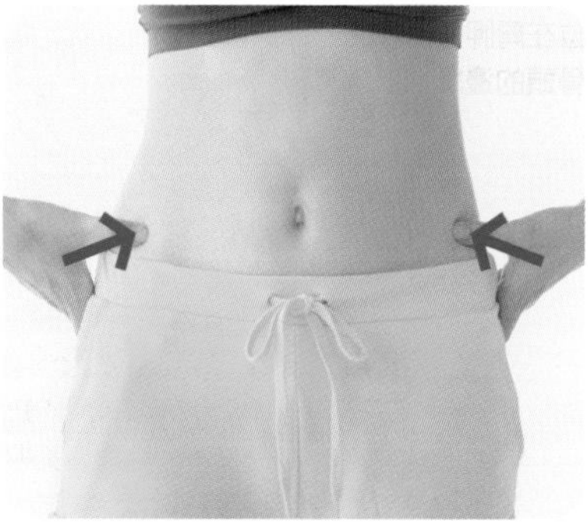

正確穴位 按這裡

拇指朝前、雙手插腰，以拇指指尖對準穴位，一邊吐氣一邊慢慢按壓，吸氣時再漸漸收力。

重點：朝向身體中心，左右邊同時按壓6～8次。

# 提高胸線

## 除去肩胛骨周邊肌肉的疲勞

支撐胸部的大胸肌是位在胸部上方的肌肉，這個肌肉與背部肩胛骨周邊的肌肉連結，所以一旦肩胛骨周邊的肌肉堆積疲勞，胸部就會開始下垂。「肩外俞穴」位在肩胛骨的上部內側一角，可以促進肩胛骨周邊肌肉的血液循環，去除疲勞；肩胛骨周邊的肌肉沒有疲勞堆積的話，自然就能恢復彈性，從背部將胸線拉提上來。

活化肩胛骨周邊的肌肉，提高胸線

## 肩外俞

【舒筋活絡、肩背疼痛】

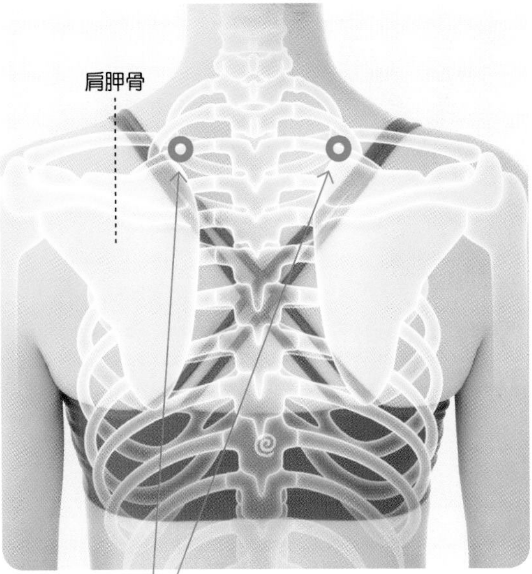


正確穴位 看這裡

位在肩胛骨上部內側，肩胛骨骨頭的邊緣即是穴位。

正確穴位 按這裡

將手繞到背後，以中指對準穴位，用稍強的力道按壓，並搭配自然的呼吸進行。
重點：左右各6～8次。

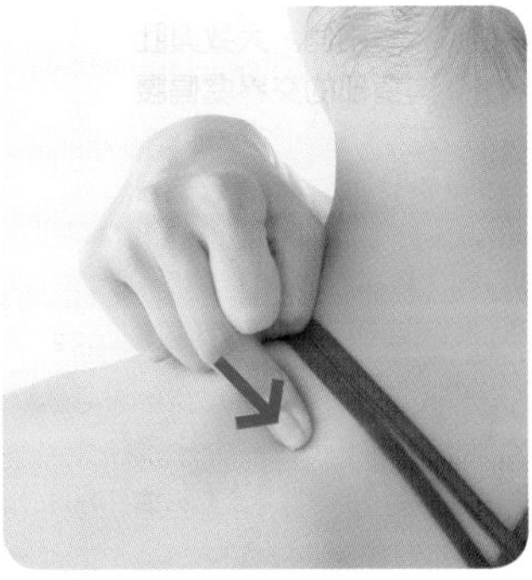

# 上臂塑型

## 直接刺激上臂血液循環 消除肌肉鬆弛困擾

上臂是個棘手的部位，隨著年紀漸長，如果沒有特地鍛鍊這個部位，上臂肌肉馬上就會鬆弛，線條的消失也相當明顯，而且脂肪一旦堆積便很難消除。這時可以利用位在上臂的「消濼穴」，藉由直接刺激肌肉使血液循環好轉，讓脂肪更容易燃燒。每天按壓穴位，打造出緊實的上臂，讓自己有自信的穿上一件適合的無袖上衣吧！

### 消濼【手臂疼痛、肩周炎】

直接刺激上臂肌肉，消除惱人的鬆弛問題

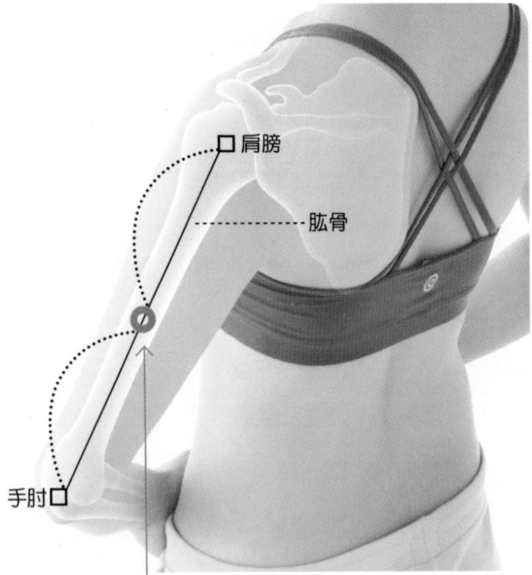


正確穴位 看這裡

穴位位在上臂、肱骨外側後方，在肩膀與手肘的連結線上、大約中間的位置。

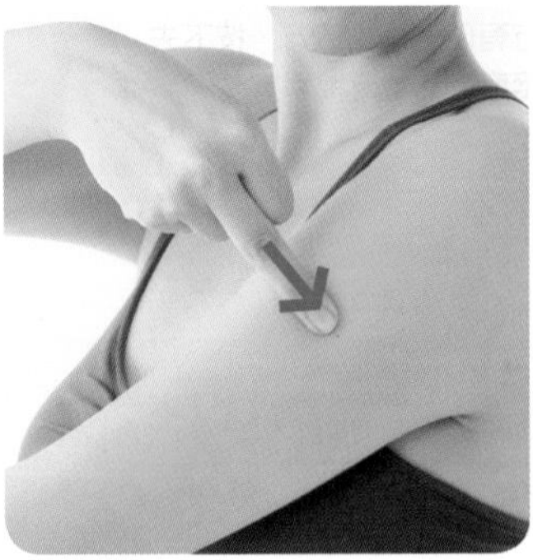

正確穴位 按這裡

以中指對準穴位，一邊吐氣一邊慢慢按壓，吸氣時再漸漸收力。

重點：左右各6～8次。多施加點力道，好像中指要陷入皮膚一樣來按壓。

# 小臉

## 消除鬆弛及浮腫
## 打造清爽小臉

如果皮膚或是皮下組織細胞代謝降低、機能衰退的話，肌膚就會因為失去彈性而垮下來。此外，臉部的淋巴流動阻滯時，也會發生水腫的情況，這些都是讓臉看起來很大的原因。「翳風穴」可以促進臉部的血液及淋巴的循環、活化皮膚與細胞，讓臉部緊緻的同時也能消除浮腫，是所謂的小臉特效穴位。每天進行穴位按壓，就能讓你有一張清爽的瓜子臉。

促進臉部淋巴循環，消除水腫

### 翳風

【頭部血液循環、耳部疾病】

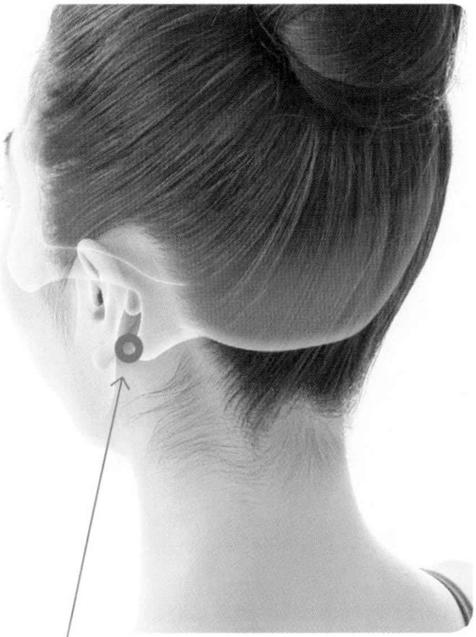

正確穴位 看這裡

耳根後方有個凹陷的地方，按下去時會有痠麻感的地方就是穴位。

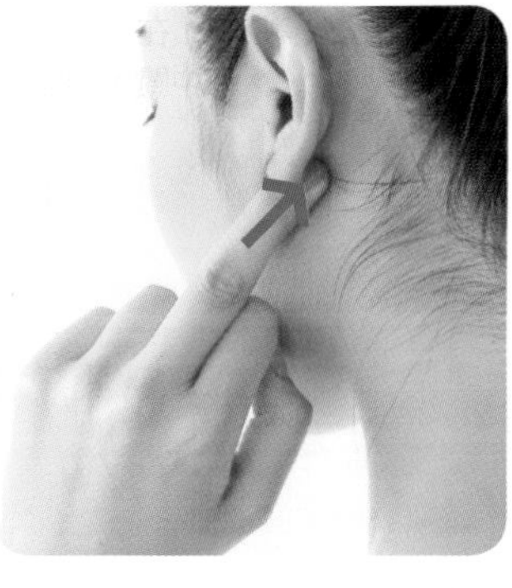

正確穴位 按這裡

以中指指尖對準穴位，一邊吐氣一邊慢慢按壓，吸氣時再漸漸收力。

重點：左右各**6**～**8**次。

# 美腳

## 緊實的美腳從改善血液及淋巴的流動開始

腳部布滿了中醫學裡的「脾經」（參考P84）、「腎經」（參考P154）等重要的經絡，一旦代謝欠佳，在經絡上流動的「氣」便會停滯，而導致腿部鬆弛、浮腫。衝門穴屬於「脾經」上的穴位，可以促進淋巴的流動；伏兔穴屬於「腎經」上的穴位，可以改善血流狀況，提高代謝。藉由刺激這些穴位，打造一雙健康又修長的美腿吧！

清除堆積在腳上的老舊廢物

### 衝門

【腹痛、促進腿部循環】

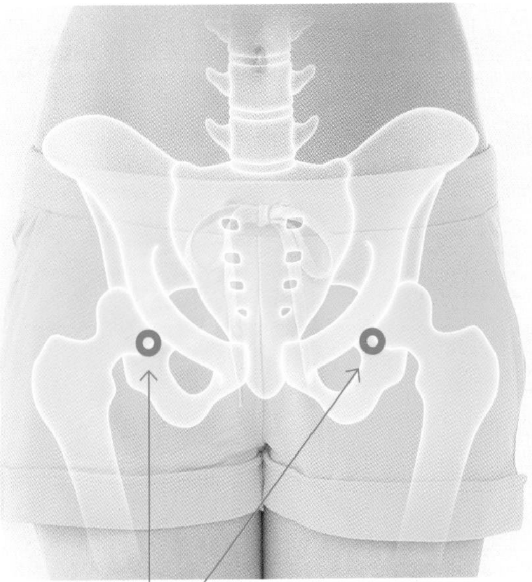

正確穴位 看這裡

穴位位在鼠蹊部（大腿根部的皺褶）的中央。

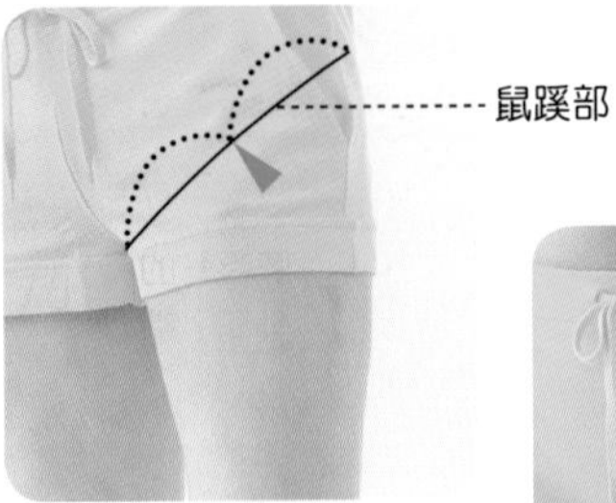


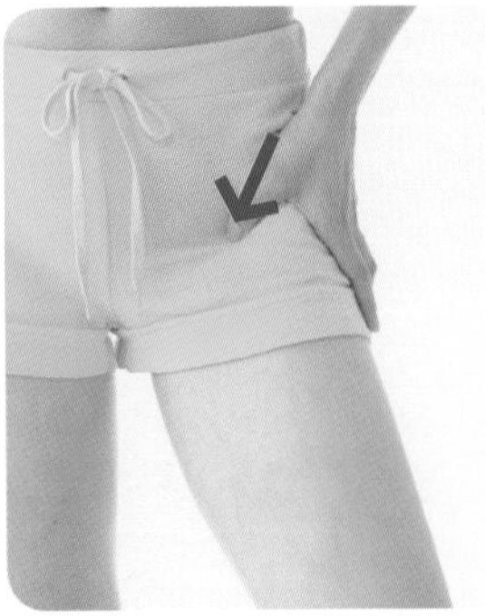

正確穴位 按這裡

以拇指對準穴位，一邊吐氣一邊慢慢按壓，吸氣時再漸漸收力。

重點：先將腿放鬆會比較好進行，用稍微有痛感的強度按壓，左右各**6～8**次。

# 伏兔

促進新陳代謝，緊實大腿肌肉

【腿部疼痛、下肢麻痺】

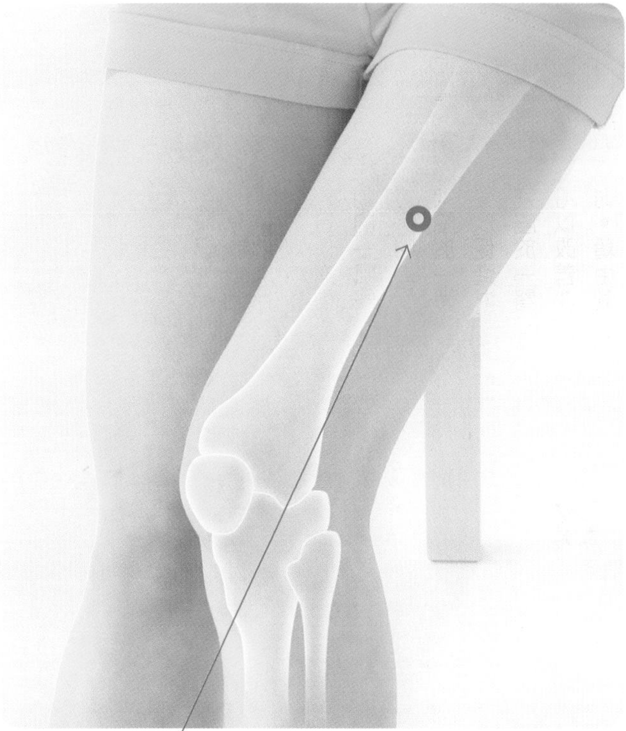

正確穴位 看這裡

連結腰骨與膝蓋骨外側上端的假想線上，約莫在中間的位置。

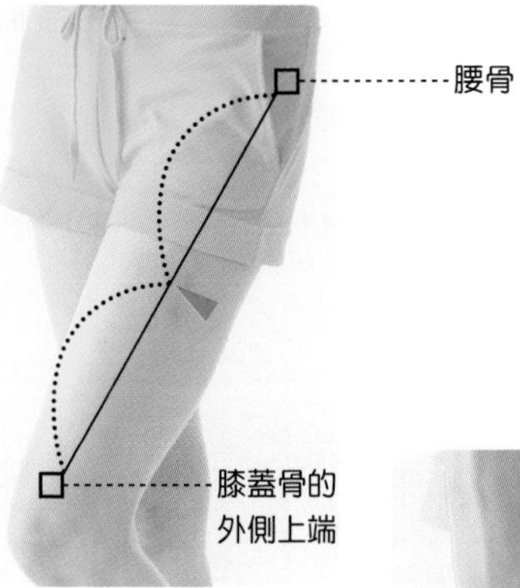


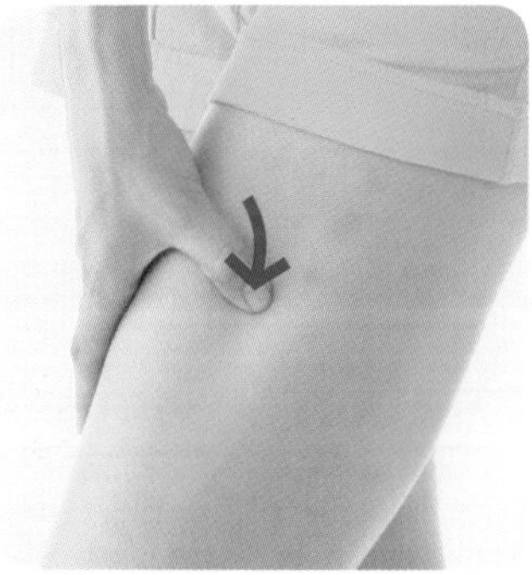

正確穴位 按這裡

用和穴位不同邊的手抓住大腿，拇指對準穴位，以較強且身體能感到舒適的力道來按壓，並搭配自然的呼吸進行。

重點：左右各6～8次。

台灣廣廈 國際出版集團
Taiwan Mansion International Group

國家圖書館出版品預行編目（CIP）資料

穴道按壓使用手冊：史上最好找！立體穿透圖！疼痛立解、疲勞速消、身心都放鬆、百病不上身 / 福辻鋭記監修；張育銘翻譯.
-- 新北市：台灣廣廈, 2017.04
面；　公分. --（健康萬萬歲系列；33）
ISBN 978-986-130-340-6（平裝）
1穴位療法 2.經穴 3.按摩
413.915　　105016123

台灣廣廈

**穴道按壓使用手冊：史上最好找！立體穿透圖！**

**監修者**／福辻鋭記
**翻譯**／張育銘
**編輯中心編輯長**／張秀環
**封面設計**／何偉凱
**內頁排版**／菩薩蠻數位文化有限公司
**製版・印刷・裝訂**／皇甫彩藝印刷有限公司

**日本製作團隊**
**攝影**／臼田洋一郎
**造型**／森外玖美子
**妝髮**／有本ノリヨ
**模特兒**／山本夏子
**插圖**／新井博之
**設計**／山田康裕（ヤマダジムショ）
**協力編輯**／永瀨美佳・長島恭子・佐藤英美（ラッシュ）

**行企研發中心總監**／陳冠蒨
**媒體公關組**／徐毓庭
**整合行銷組**／陳宜鈴
**綜合業務組**／何欣穎

**發行人**／江媛珍
**法律顧問**／第一國際法律事務所 余淑杏律師・北辰著作權事務所 蕭雄淋律師
**出版**／台灣廣廈
**發行**／台灣廣廈有聲圖書有限公司
地址：新北市235中和區中山路二段359巷7號2樓
電話：（886）2-2225-5777・傳真：（886）2-2225-8052

**代理印務・全球總經銷**／知遠文化事業有限公司
地址：新北市222深坑區北深路三段155巷25號5樓
電話：（886）2-2664-8800・傳真：（886）2-2664-8801
網址：www.booknews.com.tw（博訊書網）
**郵政劃撥**／劃撥帳號：18836722
劃撥戶名：知遠文化事業有限公司（※單次購書金額未達500元，請另付60元郵資。）

■出版日期：2017年04月
ISBN：978-986-130-340-6
■初版20刷：2024年5月


RITTAI ILLUST DE TSUBO GA WAKARU!
TADASHII TSUBO NO MITSUKEKATA OSHIKATA

Originally published in Japan in 2011 by SEITO－SHA Co., Ltd., Tokyo.
Chinese translation rights arranged through TOHAN CORPORATION, TOKYO.
and KEIO CULTURAL ENTERPRISE CO., LTD